EBER
Hypertonie interdisziplinär

Hypertonie interdisziplinär

Ein Kompendium für die Praxis

Herausgegeben von

BERND EBER, Wels

Unter Mitarbeit von

F. AICHNER, A. AMEGAH-SAKOTNIK, M. ANELLI-MONTI, K. BEREK, H. BERGER,
P. BERGMANN, P. DOMINIAK, B. FÜRTHAUER, C. J. GRUBER,
M. GSTÖTTNER, A. HAAS, M. HALTMAYER, M. M. HIRSCHL, J. C. HUBER,
E. HUND-WISSNER, T. C. JUNGRAITHMAYR, E. KEPPLINGER,
A. KIRCHHOFF-MORADPOUR, M. KÜHN, F. LAFER, K. W. LAUTERBACH,
H. LUGMAYR, H. MÄCHLER, G. MAYER, C. OTTO, K. G. PARHOFER,
R. POKAN, A. RIEDER, M. M. RITTER, P. SCHMID, G. TITSCHER, M. M. WEBER,
T. WEBER, L. B. ZIMMERHACKL, R. ZWEIKER

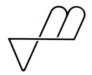

Hans Marseille Verlag GmbH München

Prim. Prof. Dr. BERND EBER
II. Interne Abteilung
Krankenhaus der
Barmherzigen Schwestern
vom Heiligen Kreuz
Grieskirchner Straße 42
A-4600 Wels

© 2003 by Hans Marseille Verlag GmbH, München
Inhaberin: Christine Marseille, Verlegerin, München
Herstellungsbüro Wien: Karl Binder, Wolfgang Habesohn,
Helmut Krumpel, Johannes Krumpel, Michael Miedler,
Günther Samitz, Heinrich Spilka, Hermine Spilka,
Heinrich Traindl, Alice Walter, Harald Wölfig
Papier: BVS-Plus chlorfrei matt der Papierfabrik Scheufelen
Druck und Bindung: Laub GmbH + Co., 74834 Elztal-Dallau

Inhaltsverzeichnis

Vorwort und Einleitung	7	Die arterielle Hypertonie aus kardiologischer Sicht	63
B. Eber		R. Zweiker	
Die arterielle Hypertonie aus der Sicht der Sozialmedizin	9	Die arterielle Hypertonie aus nephrologischer Sicht	77
A. Rieder		G. Mayer	
Die arterielle Hypertonie aus der Sicht des Hypertensiologen	21	Die arterielle Hypertonie aus endokrinologischer Sicht	87
T. Weber, B. Eber		M. M. Ritter, M. M. Weber	
Die arterielle Hypertonie aus der Sicht der Allgemeinmedizin	39	Die arterielle Hypertonie aus der Sicht des Diabetologen	97
B. Fürthauer, E. Kepplinger, H. Berger		C. Otto, K. G. Parhofer	
Die arterielle Hypertonie aus der Sicht des niedergelassenen Internisten	53	Die arterielle Hypertonie aus neurologischer Sicht	103
F. Lafer		F. Aichner, K. Berek	

Die arterielle Hypertonie aus der Sicht des Ophthalmologen	111	Die arterielle Hypertonie aus labormedizinischer Sicht	169
A. Haas		*M. Haltmayer*	

Die arterielle Hypertonie
aus der Sicht des Ophthalmologen 111

A. Haas

Die arterielle Hypertonie
aus labormedizinischer Sicht 169

M. Haltmayer

Die arterielle Hypertonie
aus der Sicht des Radiologen 117

H. Lugmayr

Die arterielle Hypertonie
aus psychosomatischer Sicht 181

G. Titscher

Die arterielle Hypertonie
aus der Sicht
des Intensivmediziners 125

M. M. Hirschl

Die arterielle Hypertonie
aus der Sicht der Diätassistentin 191

E. Hund-Wissner

Die arterielle Hypertonie
aus der Sicht des Anästhesisten 143

A. Amegah-Sakotnik

Die arterielle Hypertonie
aus der Sicht des Sportmediziners 199

R. Pokan, P. Schmid

Die arterielle Hypertonie
aus kardiochirurgischer Sicht 151

*H. Mächler, P. Bergmann,
M. Anelli-Monti*

Die arterielle Hypertonie
aus der Sicht des Pharmakologen 205

P. Dominiak

Die arterielle Hypertonie
aus der Sicht des Gynäkologen
und Geburtshelfers 157

C. J. Gruber, J. C. Huber

Die arterielle Hypertonie
aus der Sicht der Krankenkassen 213

M. Gstöttner

Die arterielle Hypertonie
aus der Sicht
des Gesundheitsökonomen 217

K. W. Lauterbach, M. Kühn

Die arterielle Hypertonie
aus der Sicht des Pädiaters 165

*L. B. Zimmerhackl,
T. C. Jungraithmayr,
A. Kirchhoff-Moradpour*

Autorenverzeichnis 227

Sachverzeichnis 231

Vorwort und Einleitung

B. Eber

Es besteht kein Zweifel, dass die arterielle Hypertonie trotz unzähliger Textbücher, Fortbildungsveranstaltungen und vor allem klinischer Studien (mit stark differierender wissenschaftlicher Qualität) nach wie vor – sowohl in der Diagnostik als auch in der Therapie – stiefmütterlich behandelt wird. Vor allem in der sog. Primärprävention, besser jedoch selektiven bzw. individuellen Prävention noch v o r dem Entstehen der hypertonieassoziierten Endorganschäden, sind aufgrund der fehlenden Krankheitseinsicht Akzeptanz und Therapietreue der Hypertoniker (aber auch des Gesundheitssystems, u. a. wir Ärzte) äußerst gering.

Darüber hinaus befinden wir uns zunehmend im Spannungsfeld zwischen der beweisgestützten Medizin (sog. Evidence-based Medicine) und diversen ökonomischen Aspekten. Es geht nicht mehr, dass wir aufgrund einer persönlichen Erfahrung zu einem bestimmten Medikament greifen, es muss Verlass sein auf die meist von den Pharmafirmen initiierten großen prospektiven Endpunktstudien. Diese werden nur allzu oft e r s t d a n n rasch (und in Journalen mit hohem Impaktfaktor) publiziert, wenn ein günstiges Resultat für das jeweilige Produkt erzielt wurde.

Antihypertensiva zählen zu den teuersten Kostenträgern, und die internationale Pharmaindustrie hat mit dem jeweils kalkulierten Gewinnanteil (bis 30%!) einen sehr großen Anteil daran.

Andererseits m u s s man doch gewisse Widerstände gegenüber Arzneimittellisten zeigen, in denen lediglich der Preis der Einzeltablette das »Ein und Alles« ist. Besser wäre es, von Gesundheitsökonomen festzustellen, wieviel ein bestimmter

Patient über einen gewissen (langen) Zeitraum mit oder ohne Komplikationen kostet (»Behandlungsvertrag«, Kosten-Nutzen-Gegenüberstellung). Es ist weiterhin nachgewiesen, dass sog. »Switchers« (das sind Hypertoniker mit häufigem Präparatewechsel) eine schlechtere Compliance als die »Continuers« aufweisen.

Das Blutdruckmanagement hat sich in den letzten Jahren stark gewandelt; hier nur ein paar exemplarische Details: Die Hypertonie im Alter – oft isoliert systolisch – mit niedrigen diastolischen Werten wurde »entdeckt« und für therapiepflichtig befunden – der E r f o r d e r n i s h o c h d r u c k des Betagten ist passé.

Auch die Frau wurde als wichtige »Subgruppe« erkannt (obwohl in den ersten epidemiologischen Studien, einschließlich Framingham, geradezu ignoriert). Geschlechtsspezische Unterschiede spielen auch bei der Arzneimittelwirkung eine wesentliche Rolle.

Bei der Bestimmung des Schweregrades einer arteriellen Hypertonie wurde neben dem diastolischen Blutdruck in allen Klassifikationen (u. a. WHO, JNC) auch der systolische Blutdruck mitgenommen. Die Bestimmung des individuellen Endorganschadens (an Herz, Gehirn, Nieren oder Gefäßen) verdient mehr Beachtung. Darüber hinaus haben wir es zunehmend mit zwar »mündigen«, jedoch nicht immer richtig a u f g e k l ä r t e n Patienten zu tun – auch die sozialmedizinischen Aspekte, wie z. B. die Berentung, müssen erwähnt werden.

Das bedeutet, dass das Hypertoniemanagement für den Allgemeinmediziner und Internisten nicht unbedingt einfacher wird, bestehen doch noch viele weitere offene Fragen. Vor allem die Molekulargenetik wird unser Tun neben der notwendigen Complianceverbesserung und den ökonomischen, aber auch ethischen Aspekten zunehmend beeinflussen.

Eigene Hypertonieambulanzen und -kliniken sind rar; so bleibt zur umfassenden Information zum Thema arterielle Hypertonie nur das individuelle Management durch die verschiedenen Spezialgebiete. Es existiert praktisch k e i n e Fachdisziplin, die sich n i c h t mit dem Blut(hoch)druck auseinandersetzt bzw. beschäftigen muss. Darüber hinaus sollten jedoch auch nicht-ärztliche Aspekte stets berücksichtigt werden. Im Mittelpunkt steht der hypertensive Mensch, der die bestmögliche Diagnostik, Therapie und Vorsorge verdient.

Die verschiedenen Sichtweisen zu einer medizinischen Thematik haben mich schon immer interessiert. Aus diesem Grund wurden im Rahmen dieses Projektes namhafte Autoren verschiedener Disziplinen gebeten, ihre individuelle Stellungnahme zur arteriellen Hypertonie abzugeben. Dadurch ist ein doch sehr umfangreiches Werk entstanden, welches die allermeisten Subthemen zum Bluthochdruck abdeckt. Es wurden bewusst nur wenige »Richtlinien« zu den Schwerpunkten und zur redaktionellen Vereinheitlichung (u. a. die Rubrik: »Für die Praxis«) vorgegeben; damit waren Überschneidungen und teils auch Wiederholungen nicht vermeidbar. Dadurch ist es jedoch nicht notwendig, das Buch vom Anfang bis zum Ende durchzulesen, sondern man kann beliebig einsteigen und in jedem Kapitel schmökern. Möge dieses etwas andere Hypertoniebuch Ihnen viel Interessantes rund um den Bluthochdruck anbieten!

1

Die arterielle Hypertonie aus der Sicht der Sozialmedizin

ANITA RIEDER

Die Hypertonie zählt weltweit zu den häufigsten Risikofaktoren für erhöhte Mortalität und Behinderung. 5,8% aller Todesfälle sind direkt auf die Hypertonie zurückzuführen (1). Die Hypertonie stellt ein enormes Public-Health-Problem dar; 9 von 10 Personen mittleren Alters entwickeln im Laufe ihres weiteren Lebens eine Hypertonie (2).

Antihypertensiva gehören zu den am häufigsten verschriebenen Medikamenten. Die Hypertonie ist nicht nur ein wesentliches Gesundheitsproblem der westlichen Welt mit einer Prävalenz von etwa 20% der erwachsenen Bevölkerung, sondern auch ein Gesundheitsproblem in den Entwicklungsländern mit einer durchschnittlichen Prävalenz von 10% (3).

Die internationalen Vergleiche der Prävalenz der Hypertonie spiegeln die soziokulturellen, ökonomischen, demographischen und genetischen Einflüsse auf das Erkrankungsrisiko wider, abgesehen von den Einschränkungen, mit denen solche Vergleiche durch methodische Unterschiede behaftet sind.

In den letzten Jahrzehnten kam es zwar zu einem Rückgang der Prävalenz vor allem der schweren Hypertonie und zu einem deutlichen Anstieg der medikamentösen Therapie; die Prävalenz der Hypertonie ist jedoch nach wie vor hoch und steigt möglicherweise auch wieder an, wenn die massiven Trends der weltweit steigenden Prävalenz der Adipositas weiter anhalten bzw. ihre Auswirkungen zeigen.

Weiters lassen die demographischen Trends und die höhere Prävalenz der Hypertonie bei älteren Menschen eine deutlich höhere absolute Anzahl an älteren Personen mit einer Hypertonie erwarten.

Internationale Prävalenz

In den USA geben die 3 »National Health and Nutrition Examination Surveys« (NHANES) Auskunft über die Trends der Hypertonieprävalenz über einen Zeitraum von 30 Jahren (1960–1991).

NHANES III (1988-1991) ergab eine Prävalenz der Hypertonie, repräsentativ für die US-Bevölkerung von 20,4% ($\geq$ 140/90 mmHg). In NHANES I (1960–1962) lag dieser Prozentsatz bei 36,3%. Die Prävalenz für Blutdruckwerte $\geq$ 160/95 mmHg zeigte zwischen NHANES I und NHANES III einen Rückgang von 20% auf 14,2%. Es wurden zwar im untersuchten Zeitraum Erfolge in der Kontrolle der Hypertonie in den USA verbucht, vor allem durch den Rückgang der Hypertonieprävalenz und dem höheren Anteil von kontrollierten Hypertonikern mit Blutdruckwerten von < 160/95. Jedoch liegt der Anteil jener Hypertoniker, die Blutdruckwerte < 140/90 aufweisen, nur bei 29% aller Hypertoniker. Bei den therapierten Hypertonikern ist nur die Hälfte der Betroffenen im normotensiven Bereich.

Insgesamt ist der Prozentsatz der Hypertoniker in den USA nach wie vor sehr hoch, mit enormen Unterschieden zwischen den Bevölkerungsgruppen. In der Altersgruppe der 60–74-Jährigen sind 75% der schwarzen Bevölkerung betroffen und 25% der weißen Bevölkerung. Weiters wird angenommen, daß in NHANES III ein Teil der Hypertoniker in den Prävalenzraten nicht aufscheint. Diese Personen waren normotensiv (7% der Stichprobe), haben jedoch angegeben, bei 2 oder mehr Arztbesuchen in der Vergangenheit als hypertensiv eingestuft worden zu sein. Die Hälfte dieser Personen versucht mit Lebensstilmaßnahmen ihren Blutdruck im Normbereich zu halten (4).

Vergleichbar mit NHANES III ist CHHS (Canadian Heart Health Survey, 18–74-Jährige, 1986–1992), wobei eine Prävalenz der Hypertonie von 20,1% berichtet wird, die Prävalenz der isolierten systolischen Hypertonie betrug 8%. Im CHHS lag der Anteil der Hypertoniker mit gut eingestellter Hypertonie nur bei 13% (5).

In der Framingham-Heart-Study ergab sich zwischen 1950 und 1989 ein Rückgang in der Hypertonieprävalenz (systolisch mindestens 160 mmHg, diastolisch mindestens 100 mmHg) von 18,5% auf 9,2% bei den Männern und von 28,0% auf 7,7% bei den Frauen. Es kam zu einem Anstieg der Rate der medikamentösen Therapie der Hypertonie von 2,3% auf 24,6% bei den Männern und von 5,7% auf 27,7% bei den Frauen. Ebenfalls im gleichen Zeitraum zeichnete sich ein Rückgang in der Prävalenz der Linksherzhypertrophie ab (elektrokardiographisch bestätigt), nämlich von 4,5% auf 2,5% bei den Männern und von 3,6% auf 1,1% bei den Frauen (6).

FUENTES et al. (3) publizierten einen internationalen Vergleich der Hypertonieprävalenz in Entwicklungsländern und ausgewählten westlichen Ländern (England, Finnland, USA, Japan). 70% der Entwicklungsländer wiesen niedrigere Prävalenzraten auf als die westlichen Länder. Es fanden sich jedoch bei 60–80% der Populationen in Entwicklungsländern geringere Anteile von therapierten Hypertonikern, wesentlich weniger kontrollierte Hypertoniker, ebenso ein deutlich geringer ausgeprägtes Blutdruckbewusstsein (wenn die WHO-Kriterien von 1978 angewendet werden, $\geq$ 160/ $\geq$ 95 mmHg). Bei 80% der Länder ist im ländlichen Raum die Bluthochdruckprävalenz geringer als im städtischen Bereich. Innerhalb der Entwicklungsländer ist Bluthochdruck häufiger in den europäischen Regionen (z. B. in Länder Osteuropas) und in den Amerikanischen Regionen anzutreffen als in Ländern Afrikas und Asiens (3) (Tab. 1).

Einen internationalen Überblick zur Häufigkeit von kardiovaskulären Risikofaktoren und vor allem deren Trends und Auswirkungen auf die koronare Herzkrankheit (Morbidität und Mortalität) geben die Ergebnisse des WHO-MONICA-Projektes, welches in 21 Ländern mit insge-

Land	Blutdruck (mmHg) ♂	Blutdruck (mmHg) ♀	Hypertonie (%) ♂	Hypertonie (%) ♀	Definition*
Paraguay	118/76	127/81	27	39	3
Mexiko (Stadt)			36	25	4
Chile (Santiago)	129/82	127/80	17	17	1
Russland (Moskau)	136/90	141/89	37	38	2
Polen (Warschau)	144/90	142/85	38	31	2
Ungarn (Pecs)	139/88	138/86			
Tanzania	126/79	125/79	9	12	1
Südafrika (Cape)	117/75	114/73	9 (19)	13 (23)	2 (4)
Ägypten			26	27	4
Thailand	118/77	118/76	6	8	2
China			14	13	4
England			19	20	2
Finnland (Nordkarelien)	138/83	132/80	25 (45)	17 (32)	2 (4)
USA	123/76	116/70	15 (23)	14 (18)	2 (4)
Japan	140/84	136/80	25 (50)	19 (43)	2 (4)

Tab. 1
Prävalenz der Hypertonie in ausgewählten Ländern nach FUENTES et al. (3)

* 1 = systolischer Blutdruck ≥ 160 mmHg und/oder diastolischer Blutdruck ≥ 95 mmHg;
2 = systolischer Blutdruck ≥ 160 mmHg und/oder diastolischer Blutdruck ≥ 95 mmHg, oder self-reported antihypertensive Medikation;
3 = systolischer Blutdruck ≥ 140 mmHg und/oder diastolischer Blutdruck ≥ 90 mmHg;
4 = systolischer Blutdruck ≥ 140 mmHg und/oder diastolischer Blutdruck ≥ 90 mmHg, oder self-reported antihypertensive Medikation

samt 38 Populationen (35–64-Jährige) in 3 Durchgängen, 1984/85, 1988/1989 und 1992/1993, durchgeführt wurde.

Die Prävalenz der Hypertonie wie auch der Hypercholesterinämie ist insgesamt zurückgegangen, ein Teil des Rückganges der koronaren Herzerkrankungen wird auf diese Veränderung in den Risikofaktoren zurückgeführt (7), auch wenn wesentliche Risikofaktoren wie HDL-Cholesterin und Glukoseintoleranz nicht erhoben wurden.

Hypertonie in Deutschland, der Schweiz und Österreich

Im Ostteil Deutschlands war die Hypertonieprävalenz höher als im Westen. Insgesamt war auch die kardiovaskuläre Mortalität höher (8). Im Ostteil betrug die Prävalenz der Hypertonie 30%, auf Basis von Daten des MONICA-Projektes (1982–1994; 20–64-Jährige). Bei den Frauen wurde ein Rückgang der Prävalenz im Untersuchungszeitraum festgestellt (von 29% auf 25%). Der Anteil der effektiv behandelten Hypertoniker betrug 12–14% bei den Männern und 20–25% bei den Frauen (9).

Im Rahmen des MONICA-Augsburg-Projektes blieb im Untersuchungszeitraum 1984–1992 die Prävalenz der Hypertonie konstant. Im Westen Deutschlands betrug die Prävalenz immer etwa 20% (30–69-Jährige) (10). Angestiegen ist dagegen der Prozentsatz der Hypertoniker, die medikamentös therapiert wurden. Dieser Anstieg war vor allem in der Verwendung der anithypertensiven Monotherapie zu finden, und man nimmt an, dass auch vermehrt »Borderline«-Hypertoniker therapiert werden (11).

Das WHO-MONICA-Projekt wurde auch in 3 Kantonen der Schweiz durchgeführt. Die Prävalenz der Hypertonie ($\geq$ 140/90) liegt bei den Männern zwischen 15,3% (Kanton Tessin), 13,7% (Kantone Waadt und Freiburg) und bei den Frauen respektive zwischen 11,6% und 9,2% (12).

Besondere Trends in Bezug auf die Hypertonie waren ein Anstieg der nichtbehandelten männlichen Hypertoniker, ein Rückgang der mittleren Blutdruckwerte bei beiden Geschlechtern im Tessin und ein Rückgang des mittleren systolischen Blutdrucks bei den Frauen in den beiden anderen Kantonen (13, 14).

Die CINDI-Studie der WHO, die in Österreich im Bundesland Vorarlberg durchgeführt wurde, zeigte zwischen den Erhebungen 1991 und 1999 einen positiven Trend in Bezug auf die Hypertonieprävalenz, da es zu einem Rückgang der Prävalenz der Hypertonie von 20,9% auf 16,6% bei den Frauen und von 24,7% auf 21,8% bei den Männern kam. Signifikant war dieser Trend aber nur bei den 55–64-jährigen Männern, dabei auch bei der schweren Hypertonie (15). Insgesamt wurde dieser Rückgang, der auch beim Risikofaktor Hypercholesterinämie vorherrschte, als Effekt von Präventionsmaßnahmen gesehen.

Die Prävalenz der Hypertonie bei Gesundenuntersuchungen in Wien zeigte einen konstanten Prozentsatz der Hypertonie bei den untersuchten Personen von 12% (12,3%), 15,7% bei den Männern und 8,8% bei den Frauen (16).

Die Daten des Mikrozensus »Gesundheit« weisen, repräsentativ für die Wiener Bevölkerung, die Hypertonie als chronische Krankheit bei 5,0% der Männer und 6,0% der Frauen aus (17). In einem Zeitraum von 20 Jahren (1978–1998) wurde aus repräsentativen Bevölkerungsbefragungen eine Bluthochdruckprävalenz von 14% (1978–1993) und 12% im Jahr 1998 für die österreichische Bevölkerung erhoben (self-reported). Etwa 25% der $\geq$ 50-Jährigen bezeichneten sich selbst als Hypertoniker (18).

Prävalenz in der älteren Bevölkerung

Bei der Bevölkerung der westlichen Industrienationen steigen mittlerer systolischer und diastolischer Blutdruck bis zum 60. Lebensjahr an. Es steigt aber nicht nur die Häufigkeit, sondern auch der Schweregrad der Hypertonie (4). Etwa ab dem 60. Lebensjahr steigt der mittlere systolische Blutdruck weiter an, der diastolische Blutdruck beginnt abzusinken. 60–70% der über 60-Jährigen leiden an einer Hypertonie ($\geq$ 140/90 mmHg). Nach den Ergebnissen von NHANES III waren 65% der Hypertoniker von einer isolierten systolischen Hypertonie betroffen (4).

Isolierter systolischer Hochdruck kommt beim $<$ 50-jährigen Bevölkerungsanteil nicht sehr häufig vor; mit zunehmendem Alter steigt dieser Anteil. Die Prävalenz in der Allgemeinbevölkerung wird mit 5%, 15% und 25% bei 60-Jährigen, 70-Jährigen und 80-Jährigen beziffert (19).

Ein Bevölkerungs-Survey in Belgien ergab (die Hypertonie wurde definiert als $\geq$ 160/95 mmHg) eine Prävalenz in der männlichen Bevölkerung von 21%, 22% und 24% bei 60–69-Jährigen, 70–79-Jährigen und $\geq$ 80-Jährigen, in der weiblichen Bevölkerung 31%, 38% und 40% in den genannten Altersgruppen (19).

In der Framingham-Heart-Study war isolierte systolische Hypertonie bei den ≥ 65-Jährigen mit einer höheren Inzidenz für koronare Herzkrankheit verbunden, diastolischer Hochdruck korrelierte nur bei Männern mit einer höheren Inzidenz der koronaren Herzkrankheit (20). Zusätzlich hat sich ein erhöhter Pulsdruck als wesentliche Risikokomponente bei älteren Personen herausgestellt (21).

Das »white-coat-Phänomen« ist vermutlich bei älteren Personen ebenfalls häufiger zu finden als bei jüngeren (22).

Das Lebenszeitrisko, eine Hypertonie zu entwickeln, liegt bei ≥ 55-Jährigen bei 90%. Eine Studienpopulation aus der Framingham-Heart-Study zeigte, dass diese Risiken für Männer und Frauen der Altersgruppe 55–65 Jahre ähnlich waren. Die Entwicklung des Lebenszeitrisikos über 2 Studienperioden (1976–1998 im Vergleich zu 1952–1975) zeigte keine signifikanten Veränderungen für Frauen, jedoch einen signifikanten Anstieg für Männer. Dieser Anstieg wird mit einem Anstieg im mittleren Bodymass-Index in Verbindung gebracht, welcher bei Frauen nicht beobachtet werden konnte.

Als positiv betrachtet wurde, dass das Lebenszeitrisiko für eine Hypertonie Grad II im Zeitraum 1976–1998 geringer war als im Zeitraum 1952–1975. Dies wird mit einem Anstieg der medikamentösen Hypertonietherapie gesehen, die im Vergleichszeitraum auf das 2–3fache gestiegen ist. Trotz allem ist die Lebenszeitwahrscheinlichkeit für eine Hypertonie Grad I nach wie vor sehr groß; sie beträgt 85% (1976–1998). Das Lebenszeitrisiko von jüngeren Personen wurde nicht kalkuliert und verhält sich möglicherweise anders.

Das Kurzzeitrisiko ist enorm, da mehr als die Hälfte der 55–65-Jährigen ihre Hypertonie innerhalb der nächsten 10 Jahre entwickeln.

Wesentlich ist daher auch der Hinweis auf präventive Maßnahmen für Normotoniker mittleren Alters, welche besonders auf ihre Lebensstilfaktoren achten sollen, die großen Einfluss auf die Entwicklung einer Hypertonie haben (wie z. B. Übergewicht, salzreiche Ernährung) (2).

Die »Starnberg Study on Epidemiology of Parkinsonism and Hypertension in the Elderly« (STEPHY) untersuchte Prävalenz, Bewusstsein, Therapie und Kontrolle der Hypertonie beim ≥ 65-jährigen Bevölkerungsanteil in Bayern. Hier konnten ebenfalls der Anstieg des mittleren systolischen Blutdrucks und der Abfall des diastolischen Blutdrucks mit zunehmendem Alter beobachtet werden. Auch hier waren Frauen von der Hypertonie häufiger betroffen als Männer.

Die Prävalenz der Hypertonie betrug 53%, der Anstieg der Prävalenz setzte sich bei den Männern bis in die Altersgruppe der 75–79-Jährigen fort, bei den Frauen bis in die Altersgruppe der 80–84-Jährigen. Die Prävalenz der isolierten systolischen Hypertonie betrug 17% (exkludiert waren dabei jene mit antihypertensiver Medikation). Mehr als 30% der in der Studie als hyperton diagnostizierten Teilnehmer waren sich ihrer Hypertonie nicht bewusst, 12% wussten von ihrer Hypertonie, 32% waren behandelt und 22% hatten eine kontrollierte Hypertonie. Dieser hohe Anteil an älteren Personen, die nicht über ihre Hypertonie Bescheid wissen, sollte zu Überlegungen für Strategien zur Bluthochdruckkontrolle bei der älteren Bevölkerung besonders motivieren (23).

Die »Austrian Stroke Prevention Study« ergab eine Hypertonieprävalenz bei den 50–70-Jährigen von 40,6%. Auch andere zerebrovaskulären Risikofaktoren wurden gehäuft in dieser Altersgruppe diagnostiziert, wobei die Studienteilnehmer weder klinische Anzeichen noch Symptome einer zerebrovaskulären Erkrankung zeigten (24). In dieser Studie waren 60,3% der Hypertoniker bei Studienbeginn therapiert, soweit die Studienteilnehmer dazu Auskunft geben konnten, bei Diabetes mellitus waren es 70%, wobei Ernährungstherapie vor allem bei den Diabetikern vorzufinden war, aber wesentlich seltener bei anderen Risikofaktoren, wie unter anderem der Hypertonie (25).

Geschlechtsspezifische Unterschiede – ein Überblick

Bis zum Alter von 50–60 Jahren sind Männer von höheren Blutdruckwerten häufiger betroffen als Frauen, dann kommt es zu einem Anstieg der Blutdruckwerte bei den Frauen, was letztendlich in höheren Blutdruckwerten als bei den Männern resultiert. Dieses Phänomen hat man der Menopause, welche wahrscheinlich diesen Blutdruckanstieg verstärkt, zugeschrieben (26).

In NHANES III waren die Prävalenzen für isolierte systolische Hypertonie und für höheren Pulsdruck ab dem 45. Lebensjahr bei Frauen höher, vor dem 45. Lebensjahr bei Männern. Die Prävalenz des isolierten systolischen Hochdrucks ist bei Frauen um 40% höher als bei Männern. Dieser altersassoziierte Anstieg des systolischen Blutdrucks bei den älteren Frauen wird zum Teil auch für ihre (im Vergleich zu älteren Männern) höhere kardiovaskuläre Mortalität verantwortlich gemacht und sollte daher ein besonderes Ziel von Präventionsprogrammen sein (27). Ein »whitecoat-Phänomen« ist bei Frauen vermutlich auch häufiger zu finden als bei Männern (22).

Insgesamt ist das Blutdruckbewusstsein der Frauen stärker ausgeprägt als jenes der Männer; Frauen weisen eine höhere Frequenz bei der Blutdruckmessung auf. Hypertonikerinnen erhalten häufiger eine medikamentöse Therapie als Männer; auf Frauen entfallen auch die höheren direkten hypertonieassoziierten Kosten. Demgegenüber weisen Männer höhere indirekte Hypertoniekosten im Bereich der Behandlung von Komplikationen im kardiovaskulären Bereich auf. Männer sind zu einem größeren Anteil als Frauen in der Gruppe der Hypertoniker ohne Hypertonietherapie vertreten.

Soziale Faktoren haben bei beiden Geschlechtern Einfluss auf die Prävalenz der Hypertonie, geringere Bildung und niedrigeres Einkommen sind meistens mit einer höheren Prävalenz verbunden.

Soziale Aspekte

HEINEMANN et al. (28) untersuchten die sozialen Einflüsse auf die Prävalenz von Risikofaktoren in Deutschland anhand von 3 repräsentativen Bevölkerungssurveys (1984–1992). Die Gesamtjahre an Bildung/Ausbildung als Sozialindikator zeigten eindeutige Zusammenhänge mit systolischem und diastolischem Blutdruck sowie der Prävalenz der Hypertonie, wobei Personen mit höherer Ausbildung günstigere Blutdruckwerte und eine niedrigere Bluthochdruckprävalenz aufwiesen. Bei Bodymass-Index, Adipositas und Zigarettenkonsum war dies ebenfalls so (28). Der »German National Health Interview and Examination Survey 1998« ergab, dass Hypertonie häufiger bei Männern der höheren sozialen Schichten anzutreffen ist, bei den Frauen findet man Bluthochdruck hingegen eher bei den unteren sozialen Schichten (29).

Die IHPAF-Study (Inequalities in Hypertension Prevalence and Care Study) untersuchte den Zusammenhang der Blutdruckprävalenz mit beruflichem Status und Bildung; er zeigte (geschlechtsunabhängig) die höchste Prävalenz der Hypertonie bei Arbeitern und die niedrigste Prävalenz bei Berufen im oberen Management. Wo nur die Bildung herangezogen wurde, zeigte sich eine signifikant höhere Prävalenz nur bei Frauen.

Insgesamt waren 16,1% der Männer und 9,4% der Frauen Hypertoniker. Eine unkontrollierte Hypertonie trotz Therapie war signifikant häufiger verbunden mit hohem Alkoholkonsum und geringer beruflicher Qualifikation bei Männern. Soziale Unterschiede bei Hypertonikern in Bezug auf das Wissen um ihren Bluthochdruck, auch ob sie therapiert werden oder nicht, konnten nicht gefunden werden (30).

Im Wiener Gesundheits- und Sozialsurvey wurde für Männer ≥ 45 Jahre ein Prozentsatz der Hypertonie von 22,2% erhoben, für Frauen von 8,3%. Mit zunehmendem Einkommen nahm die Prävalenz der Hypertonie ab, bei den Frauen sogar auf ⅕ (31).

Ein Zwischenergebnis einer laufenden Bluthochdruckstudie bei Arbeiterinnen und Arbeitern im Wiener Raum, als Teil einer internationalen Studie (Durchschnittsalter 39,4 Jahre [19–64 Jahre]), zeigte eine Hypertonieprävalenz (≥140/90) von 24,5%. Eine Hypertonie Grad I (140–159/90–99 mmHg) betraf 17,9% der Arbeiter und 11,5% der Arbeiterinnen. Eine Hypertonie Grad II (160–179/100–109 mmHg) zeigte sich bei 5,8% der männlichen Probanden und bei 7,7% der weiblichen Probanden; eine Hypertonie Grad III bestand insgesamt bei 1% der Arbeiter, bei den Arbeiterinnen fehlte sie völlig. Bei etwa 20% der untersuchten Personen fand sich ein hoch-normaler Blutdruck (130–139/85–89 mmHg).

Insgesamt unterschied sich die untersuchte Personengruppe in der Hypertonieprävalenz nicht von der Allgemeinbevölkerung, jedoch wiesen andere Parameter, wie Adipositas und Zigarettenrauchen, eine deutlich höhere Prävalenz auf (32).

Blutdruckbewusstsein, Bluthochdruckkontrolle, Lebensstil

Wie bereits erwähnt, ist das Blutdruckbewusstsein bei der älteren Bevölkerung eher gering ausgeprägt, mehr als 30% der Hypertoniker wissen über ihre Hypertonie nicht Bescheid und nur 22% haben eine kontrollierte Hypertonie (22).

In Deutschland dürfte der Anteil der Hypertoniker, die nicht über ihre Hypertonie informiert sind bei 20% liegen, 40% wissen zwar, dass sie eine Hypertonie haben, sind jedoch nicht behandelt und die Verbleibenden sind nur zur Hälfte kontrollierte Hypertoniker (8).

3 repräsentative Untersuchungen in Westdeutschland (1984–1991) zeigten einen Anstieg des Anteiles an Hypertoniker, die im Jahr vor der Untersuchung einen Arzt aufgesucht haben, von 87% auf 92% bei den Männern und von 94% auf 96% bei den Frauen.

Die Hälfte der Hypertoniker, deren Blutdruck auch gemessen wurde, (50% der Männer und 58% der Frauen) war über ihre Hypertonie informiert, wobei sich dieser Anteil von 1984–1991 nicht verändert hatte.

16% der männlichen Hypertoniker und 14% der weiblichen Hypertoniker erhielten von ihrem Arzt eine Empfehlung, mehr Bewegung zu machen, 21% der Männer und 25% der Frauen wurde angeraten, weniger Salz zu verwenden, 35% der männlichen Raucher und 31% der Raucherinnen erhielten eine Empfehlung zur Rauchertherapie.

Im Untersuchungszeitraum verbesserte sich die Beratungssituation im Lebensstilbereich nur für die Frauen, nicht für die männlichen Hypertoniker. Frauen wurden wesentlich häufiger medikamentös behandelt als Männer, nämlich > 50%. Jedoch wurde bei Männern ein signifikanter Anstieg der medikamentösen Therapie berichtet (1984–1991 von 34% auf 45%) (33).

HYMAN et al. (34) analysierten Daten von NHANES III, um der Frage nach den Charakteristika von Patienten mit unkontrollierter Hypertonie nachzugehen. Das am geringste ausgeprägte Blutdruckbewusstsein war vor allem assoziiert mit männlichem Geschlecht, einem Alter von ≥ 65 Jahren, schwarzer Bevölkerung (non-Hispanic), und keinem Arztbesuch in den letzten 12 Monaten. Das Blutdruckbewusstsein war am geringsten bei der älteren Bevölkerung ($\geq$ 65 Jahre).

Die Autoren kamen zum Schluss, dass in den USA die meisten unkontrollierten Hypertoniker in der älteren Bevölkerung anzutreffen sind, die eine isolierte milde systolische Hypertonie haben, die meisten von ihnen krankenversichert sind und relativ häufigen Arztkontakt haben.

Das Blutdruckbewusstsein wird stark von entsprechenden Kampagnen geprägt. In Österreich wurde vom Österreichischen Herzfonds 1978 eine Bluthochdruckkampagne durchgeführt. In den anschließenden 20 Jahren wurden 5 repräsentative Bevölkerungsbefragungen zum Blutdruckbewusstsein durchgeführt. Im Anschluss an die Bluthochdruckkampagnen stieg das Blutdruckbewusstsein österreichweit, jedoch wurde durch die Befragungen gezeigt, dass der Einfluss der Kampagne nur temporär war; nach anfänglichem Anstieg sank der Anteil jener, die über ihren Blutdruck Bescheid wussten, wieder.

Frauen generell und Personen $\geq$ 50 Jahre hatten das am beste ausgeprägte Blutdruckbewusstsein. In Bezug auf Maßnahmen gegen die Hypertonie wurde von 73% der sich selbst als Hypertoniker bezeichnenden Personen eine medikamentöse Therapie angegeben, 20% reduzierten ihren Salzkonsum und/oder versuchten ihr Gewicht zu reduzieren und sich mehr zu bewegen. 10% gaben an, keine Maßnahmen gegen ihre Hypertonie zu treffen. Die älteren Hypertoniker gaben vor allem eine medikamentöse Therapie an; zu Lebensstilmaßnahmen kam es im Vergleich zu jüngeren Hypertonikern wesentlich seltener. Frauen betraf dieser Umstand ebenfalls besonders. In der Einschätzung der Bevölkerung haben Adipositas, Stress und Alkoholkonsum als Risikofaktoren für die Hypertonie das größte Gewicht.

Zigarettenrauchen und wenig körperliche Bewegung erlangten im Survey 1998 signifikant geringere Bedeutung als Risikofaktoren als in den Jahren zuvor (18).

Die Häufigkeit der Blutdruckmessung ist ein wichtiger Parameter bzw. Indikator der Bluthochdruckkontrolle und des Blutdruckbewusstseins. Im Survey 1998 war ein signifikanter Rückgang im Anteil jener, die eine Blutdruckmessung in den letzten 3 Monaten vorweisen konnten, festzustellen. Der Anteil an der Bevölkerung, der nie eine Blutdruckmessung hatte, veränderte sich in den untersuchten 20 Jahren nicht.

Mehr als 30% der Bevölkerung gaben 1998 eine Blutdruckmessung in den letzten 3 Monaten an, ¼ innerhalb des letzten Jahres, ein weiteres Viertel innerhalb der letzten 3 Jahre. Frauen generell und ältere Personen wiesen die höchste Messfrequenz auf. Die Häufigkeit der regelmäßigen Blutdruckselbstmessung steigt mit dem Bildungsgrad und dem Alter, insgesamt messen 7% der Bevölkerung ihren Blutdruck regelmäßig selbst (18) (Tab. 2).

Das Blutdruckbewusstsein von Ärztinnen und Ärzten scheint sich nicht besonders stark vom Blutdruckbewusstsein der Allgemeinbevölkerung zu unterscheiden. Bei einer nicht repräsentativen Befragung von (n = 500) erklärten 73%, sie seien normoton, 21% deklarierten sich als hyperton und 5% konnten keine Angaben machen. 63% der hypertonen Befragten waren laut eigenen Angaben behandelt, 37% unbehandelt (35).

Die Blutdruckstudie zeigte, dass bei den gemessenen hypertonen Arbeitern im Wiener Raum, in der Slowakei und in Ungarn respektive 38%, 20% und 33% von ihrer Hypertonie wussten (36).

Eine deutliche Diskrepanz zwischen Einschätzung der Bluthochdruckkontrolle durch den Arzt bzw. die Ärztin bei ihren Patienten und der anschließenden Blutdruckmessung bei den jeweiligen Patienten zeigt eine Untersuchung in 290 österreichischen Arztpraxen, die > 5000 Bluthochdruckpatienten inkludierte. Die Ärzte bezeichneten 53% ihrer Patienten als »ideal eingestellt« und 16% als »schlecht eingestellt«. Bei der Messung erreichten jedoch nur 10% Blutdruckwerte von

135/85 mmHg oder darunter bzw. 16% Werte von 140/90 mmHg oder darunter (36).

Ökonomische Aspekte

HODGSON et al. (37), Centers of Disease Control and Prevention, bezifferten die Ausgaben für die Hypertonie (direkt und indirekt) im US-Gesundheitswesen auf 108,8 Milliarden US-Dollar, 12,6% davon entfielen direkt auf Diagnosen: Hypertonie 22,8 Milliarden, Herz-Kreislauf-Komplikationen 29,7 Milliarden, 56,5 Milliarden auf andere Krankheiten.

Die Kosten der Hypertonie steigen in der Regel mit dem Alter der Patienten und dem Ausmaß der Co-Morbidität. Es kommt in dieser Altersgruppe auch häufig zu sehr kostenintensiven Ereignissen (z. B. Schlaganfall).

In der genannten Untersuchung betrugen die Ausgaben für Personen < 65 Jahre pro Kopf $ 249,– und steigen auf $ 3 007,– für 85-Jährige und ältere. Die Ausgaben waren für Frauen in der Regel höher (37).

Insgesamt zählt die Hypertonie zu jenen 5 chronischen Krankheiten (die anderen 4 sind psychische Erkrankungen, Diabetes, Herzerkrankungen, Asthma), auf welche die Hälfte der Ausgaben im Gesundheitswesen entfallen. ¼ davon entfällt auf die Behandlung der Krankheit selber, der Rest auf die koexistierenden Krankheiten (38).

Einen bedeutenden Anteil an erhöhten Behandlungskosten haben in der Praxis die Faktoren geringe Compliancerate, Absetzen der Therapie und Wechsel zu einem anderen Medikament sowie inadäquate Blutdruckkontrollen (39).

Ein negativer Einfluss auf die Kosten besteht auch, wenn die Diagnose »Hypertonie« relativ spät gestellt wird, oder wenn über einen zu langen Zeitraum ausschließlich Lebensstiländerung ohne Effekt praktiziert wird und wenn bei der medikamentösen Therapie die Zielwerte nicht erreicht werden (40).

	1978	1993	1998
Total	49	34	34
< 50 Jahre			
♂	41	28	23
♀	44	26	31
≥ 50 Jahre			
♂	52	37	41
♀	69	51	49

Tab. 2
Anteil der Bevölkerung mit Blutdruckmessungen innerhalb der letzten 3 Monate (in %) nach SCHMEISER-RIEDER et al. (18)

HANSSON et al. haben für 5 europäische Länder (Italien, Frankreich, Deutschland, Schweden, Großbritannien) berechnet, wie hoch die Einsparungen im Gesundheitswesen wären, wenn bei der Hypertonietherapie konsequent die Zielwerte erreicht würden. Sie schätzen, dass 29 Millionen Erwachsene (13% der Einwohner) mit Blutdruckwerten > 160/90 mmHg und 46 Millionen mit Blutdruckwerten zwischen 140/90 mmHg und 160/95 mmHg (21%) in diesen Ländern leben. Würden die Zielwerte bei diesen Personen durch adäquate Therapie erreicht werden, könnte man 1,26 Milliarden Euro an Kosten im Gesundheitswesen einsparen (41).

Die schlecht eingestellte Hypertonie verursacht nicht nur mehr Kosten durch höhere Medikamentenausgaben, sondern auch durch häufigere Arztbesuche. Die Medikamentenkosten und die Zahl der Arztbesuche steigen mit dem Blutdrucklevel. Es findet sich eine durchschnittliche Anzahl von Arztbesuchen (9, 7) bei einem mittleren systolischen Blutdruck von ≥ 180 mmHg im Vergleich zu Patienten mit einem mittleren systolischen Blutdruck von ≤ 120 mmHg von 4,1 Arztbesuchen (42).

Im Monica-Projekt (Halifax County) ging man der Frage nach, ob sich zwischen 1985 und 1995 eine Änderung in der Bluthochdruckkontrolle ergab, und wenn ja, ob dies zu entsprechenden Auswirkungen auf die Kosten geführt hat. Der Anteil der Personen mit unkontrollierter Hypertonie ist in diesem Zeitraum angestiegen (Männer: 32,6% auf 57,4%; Frauen: 38,0% auf 42,6%); es kam auch zu einem Anstieg in der Verschreibung von Kalziumkanalblockern und ACE-Hemmern, Kombinationstherapien und Diuretika sind zurückgegangen.

Die Tageskosten pro Patient sind von $ 0,48 auf $ 0,85 angestiegen. Somit ist es zwar zu einem Anstieg in den Kosten durch einen vermehrten Wechsel zu neuen Antihypertensiva gekommen, jedoch auch zu einem Anstieg der nicht kontrollierten Hypertoniker, was ein großes Public-Health-Problem ist (43).

Nach Daten des italienischen Pandora-Projektes, welches seit 1997 bei Allgemeinmedizinern durchgeführt wird, beträgt der Anteil der Medikamentenkosten an den Behandlungskosten 46% (44). Die täglichen Kosten für die Behandlung eines männlichen Hypertonikers mittleren Alters waren 0,65 € in einer französischen Studie (45).

Insgesamt gesehen sind die Ausgaben für Frauen im Bereich der Behandlung der Hypertonie höher, im Bereich der Behandlung kardiovaskulärer Komplikationen (z. B. Bypassoperationen) verursachen Männer höhere Kosten (46).

In Österreich führen kardiovaskulär wirksame Pharmaka und Antihypertensiva die Liste der Verordnungen und somit auch der Kosten für das Gesundheitswesen an. Im Jahr 2001 wurden in Österreich 6 927 000 solche Verordnungen registriert, mit Gesamtkosten von 122,034 Millionen Euro. Gefäßtherapeutische Medikamente sind an die 2. Position gereiht (4 801 000 Verordnungen und Kosten von 90,402 Millionen Euro) (47).

Sozialmedizinische und Public-Health-Aspekte

Die Prävention und die Therapie des Bluthochdrucks bedeuten eine wesentliche Herausforderung im klinischen Bereich und im Bereich des Öffentlichen Gesundheitswesens.

Es gibt diesbezügliche Zielvorstellungen, die u. a. auch bereits im »Sixth Report of the Joint National Committee on Prevention, Detection, Evaluation, and Treatment of High Blood Pressure« formuliert wurden (48):

○ Prävention der Hypertonie im Alter ebenso wie die Berücksichtigung der geschlechtsspezifischen Unterschiede bei der Hypertonieprävalenz in Klinik, Forschung und Präventionsprogrammen.
○ Einen weiteren Rückgang der Prävalenz der Hypertonie zu erreichen.
○ Eine Erhöhung der Entdeckungsrate von Hypertonikern und die Verstärkung des Blutdruckbewusstseins.
○ Eine Verbesserung der Kontrolle der Hypertonie sowie das Erreichen der Zielwerte.
○ Reduktion der Prävalenz zusätzlicher Risikofaktoren für kardiovaskuläre Erkrankungen zur Senkung des Risikos.
○ Schärfung des Bewusstseins für die isolierte systolische Hypertonie und der damit verbundenen Risiken.
○ Verstärken des Risikobewusstseins für hoch-normalen Blutdruck.
○ Reduktion der sozialen und ethnischen Unterschiede in der Hypertonieprävalenz.
○ Förderung von flächendeckenden Bluthochdruckprogrammen.
○ Verbesserung der Behandlungsmöglichkeiten.

Für die Praxis

o Unterstützung von regionalen Präventionsprogrammen und Hypertoniekampagnen durch Information der Betroffenen; Blutdruckaktionen in der Praxis.

o Lebensstilanamnese und Lebensstilberatung im Rahmen der Hypertonietherapie und Evaluierung des Erfolges.

o Lebensstilanamnese, Motivation und Beratung normotensiver Personen auch (und vor allem) mittleren Alters bezüglich Lebensstilmaßnahmen zur Prävention der Hypertonie.

o Kostensenkend für das Gesundheitswesen wirken sich z. B. optimale Compliance, konsequente medikamentöse Therapie (weder Absetzen noch mehrmaliges Wechseln der Medikamente), regelmäßige, konsequente Blutdruckkontrollen, effiziente Lebensstiländerung sowie das Erreichen der Zielwerte aus.

o Beachten von geschlechtsspezifischen, altersspezifischen, ethnischen und sozialen Unterschieden im Risiko für die Entwicklung und bei der Behandlung einer Hypertonie.

Literatur

1. Michaud M, Murray CJL, Bloom BR. Burden of Disease – Implications for Future Research. JAMA 2001; 285: 535–539.
2. Vasan RS, et al. Residual lifetime risk for developing hypertension in middle-aged women and men. The Framingham Heart Study. JAMA 2002; 287: 1003–1010.
3. Fuentes R, et al. Hypertension in developing economies: a review of population-based studies carried out from 1980 to 1998. J Hypertens 2000; 18: 521–529.
4. Burt VL, et al. Trends in the prevalence, awareness, treatment, and control of hypertension in the adult US population. Data from the Health Examination Surveys, 1960 to 1991. Hypertension 1995; 26: 60–69.
5. Joffres MR, et al. Distribution of blood pressure and hypertension in Canada and the United States. Am J Hypertens 2001; 14: 1099–1105.
6. Mosterd A, et al. Trends in the prevalence of hypertension, antihypertensive therapy, and left vetricular hypertrophy from 1950 to 1989. N Engl J Med 1999; 340: 1221–1227.
7. Kuulasma K, et al. Estimation of contribution of changes in classic risk factors to trends in coronary-event rates across the WHO-MONICA Project population. Lancet 2000; 355: 675–687.
8. Faulhaber HD, Luft FC. Treatment of high blood pressure in Germany. Am J Hypertens 1998; 11: 750–753.
9. Heinemann LA, et al. Trends in cardiovascular risk profiles in East Germany. Three independent population studies as part of the project MONICA East Germany. Dtsch Med Wochenschr 1998; 123: 889–895.
10. Laaser U, Breckenkamp J, Allhoff PG. Epidemiologic evidence in the treatment of cardiovascular risk factors in Germany. Z Arztl Fortbild Qualitätssich 1999; 93: 395–402.
11. Gasse C, et al. Population trends in antihypertensive drug use: results from the MONICA Augsburg Project 1984 to 1995. J Clin Epidemiol 1999; 52: 695–703.
12. Burke GL, Bell RA. Trends in Cardiovascular Disease: Incidence and Risk factors. In: Wong ND, Black HR, Gardin JM, editors. Preventive Cardiology. New York: McGraw-Hill; 2000. p. 21–46.
13. Wietlisbach V, et al. Trends in cardiovascular risk factors (1984–1993) in a Swiss region: results of three population surveys. Prev Med 1997; 26: 523–533.
14. Rickenbach M, et al. Smoking, blood pressure and body weight in the Swiss population: MONICA study 1988–89. Schweiz Med Wochenschr 1993; 48 (Suppl): 21–28.
15. Ulmer H, et al. Recent trends and socioeconomic distribution of cardiovascular risk factors: Results from two population surveys in the Austrian WHO CINDI demonstration area. Wien Klin Wochenschr 2001; 16: 573–579.
16. Gesundheitsbericht der Stadt Wien 2001. Bereichsleitung für Gesundheitsplanung und Finanzmanagement, Hrsg. Wien, 2002.

17. Gesundheitsbericht der Stadt Wien 2000. Bereichsleitung für Gesundheitsplanung und Finanzmanagement, Hrsg. Wien, 2001.
18. Schmeiser-Rieder A, Kunze U. Blood pressure awareness in Austria. A 20-year evaluation, 1978–1998. Eur Heart J 2000; 21: 414–420.
19. Staessen J, Amery A, Fagard R. Isolated systolic hypertension in the elderly. J Hypertension 1990; 8: 393–405.
20. Kannel WB, Vokonas PS. Primary risk factors for coronary heart disease in the elderly: The Framingham study. In Wenger NK, Furberg CD, Pitt B, editors. Coronary Heart Disease in the Elderly. New York: Elsevier; 1986, p. 60–92.
21. Franklin SS, et al. Is puls pressure useful in predicting risk for coronary heart disease? The Framingham Heart Study. Circulation 1999; 100: 354–360.
22. Fagard RH. Epidemiology of hypertension in the elderly. Am J Geriatr Cardiol 2002; 11: 23–28.
23. Trenkwalder P, et al. Prevalence, awareness, treatment and control of hypertension in a population over the age of 65 years: results from the Starnberg Study on Epidemiology of Parkinsonism and Hypertension in the Elderly (STEPHY). J Hypertens 1994; 12: 709–716.
24. Lechner H, et al. Cerebrovascular risk factors in an elderly Austrian population: first year results of the Austrian Stroke Prevention Study. Wien Klin Wochenschr 1993; 105: 398–403.
25. Schmidt R, et al. Prevalence of risk factors in the population of Graz (Austrian Stroke Prevention Study). Wien Med Wochenschr 1997; 147: 36–40.
26. Staessen JA, et al. Conventional and ambulatory blood pressure and menopause in a prospective population study. J Hum Hypertension 1997; 11: 507–514.
27. Martins D, et al. The effect of gender on age-related blood pressure changes and the prevalence of isolated systolic hypertension among older adults: data from NHANES III. J Gender Specif Med 2001; 4: 10–13, 20.
28. Heinemann L, et al. Social Gradient of CVD risk in Germany before/after unification. Rev Environ Health 1996; 11: 7–14.
29. Knopf H, Ellert U, Melchert HU. Social class and health. Gesundheitswesen 1999; 61: 169–177.
30. De Gaudemaris R, et al. Socioeconomic Inequalities in Hypertension Prevalence and Care. The IHPAF Study. Hypertension 2002; 39: 1119–1125.
31. Wiener Gesundheits- und Sozialsurvey, Bereichsleitung für Gesundheitsplanung und Finanzmanagement, Hrsg. Wien, 2001.
32. Dorner T, Allichhammer D, Rieder A. Blutdruck-Projekt am Arbeitsplatz – Ein Herz für Wien. 3. Wiener HerzEnquete, Skriptum. Wien, Februar 2002.
33. Wanek V, Schneider W. Development of information, counseling and treatment status for patients with hypertension from 1984–1991 in West Germany. Gesundheitswesen 1999; 61: 385–392.
34. Hyman DJ, Pavlik VN. Characteristics of patients with uncontrolled hypertension in the United States. N Engl J Med 2001; 345: 479–486.
35. Hitzenberger G. Hypertonie – Situation in Österreich. Wien Med Wochenschr 1999; 23/24: 616–620.
36. Fodor JG, et al. Worksite Hypertension Prevalence in Eastern Europe. J Hum Hypertens 2002 (in press).
37. Hodgson TA, Cai L. Medical care expenditures for hypertension, its complications, and its comorbidities. Med Care 2001; 39: 599–615.
38. Druss BG, et al. Comparing the national economic burden of five chronic conditions. Health Aff 2001; 20: 233–241.
39. Ambrosioni E. Pharmacoeconomics of hypertension management: the place of combination therapy. Pharmaeconomics 2001; 19: 337–347.
40. Moser M. The cost of treating hypertension: can we keep it under control without comprimising the the level of care? Am J Hypertens 1998; 11: 120–127.
41. Hansson L, et al. Excess morbidity and cost of failure to achieve targets for blood pressure control in Europe. Blood Press 2002; 11: 35–45.
42. Paramore LC, et al. Impact of poorly controlled hypertension on healthcare resource utilization and cost. Am J Manag Care 2001; 7: 389–398.
43. Wolf HK, et al. Trends in the prevalence and treatment of hypertension in Halifax County from 1985 to 1995. Can Med Assoc 1999; 161: 699–704.
44. Berto P, et al. The pandora project: cost of hypertension from a general practitioner database. Blood Press 2002; 11: 151–156.
45. Marques-Vidal P, Arveiler D, Amouyel P. Cost of cardiovascular risk factor prevention in middle-aged French men. The PRIME study. Rev Epidemiol Sante Publique 2001; 49: 541–549.
46. Bittner V, Oparil S. Hypertension. In: Douglas PS. Cardiovascular Health and Disease in Women. 2nd ed. London: Saunders; 2002. p. 93–139.
47. Hauptverband der Sozialversicherungsträger, Hrsg. Heilmitteldaten 2000. Wien, 2001.
48. The Sixth Report of the Joint National Committee on Prevention, Detection, Evaluation, and Treatment of High Blood Pressure. Arch Intern Med 1997; 157: 2413–2446.

2

Die arterielle Hypertonie aus der Sicht des Hypertensiologen

T. WEBER, B. EBER

Große epidemiologische Untersuchungen der letzten Jahrzehnte, u. a. die Framingham-Studie (1), konnten die arterielle Hypertonie als einen der wesentlichsten, erkenn- und modifizierbaren kardiovaskulären Risikofaktor identifizieren. Etwa 35% der atherosklerotischen Folgeerkrankungen werden auf erhöhten Blutdruck zurückgeführt.

Trotz abnehmender Prävalenz bleibt die Hypertonie häufig. Etwa 20% der erwachsenen Bevölkerung sind bei ausgeprägter Altersabhängigkeit (von den 50–59-Jährigen sind 44% Hypertoniker, bei den 70-Jährigen sind es mehr als ⅔) betroffen. Abhängig von der Höhe des Ausgangsblutdrucks entwickeln 25–66% der initial normotensiven Personen nach 3 Dekaden einen Hochdruck. Der systolische Blutdruck steigt ab dem Alter von 30 Jahren kontinuierlich – fast linear – bis zum Alter von 84 Jahren an (im Mittel um 20 mmHg zwischen dem 30. und dem 65. Lebensjahr), der diastolische Blutdruck steigt bis zum 50. Lebensjahr an (im Mittel um 10 mmHg) und nimmt dann ab. Das Ergebnis ist ein erhöhter Pulsdruck mit einer Häufung der isolierten systolischen Hypertonie im Alter (1, 2) (Abb. 1).

Die wesentlichen kardiovaskulären Folgen der Hypertonie sind koronare Herzkrankheit mit ihren Manifestationen Myokardinfarkt und plötzlicher Herztod, weiters Schlaganfall, Herzinsuffizienz und periphere arterielle Verschlusskrankheit, aber auch terminale Niereninsuffizienz.

Obwohl das blutdruckassoziierte relative Risiko bei den anderen Manifestationen größer ist, spielt die koronare Herzkrankheit wegen ihrer Häufigkeit und Letalität eine führende Rolle. Allerdings zeigte sich anhand des relativ geringen Benefits einer antihypertensiven Therapie (nach epidemiologischen Studien hätte man ihn eigentlich größer erwartet) die wichtige Bedeutung weiterer Faktoren (Lipide, Nikotin, Alter, Diabetes, Linksherzhypertro-

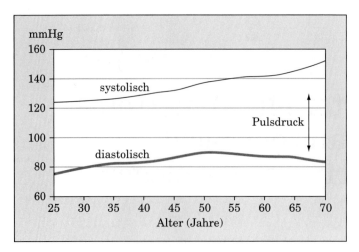

Abb. 1
Blutdruckveränderungen und Lebensalter (mod. nach 2)

phie, ...) für das Risiko einer koronaren Herzkrankheit. Dies führte letztlich zum heute gültigen Modell des multivariaten Risikos: Nicht ein einzelner Parameter (wie z. B. der hohe Blutdruck), sondern die Summe mehrerer Faktoren bestimmt das kardiovaskuläre Risiko des einzelnen Patienten und ergibt somit in letzter Konsequenz die Indikation zur nicht-medikamentösen und/oder medikamentösen Behandlung.

Nach diesem Ansatz sind alle gängigen Therapieempfehlungen aufgebaut. Adipositas, Fettstoffwechselstörungen, Hypertonie und pathologische Glukosetoleranz treten aber meist nicht isoliert auf, sondern häufig in Kombination (»Clustering«). Das gemeinsame pathophysiologische Prinzip dürfte die Insulinresistenz sein, der logische prophylaktische und später therapeutische Ansatz besteht in der Lebensstilmodifikation, auf die noch eingegangen wird.

Die linksventrikuläre Masse steigt mit steigenden Blutdruckwerten kontinuierlich an. Eine linksventrikuläre Hypertrophie – bestimmt mittels Ekg oder ECHO – zeigt ein erhöhtes kardiovaskuläres Risiko an, dies zusätzlich zum aktuellen Blutdruck. Je stärker ausgeprägt die linksventrikuläre Hypertrophie, umso höher ist das Risiko. Bei Patienten nach Myokardinfarkt ist sie ein unabhängiger Prädiktor für Rezidivinfarkte, aber auch für Herzinsuffizienz und für Rhythmusstörungen, bis hin zum plötzlichen Herztod.

Fortschritte in der Erkennung und Behandlung der Hypertonie haben in den vergangenen Jahrzehnten in den USA und Westeuropa (3) zu einer dramatischen Abnahme der Morbidität und der Mortalität durch Schlaganfälle und koronare Herzkrankheit geführt. Bedenklich erscheint aber, dass die (immer noch überwiegende!) Rate an nicht ideal eingestellten Hypertonikern zuletzt nicht weiter vermindert werden konnte und es parallel dazu – zumindest in den USA – wieder zu einer Zunahme der Schlaganfallrate gekommen ist.

Das »Blutdruckbewusstsein« ist in weiten Kreisen der Bevölkerung, ja sogar der Ärzteschaft (noch) nicht ideal – das zeigte eine 1998 an 480 österreichischen Medizinern während einer Fortbildungsveranstaltung durchgeführte Untersuchung: Sogar unter betroffenen Ärzten waren etwa ⅔ der bekannten Hypertoniker unbehandelt. Noch dazu lagen 68% der Ärzte, die sich zu 73% als normotensiv einschätzten, bei einer Einzelmessung im hypertensiven Bereich.

Von der Warte der gesamten Bevölkerung aus gesehen ist bedeutsam, dass – aufgrund des stetigen Anstiegs des kardiovaskulären Risikos mit steigendem Blutdruck ohne unteren Schwellenwert – die meisten kardiovaskulären Ereignisse bei Personen mit grenzwertigem oder nur leicht erhöhtem Blutdruck auftreten, da diese in der Gesamtbevölkerung mit Abstand überwiegen. Das individuelle Risiko in diesen Gruppen ist jedoch – besonders bei Fehlen anderer Risikofaktoren – oft zu gering, um eine medikamentöse antihypertensive Therapie einzuleiten. Es ergibt sich somit eine starke Rationale für breitenwirksame, nicht-pharmakologische blutdrucksenkende Maßnahmen (Kochsalzrestriktion, Gewichtskontrolle, Ausdauertraining).

Systolischer und diastolischer Blutdruck, Mitteldruck, Pulsdruck

Die Höhe des Blutdrucks ergibt sich nach traditioneller Anschauung aus Herzzeitvolumen und peripherem Widerstand, wobei bei der häufigsten Hypertonieform, der sog. essenziellen Hypertonie, der erhöhte periphere Widerstand die weitaus größere Rolle spielt. Dieser wird durch eine Konstriktion der Arteriolen verursacht und am besten durch den arteriellen Mitteldruck (das ist ⅓ der Summe »2-mal diastolischer + 1-mal systolischer Blutdruck«) bzw. durch seine Hauptdeterminante, den diastolischen Blutdruck, repräsentiert.

Konsequenterweise wurde der diastolische Anteil lange Jahre für wichtiger hinsichtlich kardiovaskulärer Folgekrankheiten gehalten, unterstützt durch positive Interventionsstudien, die die Vorteile einer antihypertensiven Behandlung auf Basis des diastolischen Blutdrucks zeigten. Eine Erhöhung des systolischen Blutdrucks und des Pulsdrucks (systolischer minus diastolischer Blutdruck) wurde damals als harmloser Nebeneffekt oder gar als physiologischer Kompensationsmechanismus einer verminderten Elastizität der Arterien, z. B. im Alter, angesehen.

Die ehemalige Regel »100 plus Lebensalter = systolischer Blutdruck« erlangte auch in Laienkreisen weite Verbreitung.

Obwohl bereits 1971 erstmals Daten aus der Framingham-Studie publiziert wurden, die das Gegenteil belegten (4) und durch zahlreiche weitere Untersuchungen bestätigt werden konnten, ist es erst deutlich später zu einem allgemeinen Umdenkprozess gekommen: Durch die Veränderungen, denen der Blutdruck mit steigendem Alter unterworfen ist, überwiegt bei jüngeren Patienten die diastolische, bei Patienten mittleren Alters die systolisch-diastolische und bei älteren Patienten die systolische Hypertonie. Zugleich ist bei der letzten Gruppe durch den parallelen Abfall des diastolischen Blutdrucks der Pulsdruck besonders hoch.

In der Framingham-Studie fand sich nun, dass das kardiovaskuläre Risiko mit steigendem systolischen und diastolischen Blutdruck zunahm, die engere Beziehung bestand aber mit dem systolischen Wert. Das kardiovaskuläre Risiko der kombiniert systolisch-diastolischen Hypertonie war nur marginal größer als das der isolierten systolischen Hypertonie. Weitere Analysen zeigten eine deutliche Altersabhängigkeit: In der Altersgruppe < 50 Jahre war der diastolische Blutdruck der wichtigste Prädiktor einer koronaren Herzkrankheit, in der Altersgruppe 50–59 Jahre waren systolischer, diastolischer Blutdruck und Pulsdruck gleichwertig, bei den Personen > 59 Jahre war der Pulsdruck am stärksten mit der Wahrscheinlichkeit einer koronaren Herzkrankheit verbunden, der diastolische Blutdruck hingegen (in einem Modell gemeinsam mit dem systolischen berechnet) invers mit dem Risiko für eine koronare Herzkrankheit korreliert.

Diese Ergebnisse wurden durch eine große französische Studie an (etwa 77 000 Männer und 48 000 Frauen mittleren Alters) unterstützt (5). Das Risiko für kardiovaskulären Tod stieg bei beiden Geschlechtern mit dem systolischen Blutdruck (Abb. 2) an. Bei gegebenem systolischen Blutdruck wies die Beziehung zwischen diastolischem Blutdruck und der kardiovaskulären Mortalität bei Männern eine U-Form auf, bei Frauen zeigte sich – bei allerdings viel geringerer absoluter Mortalität – ein linearer Zusammenhang (Abb. 3 und 4). In der MRFIT-Studie war der systolische Blutdruck auch bei jüngeren Patienten (35–57 Jahre) ein stärkerer Prädiktor für eine koronare Herzkrankheit als der diastolische (6). Bei isoliert systolischer Hypertonie war in einer epidemiologischen Arbeit eine Erhöhung des systolischen Blutdrucks um 1 mmHg mit einer Zunahme der Gesamtmortalität um 1% verbunden (7).

Der Pulsdruck war in zahlreichen Untersuchungen ein wesentlicher, unabhängiger Prädiktor für das kardiovaskuläre Risiko (5, 8), dies bei jeder Höhe des systolischen oder diastolischen Blutdrucks (9). Im »Hypertension Detection and Follow-Up Program« stieg die Gesamtmortalität pro 10 mmHg Zunahme des Pulsdrucks um 11%, des systolischen Blutdrucks um 8% und des diastolischen Blutdrucks um 5%.

Die alleinige Betonung des diastolischen Blutdrucks in den älteren Interventionsstudien könnte auch eine weitere Erklärung sein, warum der kardiale Nutzen der Blutdrucksenkung geringer als der Nutzen in der Prävention des Schlaganfalls war; Patienten mit hohem systolischen, normalem oder niedrigem diastolischen Blutdruck und daher hohem Pulsdruck, die ein besonders hohes Risiko für eine koronare Herzkrankheit aufweisen, waren von der Behandlung ausgeschlossen. Auch der fehlende Vorteil der stärkeren diastolischen Blutdrucksenkung in der HOT-Studie trotz gut kontrolliertem diastolischen Blutdruckwert kann möglicherweise auf die nicht so strikte Einstellung des systolischen Blutdrucks zurückgeführt werden. Im Gegensatz dazu fand sich bei Studien mit dem systolischen Blutdruck als Einschlusskriterium eine größere Reduktion koronarer Ereignisse (10).

Physiologisch betrachtet kann man den Blutdruck in eine statische (gleichbleibende) Komponente, den Mitteldruck, und in eine pulsatile Komponente, den Pulsdruck, unterteilen. Während der arterielle Mitteldruck durch Herzzeitvolumen und peripheren Gefäßwiderstand, der sich aus Anzahl und Durchmesser der kleinen Arterien und

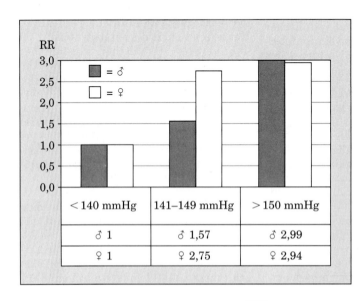

Abb. 2
Systolischer Blutdruck und relatives Risiko (RR) für kardiovaskuläre Mortalität bei Frauen und Männern mittleren Alters ohne kardiovaskuläre Vorerkrankung und ohne antihypertensive Behandlung (mod. nach 5)

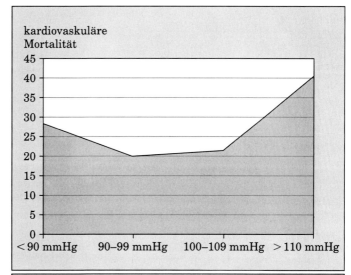

Abb. 3 Diastolischer Blutdruck und kardiovaskuläre Mortalität (nach 8–12 Jahren) männlicher Patienten mittleren Alters mit systolischem Blutdruck ≥ 150 mmHg (mod. nach 5)

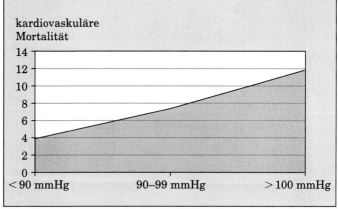

Abb. 4 Diastolischer Blutdruck und kardiovaskuläre Mortalität (nach 8–12 Jahren) weiblicher Patienten mittleren Alters mit systolischem Blutdruck ≥ 150 mmHg (mod. nach 5)

Arteriolen ergibt, bestimmt wird, beeinflussen das linksventrikuläre Auswurfmuster, die Steifigkeit der großen Arterien, der Zeitpunkt der Pulswellenreflexionen sowie die Herzfrequenz den Pulsdruck (2) (die – allerdings seltene – Aortenklappeninsuffizienz erhöht den Pulsdruck ebenfalls).

Die Dehnbarkeit der großen Arterien bestimmt im Wesentlichen die Geschwindigkeit der Pulswelle (etwa 6–12 m/Sek.), die durch den kardialen Auswurf entsteht, über Aorta und große Arterien in die Peripherie läuft, am Übergang zu den Widerstandsgefäßen und an Gefäßbifurkationen reflektiert wird und noch während desselben Herzzyklus zur aszendierenden Aorta zurückkehrt – junge Personen mit dehnbaren Gefäßen weisen demnach eine relativ langsame Pulswellengeschwindigkeit auf, wodurch die reflektierte Welle erst in der Diastole zurückkehrt, in der aszendierenden Aorta den diastolischen Blutdruck und dadurch die Koronarperfusion erhöht. Bei älteren Personen dagegen nimmt die Pulswellengeschwindigkeit zu, die reflektierte Pulswelle erreicht die aszendierende Aorta schon in der Systole; dadurch nimmt einerseits der systolische Blutdruck und damit die kardiale Arbeitslast zu, andererseits kommt

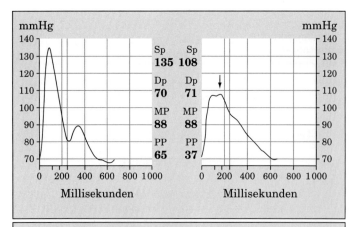

Abb. 5
Radialis- (links) und berechnete Aortenpulswelle (rechts) bei 49-jährigem Patienten: Die reflektierte Pulswelle in der späten Systole bewirkt nur eine geringe Erhöhung (Pfeil) des spätsystolischen Blutdrucks *(SphygmoCor*-Gerät zur Pulswellenanalyse der Firma *PWV Medical)*

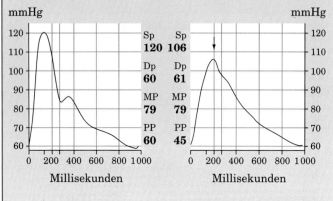

Abb. 6
Radialis- (links) und berechnete Aortenpulswelle (rechts) bei 65-jährigem Patienten mit Hypertonie, Diabetes mellitus und Linksherzhypertrophie: Die reflektierte Pulswelle in der frühen Systole bewirkt eine deutliche Erhöhung (Pfeil) des spätsystolischen Blutdrucks *(SphygmoCor*-Gerät zur Pulswellenanalyse der Firma *PWV Medical)*

Sp = systolischer Blutdruck   MP = arterieller Mitteldruck
Dp = diastolischer Blutdruck   PP = Pulsdruck

es in der Diastole durch den Verlust der reflektierten Welle zu einer Abnahme des Blutdrucks (und dadurch zu einer verringerten Koronarperfusion).

Pathologisch-anatomisch liegt der gesteigerten Steifigkeit der großen (elastischen) Arterien eine Degeneration der elastischen Fasern (Desorganisation, Ausdünnung, Zersplitterung, Abnahme und vermehrte Brüchigkeit), eine Zunahme des Kollagengehalts und der Grundsubstanz sowie häufig auch eine Zunahme des Kalziumgehaltes zugrunde. Morphologisch fallen dann eine Dilatation und vermehrte Schlängelung der Aorta und der zentralen Arterien auf.

Aus all dem ergibt sich, dass man den Pulsdruck zur groben Abschätzung der strukturellen Veränderungen der Aorta und der großen Arterien heranziehen kann. Eine genauere Bestimmung, nämlich die direkte Messung der Pulswellengeschwindigkeit, konnte bereits in zahlreichen Arbeiten als unabhängiger kardiovaskulärer Risikofaktor etabliert werden. Die Praxistauglichkeit der technisch weniger aufwendigen Pulswellenanalyse mittels Applanationstonometrie, die ebenfalls Rückschlüsse auf die Elastizität der großen Arterien zulässt, wird gegenwärtig untersucht (Abb. 5 und 6).

Eine klinische Anwendung beider Methoden in nächster Zukunft wäre denkbar, z. B. als Entscheidungshilfe für oder gegen eine medikamentöse Therapie bei milder oder grenzwertiger Hypertonie (aus dieser großen Personengruppe kommen zwar sehr viele der Patienten, die kardiovaskuläre Ereignisse erleiden, das individuelle Risiko des einzelnen Patienten ist aber so gering, dass eine generelle medikamentöse Therapie nicht gerechtfertigt erscheint; umso wichtiger wären daher Fortschritte in der individuellen Risikoabschätzung).

Da der Pulsdruck auch vom arteriellen Mitteldruck abhängt (bei höherem Mitteldruck kommt es durch die Zunahme der Wandspannung sowie durch die nichtlineare Dehnbarkeit der elastischen Fasern zu einer erhöhten Steifigkeit der Arterien und der Aorta und dadurch zu einer Zunahme der Pulswellengeschwindigkeit mit früherer Rückkehr der reflektierten Welle), sind pharmakologische Ef-

Tab. 3
Korrektes Blutdruckmessen (adaptiert nach 13 sowie 16)

- Messung nach 5 Minuten ruhigem Sitzen in einem Stuhl mit Rücken- und Armlehnen in ruhiger Umgebung; der Arm liegt auf einer Unterlage oder wird unterstützt (er darf nicht aktiv vom Probanden auf Herzhöhe gehalten werden)
- Bei der ersten Visite Messung des Blutdrucks an beiden Armen
- Kein Genuss von Kaffee oder Nikotin 30 Minuten vor der Messung
- Entfernen der Kleidung, Anlegen der Blutdruckmanschette eng und direkt auf die Haut; die Mitte des Gummiteils liegt über der arteriellen Pulsation
- Die Manschette muss auf Herzhöhe sein
- Korrekte Größe der Blutdruckmanschette:
  Länge des Gummiteils in der Blutdruckmanschette zumindest 80% des Oberarmumfanges
  Größe des Gummiteils bei schlanken Erwachsenen (Oberarmumfang bis zu 26 cm) 10 × 18 cm, beim Großteil der Erwachsenen (Oberarmumfang bis zu 33 cm) 12 × 26 cm, bei größerem Oberarmumfang (maximal 50 cm) 12 × 40 cm
- Zuerst beim Aufblasen und Ablassen der Manschette palpatorisches Ermitteln des systolischen Blutdrucks
- Das erste hörbare Geräusch (KOROTKOW-Phase 1) definiert den systolischen Blutdruck, das Verschwinden der Geräusche (Phase 5) den diastolischen Blutdruck. Der Druck sollte um 2 mm pro Sekunde bzw. pro Herzschlag reduziert werden. Die Messgenauigkeit sollte bei 2 mmHg liegen
- Der Mittelwert aus 2 oder mehr Messungen im Abstand von 1 Minute soll verwendet werden. Wenn die ersten beiden Messungen um mehr als 5 mmHg differieren, sind weitere Messungen erforderlich; auch aus ihnen soll der Mittelwert gebildet werden
- Bei älteren Patienten und Diabetikern (oder bei sonstigem Verdacht auf Orthostase) zusätzliche Blutdruckmessung im Stehen

- Systematischer Fehler: Schwerhörigkeit, Konzentrationsschwäche. Meist ist der diastolische Wert betroffen

- Auf- oder Abrunden auf den nächsten »runden« Wert, meist Endziffer »0«: Dies beeinflusst die Ergebnisse von Studien bzw. deren Aussagekraft stärker negativ als eine Therapieentscheidung beim jeweiligen Patienten

- »Untersucher-Bias«: Der Blutdruckwert wird dem erwarteten Wert »angepasst«: Dieses Problem entsteht meist, wenn der gemessene Wert in der Nähe eines Schwellenwertes liegt (wie z. B. 140/90 mmHg). Ein Untersucher könnte dann bei einem schlanken, gesunden jungen Mann einen »normalen« Wert registrieren, bei einem etwas älteren, übergewichtigen Patienten einen erhöhten Blutdruck

Tab. 4
Untersucherabhängige Fehlermöglichkeiten der Blutdruckmessung (nach 14)

Abb. 7
Normale Blutdruckvariabilität in der Langzeitblutdruckmessung bei einem 38-jährigen Ausdauersportler

fekte antihypertensiver Substanzen – isoliert auf den Pulsdruck und unabhängig vom Mitteldruck – schwierig nachzuweisen. Die beste Evidenz in dieser Hinsicht besteht für ACE-Hemmer (11).

Gut abgesichert sind hingegen die positiven Wirkungen nicht-pharmakologischer Interventionen (z. B. aerobes Ausdauertraining, eine an mehrfach ungesättigten Fettsäuren reiche Diät) auf die Dehnbarkeit der großen Arterien.

Blutdruckmessung, Definitionen

Das Erkennen des Problems »Hypertonie« beginnt mit einer Reihe von sorgfältigen Blutdruckmessungen unter standardisierten Bedingungen (Tab. 3). Die Genauigkeit dieser Messungen ist von eminenter Bedeutung – eine ständige Unterschätzung des diastolischen Wertes um nur 5 mmHg würde ⅔ aller Hypertoniker unerfasst lassen, eine ständige Überschätzung des diastolischen Wertes um ebenfalls nur 5 mmHg würde die Zahl der »Hypertoniker« verdoppeln (12).

Die häufigsten Fehler in der Praxis sind: inadäquate Manschettengrösse (bei zu kleiner Manschette wird der Blutdruck überschätzt und umgekehrt), fehlende

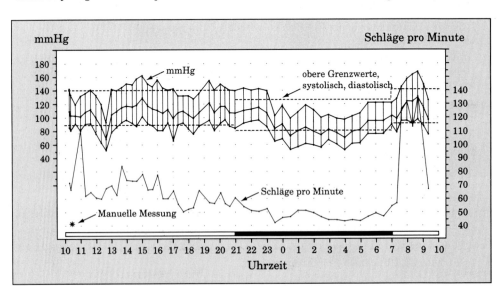

Tab. 5 Klassifikation des Blutdrucks bei Erwachsenen (nach 15–17). Diese Angaben gelten für Personen, die keine Antihypertensiva einnehmen und nicht akut krank sind. Fallen der systolische und der diastolische Wert in verschiedene Kategorien, ist die höhere Kategorie zu werten. Die Werte sind Mittelwerte aus mehreren Messungen bei mehreren Gelegenheiten

Blutdruckkategorie	Systolisch (mmHg)	Diastolisch (mmHg)
Optimal	< 120	< 80
Normal	< 130	< 85
Hoch-normal	130–139	85–89
Hypertonie Stufe 1 (mild)	140–159	90–99
Untergruppe: Grenzwerthypertonie	140–149	90–94
Hypertonie Stufe 2 (mäßig)	160–179	100–109
Hypertonie Stufe 3 (schwer)	≥ 180	≥ 110
Isoliert systolische Hypertonie	≥ 140	< 90

Ruheperiode vor einer Blutdruckmessung (ein angeregtes Gespräch kann den Blutdruck um 17/13 mmHg steigern), zu rasches Ablassen der Manschette, keine beidseitige Messung sowie Fehlen einer Palpation des Radialispulses vor der auskultatorischen Messung. Eine wesentliche Quelle für Messungenauigkeiten ist auch der Untersucher selbst (Tab. 4).

Da der Blutdruck eine große spontane Schwankungsbreite aufweist (Abb. 7) – u. a. beeinflusst durch Atmung, Emotionen, Anstrengung, Nahrungsaufnahme, Schlaf, Alkohol, Nikotin, Temperatur, Füllungszustand der Harnblase, Schmerzen –, muss die Diagnose »Hypertonie« durch zahlreiche Messungen bei mehreren Gelegenheiten abgesichert werden.

Obwohl eine Einteilung des Blutdrucks im Hinblick auf die starke, kontinuierliche Beziehung zwischen seiner Höhe (auch im sog. hoch-normalen Bereich) und dem kardiovaskulären Risiko immer etwas willkürlich erscheinen muss, ist eine Klassifikation für praktische Zwecke (z. B. Therapieentscheidungen) nützlich. Erfreulicherweise konnten sich nationale (15, 16) und internationale (17) Herausgeber von Richtlinien auf einheitliche Werte einigen (Tab. 5).

Eine der allgemeinen Lehrmeinung entgegengesetzte rezente Publikation soll jedoch nicht unerwähnt bleiben: Während praktisch alle gängigen Empfehlungen von einer kontinuierlichen positiven Beziehung zwischen Blutdruck und kardiovaskulärer Morbidität und Mortalität ausgehen, die im Wesentlichen auf Auswertung der Framingham-Daten mittels linearer logistischer Regression beruht, wählten PORT et al. (18) alternative statistische Verfahren (»logistic splines«) zur Analyse der Beziehung zwischen Gesamtmortalität und systolischem Blutdruck anhand derselben Ausgangsdaten.

Sie fanden, dass das Mortalitätsrisiko bis zu einem Schwellenwert, der der 70. Perzentile des systolischen Blutdrucks im altersentsprechenden Kollektiv entspricht (bei Männern: 110 + ⅔ des Lebensalters; bei Frauen: 104 + ⅚ des Lebensalters), nicht ansteigt, zwischen der 70. und der 80. Perzentile (etwa 10 mmHg höher) gering und ab der 80. Perzentile stark ansteigt.

In der Praxis könnte dies beträchtliche Auswirkungen auf die Entscheidung zur Behandlung der großen Patientengruppe mit milder Hypertonie haben. Da aber große Beobachtungsstudien gegen die An-

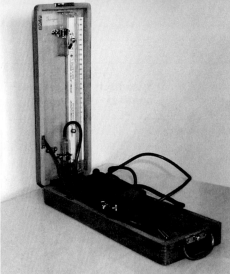

Abb. 8–13
Blutdruckmessgeräte

Abb. 8
Historisches Quecksilbersphygmomanometer

Abb. 9
Gebräuchliches Anaeroidsphygmomanometer

Abb. 10
Handgelenkmessautomaten

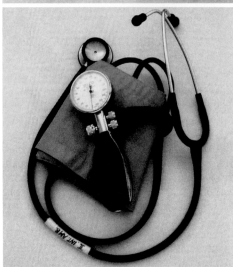

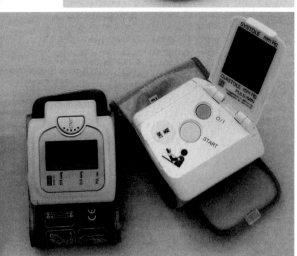

nahme eines Schwellenwertes sprechen (19), hat sich dieses Konzept bislang nicht durchsetzen können.

Das Blutdruckmessgerät (Abb. 8–13) war seit der Erstbeschreibung durch RIVA-ROCCI 1896 beinahe 100 Jahre lang überwiegend ein Quecksilbersphygmomanometer, seit KOROTKOW (1908) in Verbindung mit einem Stethoskop. Wegen der Toxizität sowie seiner Fähigkeit, neben einer Gefährdung der Umwelt letztlich in der Nahrungskette (Fische, Pilze) zu akkumulieren, ist es in den letzten Jahren zu Bestrebungen gekommen, das Quecksilber aus dem medizinischen Bereich zu verbannen.

Das Quecksilberthermometer wurde ersetzt, in den meisten skandinavischen Ländern sowie in den Niederlanden wurde auch der Gebrauch von quecksilberhältigen Blutdruckmessgeräten verboten (20).

Dies wirft eine interessante Nebenfrage auf: Sollte nicht auch in der Medizin das Systeme International (SI) der physikalischen Einheiten Verwendung finden? Dann müsste der Blutdruck in Kilopascal (kPa) angegeben werden. Das wesentlichste Gegenargument, nämlich, dass wir messen, was wir sehen (Millimeter Queck-

Abb. 11
Oszillometrisches Oberarmmessgerät zur Praxismessung

Abb. 12
Oszillometrisches Oberarmmessgerät zur Blutdruckselbstmessung

Abb. 13
Langzeitblutdruckmessgerät

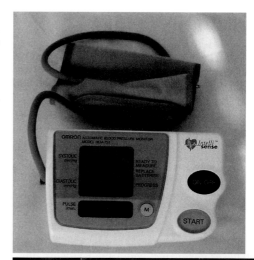

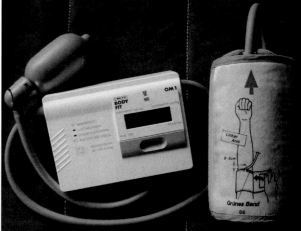

silbersäule), fiele nach Abschaffung des Quecksilbermanometers jedenfalls weg.

Wodurch aber könnte das traditionelle Quecksilbermanometer ersetzt werden? Das Anaeroidsphygmomanometer wird leider häufig bei längerem Gebrauch ungenau, wodurch üblicherweise falsch-niedrige Blutdruckwerte angezeigt werden, ohne dass der Untersucher dies bemerken könnte. In einer Untersuchung betrug die Abweichung vom Standard-Quecksilber-Manometer in 58% der Geräte > 4 mmHg, bei ⅓ dieser Geräte sogar > 7 mmHg.

Wenn man einkalkuliert, dass die größte Fehlerquelle der Blutdruckmessung (auf der immerhin wesentliche klinische Entscheidungen aufbauen) der menschliche Untersucher selbst ist, wären möglicherweise automatisierte Sphygmomanometer zu empfehlen, die eigentlich zur Selbstmessung des Blutdrucks entwickelt wurden und meist die oszillometrische Messmethode verwenden.

Die »Working Group on Blood Pressure Monitoring« der Europäischen Hypertoniegesellschaft hat im Jahr 2001 eine Liste der validierten und daher empfohlenen Blutdruckmessgeräte veröffentlicht (21); regelmäßige Ergänzungen sind geplant.

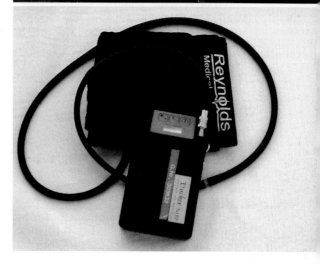

Diese Liste umfasst neben den zum ärztlichen Gebrauch empfohlenen Geräten auch Selbstmessapparate und Langzeitmessgeräte.

Die Deutsche Hochdruckliga hat ein Prüfprotokoll für Blutdruckmessgeräte zur Patientenselbstmessung erarbeitet, das bei positiver Datenlage zur Verleihung des »Gütesiegels« führt. Dieses kann als Entscheidungsgrundlage für einen Gerätekauf angesehen werden. Zertifizierte Geräte werden regelmäßig auf der Homepage der Gesellschaft (www.hochdruckliga.info) veröffentlicht.

Ebenfalls wichtig ist das CE-Zeichen. Dieses garantiert seit 1995 EU-weit, dass das Gerät dem EU-Qualitätsstandard in technischer Hinsicht entspricht (Konstruktion, Messgenauigkeit, Messanzeige, Sicherheit, Verlässlichkeit, Gebrauchsanweisung).

Praxisblutdruck, Blutdruckselbstmessung, Langzeitblutdruckmessung, Blutdruck bei der Ergometrie

Obwohl die allermeisten epidemiologischen und therapeutischen Studien (und somit unser gesichertes Wissen über den Bluthochdruck) bislang auf der Messung durch Arzt oder anderes medizinisches Personal – üblicherweise in der Ordination – beruhen, weisen diese einige erhebliche Limitationen auf, die zu einem großen Teil auf der erheblichen Variabilität des Blutdrucks resultieren. Aus einer Herzfrequenz von 72/Min. resultieren 103 680 Pulswellen pro Tag, die langsameren und schnelleren Blutdruckschwankungen unterliegen. Eine einzelne Messung in der Ordination kann da die Gesamtlast von Herz und Gefäßsystem während 24 Stunden nur sehr unzureichend widerspiegeln.

Auch bei Messung unter standardisierten Bedingungen schwanken die Blutdruckwerte bei wiederholter Messung um bis zu 52 ± 15 mmHg systolisch und 29 ± 13 mmHg diastolisch (22). Noch dazu sind diese Schwankungen bei Hypertonikern stärker ausgeprägt als bei Normotonikern. Schon die Visite des Arztes zur Messung erhöht den Blutdruck um im Mittel 27/14 mmHg, wobei sehr große interindividuelle Unterschiede bestehen (»white coat hypertension«) (23). Diese Blutdruckanstiege sind bei Messung durch eine Krankenschwester deutlich geringer (24).

Blutdruckselbstmessung

Obwohl schon 1930 erstmals beschrieben, fanden die Selbstmessungen erst durch technologische Fortschritte der letzten 30 Jahre (1975 erstes elektronisches Blutdruckmessgerät, 1985 erstes oszillometrisches Messgerät, 1992 Handgelenkmessgerät) breite Anwendung. Grundsätzlich sollte die Selbstmessung als medizinische Maßnahme angesehen; die allgemeinen Regeln für richtiges Blutdruckmessen (Tab. 3) sollten beachtet werden.

Besonders bei Verwendung von Handgelenkmessgeräten ist auf die richtige Position des Gerätes (in Herzhöhe!) zu achten. Es wird empfohlen, anfänglich 2-mal täglich (zwischen 6 und 8 Uhr sowie zwischen 18 und 20 Uhr) jeweils 3-mal hintereinander an 4 Tagen der Woche (Ruhe- und Arbeitstage gemischt) zu messen, wobei die Messhäufigkeit bei stabiler Klinik deutlich reduziert werden kann. Sehr wichtig sind genaue Aufzeichnungen der Messwerte (je nach individueller Vorliebe auch in graphischer Form) und die Vorlage dieser Aufzeichnungen bei jeder Arztvisite. Interessanterweise unterliegen auch diese Aufzeichnungen oft dem »Untersucher-Bias«, sodass Geräte mit automatischem Speicher vorzuziehen sind. Leider fehlen derzeit noch allgemein akzeptierte »Normalwerte« für die Selbstmessung; die amerikanischen JNC-VI-Guidelines empfehlen ebenso wie eine internationale Konsensuskonferenz (25) 135/85 mmHg, die WHO-ISH-Richtlinien 125/80 mmHg.

Jedenfalls sind die Werte bei der Selbstmessung niedriger als bei der Praxismessung (wobei der Unterschied bei den systolischen Werten größer ist), am Morgen niedriger als am Nachmittag, im Sommer niedriger als im Winter. Die Unterschiede sind bei Hypertonikern meist größer als bei Normotonikern. Überraschenderweise sind die Unterschiede zur Praxismessung bei eher ängstlichen Personen nicht höher als bei »ruhigeren« Zeitgenossen.

Die Blutdruckwerte bei der Selbstmessung sind gut reproduzierbar, über einen längeren Zeitraum betrachtet sogar besser als die Werte der Praxismessungen. Sie zeigen eine bessere Beziehung zum Ausmaß der Endorganschäden (Linkshypertrophie, Proteinurie) als bei der Praxismessung.

Unter ärztlicher Anleitung bei der Auswahl der Geräte, der Häufigkeit und Verteilung der Messzeitpunkte sowie der Interpretation der Ergebnisse ist die Selbstmessung besonders in folgenden Situationen empfehlenswert:

○ Bestätigung der Diagnose »Hypertonie« bei milden Formen (Stufe-1-Hypertonie): Aufgrund der großen Variabilität der Blutdruckwerte ist eine sichere Diagnose nur durch zahlreiche Messungen möglich, die bei Beschränkung auf die Praxismessung eben zahlreiche Ordinationsbesuche erfordern würden.

○ Nachweis eines »Praxishochdrucks« (»white coat hypertension«): Je nach Annahme des Referenzwertes liegt bei 7–30% der Hypertoniker ein Praxishochdruck vor. Dieser ist entsprechend des derzeitigen Konsensus als *Blutdruck > 140/90 mmHg in der Ordination und < 135/85 mmHg außerhalb der Arztpraxis* definiert. Obwohl hier bereits häufig die Langzeitblutdruckmessung zur Diagnose herangezogen wird, kann die Selbstmessung ebenfalls verwendet werden, da zwischen den Tageswerten der Langzeitmessung und den Werten der Selbstmessung eine gute Übereinstimmung besteht (und weil letztlich das Phänomen »Praxishochdruck« durch die Selbstmessung des Blutdrucks erstmals identifiziert wurde).

○ Hypertonie in der Schwangerschaft: Der Hochdruck (und in weiterer Folge Präeklampsie und Eklampsie) ist eine wesentliche Ursache der mütterlichen und kindlichen Morbidität und sogar Mortalität. Da die Progression der Hypertonie zur Präeklampsie derzeit nicht zielsicher vorausgesagt werden kann, sind engmaschige (z. B. tägliche) Blutdruckkontrollen (neben Kontrollen des Gewichts und der Eiweißausscheidung im Harn) unerlässlich, wobei aus Gründen der Motivation und der Minimierung des Aufwandes der Selbstmessung eine wichtige Rolle zukommt.

○ Verbesserung des Blutdruckbewusstseins und der Compliance: Es ist lange bekannt, dass nach 1 Jahr im Durchschnitt nur noch 50% der Patienten ihre Antihypertensiva regelmäßig einnehmen. Diese geringe Compliance wird im Allgemeinen darauf zurückgeführt, dass der Bluthochdruck eine jahre- bis jahrzehntelang klinisch stumm verlaufende Erkrankung ist und somit lange Zeit nur die Nebenwirkungen der Medikamente für den Patienten merkbar sind.

Die Selbstmessung kann die antihypertensive Wirkung der Medikamente unmittelbar aufzeigen, dadurch das Problembewusstsein fördern und dem Patienten eine aktive Rolle in der Behandlung zuweisen, wodurch die Compliance verbessert wird. Überraschenderweise liegen eher wenige Studien zu diesem Problem vor, ja nicht einmal eine Verbesserung der Blutdruckeinstellung mittels Selbstmessung wurde gezeigt. Ein mögliches Problem der Methode ist, dass manchmal nur »interessante«, nicht aber alle gemessenen Werte aufgezeichnet werden (26).

Langzeitblutdruckmessung

Die invasive Messung des Blutdrucks über einen längeren Zeitraum (in der Intensivmedizin Standard) kommt für die Betreuung des Hypertonikers in der Praxis nicht infrage. Studien mit dieser Methode haben aber Aufschluss über die Variabilität des Blutdrucks und ihre Mechanismen gebracht.

In der klinischen Routine sind heute 3 technisch differente, nicht-invasive Messmethoden gebräuchlich:

○ Mikrophontechnik: Diese verbindet das Aufblasen der Manschette mit der Aufzeichnung der KOROTKOW-Geräusche auf Kassette oder Datenträger. Systolischer und diastolischer Blutdruck werden aus der kombinierten Analyse der Daten ermittelt. Als theoretischer Vorteil ist die Ähnlichkeit mit der üblichen RIVA-ROCCI-KOROTKOW-Methode zu erwähnen, als Nachteil die Störanfälligkeit durch externen Lärm. Letztere kann durch zusätzliche Registrierung eines Ekg verringert werden.

○ Oszillometrische Methode: Sie beruht auf der empirischen Beobachtung, dass die maximale Oszillation des Luftdrucks in der aufblasbaren Manschette während des Ablassens der Luft dem mittleren intra-arteriellen Blutdruck entspricht. Systolischer und diastolischer Blutdruck werden dann über einen Algorithmus berechnet. Die Technik ist sowohl in der Blutdruckselbstmessung als auch bei der Langzeitmessung weit verbreitet.

Vor der Benutzung eines Gerätes muss jedoch seine Validierung (an Testpersonen sowie am jeweiligen Patienten) überprüft werden. Eine Überprüfung einiger weitverbreiteter Modelle mittels simultaner intraarterieller Blutdruckmessung zeigte, dass systolische und mittlere 24-Stunden-Blutdruck-Werte gut übereinstimmten, der diastolische 24-Stunden-Wert aber systematisch überschätzt wurde. Weiters war die Messgenauigkeit unter Ruhebedingungen deutlich besser als bei Bewegung.

○ Kontinuierliche Blutdruckmessung: Während die bisher genannten Systeme den Blutdruck diskontinuierlich in 15–30-minütigen Intervallen messen, ist es nun auch nicht-invasiv möglich geworden, diese Werte Schlag für Schlag zu registrieren und dadurch rasche – auch nur kurzfristige – Schwankungen aufzuzeichnen. Dies ermöglicht Einblicke in die vegetative Steuerung des Kreislaufs, z. B. unter Orthostasebedingungen (Kipptischuntersuchung). Diese Messsysteme wurden im Prinzip aus einer Fingermanschette, die einen Infrarot-Photoplethysmographen enthält, einer computergesteuerten pneumatischen Klappe, einem elektropneumatischen Transducer sowie einer Druckluftquelle entwickelt.

Theoretisch bietet die Langzeitblutdruckmessung einige Vorteile im Vergleich mit der Praxismessung: Aufgrund der wesentlich größeren Zahl an Messwerten sind Genauigkeit und Reproduzierbarkeit besser, der »white coat«-Effekt fällt weg, die physiologischen Blutdruckschwankungen zwischen Tag und Nacht können erfasst werden. In der Praxis konnte in zahlreichen Studien etabliert werden, dass die hypertonieassoziierten Endorganschäden (Linksherzhypertrophie, Mikroalbuminurie, Gefäßwandverdickung) sowie auch ihre Rückbildung (Linkshypertrophie) enger mit den Blutdruckwerten der Langzeitmessung als mit denen der Praxismessung korrelieren.

Die prognostische Aussagekraft hinsichtlich Mortalität ist dagegen (noch) nicht so gut abgesichert. Es konnte jedoch rezent gezeigt werden, dass das kardiovaskuläre Risiko behandelter Hypertoniker besser mit der durch Langzeitmessung ermittelten Blutdruckeinstellung als mit der durch Praxismessung ermittelten Blutdruckeinstellung korreliert (27).

Die Werte der Langzeitblutdruckmessung liegen niedriger als die der Praxismessung, im Mittel um 12/7 mmHg. Bei Gesunden befanden sich 95% der Werte unter 138/87 mmHg. Auf der Basis dieser Daten empfehlen die JNC-VI-Richtlinien, einen Tagesmittelwert von < 135/85 mmHg als »normal« anzusehen. Da andererseits ein Praxis-Blutdruck von < 130/85 mmHg als normal bezeichnet wird, der ja höhere Werte als die Langzeitmessung erwarten lässt, besteht hier leider eine gewisse Uneinheitlichkeit der Klassifikationen.

Zur Risikostratifikation können daher derzeit nur die Werte der Praxismessung empfohlen werden. Als Konsequenz wird in den Richtlinien empfohlen, die Langzeit-Blutdruckmessung nur als Ergänzung, nicht aber als Ersatz der Praxismessung anzuwenden (z. B. Verdacht auf das Vorliegen einer Praxishypertonie, unklare hypotensive Episoden unter antihypertensiver Therapie, scheinbar refraktäre Hypertonie, d. h. die Überprüfung einer fraglich ineffektiven antihypertensiven Therapie).

Blutdruck bei der Ergometrie
(16, 28–30)

Die Erfassung des Blutdruckprofils unter standardisierter körperlicher Belastung erfolgt im submaximalen Bereich (50–100 Watt, je nach Alter). Für 20–50-jährige Frauen und Männer gilt als oberer normaler Grenzwert bei 100 Watt 200/100 mmHg, dieser steigt dann pro 10 Lebensjahre bei 50–70-Jährigen um 10 mmHg systolisch und um 5 mmHg diastolisch. Eine genauere altersabhängige Einschätzung ermöglicht folgende Formel: Systolischer Blutdruck = 147 + 0,334 × Watt + 0,31 × Lebensjahre.

Wird dieser Wert bei submaximaler Belastung überschritten, liegt eine Belastungshypertonie vor. In der Erholungsphase soll nach 5 Minuten ein Wert von 140/90 mmHg erreicht bzw. unterschritten sein.

Ein erhöhter Belastungs- bei normalem Ruheblutdruck ist ein Prädiktor für die spätere Entwicklung eines Hochdrucks. Umgekehrt kann ein Praxishochdruck manchmal durch eine normale Belastungsreaktion bei erhöhtem Ausgangsblutdruck demaskiert werden.

Die prognostische Bedeutung des Belastungsblutdrucks ist hinsichtlich Morbidität (Linkshypertrophie) und Mortalität größer als die der Gelegenheitsmessung.

Therapietreue, Compliance

Im Gegensatz zur Situation in klinischen Studien, in denen über 90% der Hypertoniker den Zielblutdruck erreichen (wie z. B. in der HOT-Studie), beträgt in den westlichen Industrienationen die Rate an adäquat therapierten und »eingestellten« Hypertonikern im Alltag maximal 30%. Die Ursachen dafür liegen heute kaum mehr an der fehlenden Verfügbarkeit effektiver und verträglicher Medikamente, sondern (neben der manchmal fehlenden Überzeugung und Bereitschaft der Ärzte, entsprechende Empfehlungen umzusetzen sowie dem für Verwirrung sorgenden Effekt der Praxishypertonie) sehr häufig an der mangelnden oder inkompletten Compliance der Patienten, ärztliche Ratschläge und Verschreibungen zu befolgen.

Mangelnde Compliance trägt bei ⅔ aller Hypertoniker zur inadäquaten Blutdruckkontrolle bei (15), im Mittel beträgt die Compliance bei einmal täglicher Verordnung eines Antihypertensivums 75%.

Interessant ist hierbei die Sichtweise von Ärzten und Patienten – während von Ärzten das Ausbleiben der Effektivität einer antihypertensiven Therapie zu 70% auf fehlende Therapietreue seitens der Patienten zurückgeführt wird, geben 81% der Patienten an, ihre Medikamente immer regelmäßig einzunehmen (31). Die Compliance hängt von der Anzahl der täglichen Einzeldosen ab, nicht aber von Alter, Gedächtnis, Intelligenz oder Schulbildung (32).

Die folgenden Punkte sollen belegen, warum die Überprüfung der Compliance sowohl in der täglichen Praxis als auch in Therapiestudien schwierig ist:

○ Das fehlende Erreichen des Zielblutdrucks kann nicht als Indikator für schlechte Compliance gewertet werden, da bekanntermaßen jedes Antihypertensivum bei bis zu 50% der Patienten nicht oder ungenügend wirksam ist. Schon eher kann man das Auftreten substanzspezifischer Nebenwirkungen, wie z. B. eine Bradykardie unter Betablockern, als Indiz für eine Medikamenteneinnahme heranziehen.

○ Das Nichteinhalten vereinbarter Kontrolltermine durch den Patienten spricht wohl auch für eine schlechte Compliance, wobei hier die Unterschiede zwischen den meist gut motivierten Teilnehmern an Studien und den Patienten aus der täglichen Praxis relativ groß sein dürften.

○ Das regelmäßige Erneuern der Antihypertensiva-Verschreibung, falls immer beim gleichen Arzt durchgeführt, ist ein (schwacher) Hinweis für eine gute Compliance.

○ Die direkte Befragung des Patienten ist wenig hilfreich, solange der Patient eine regelmäßige Einnahme seiner Medikation angibt. Im gegenteiligen Fall allerdings sollten die Probleme dann an- und ausgesprochen werden, was eine langjährige und gute Arzt-Patient-Beziehung voraussetzt.

○ In klinischen Studien wurde und wird häufig die Anzahl der zurückgebrachten Tabletten gezählt. Da nicht zurückgebrachte Medikamente aber nicht automatisch auch eingenommen wurden, spiegelt die Methode die Compliance nur unzureichend wider.

○ Die Messung von Metaboliten der Medikamente in Blut oder Harn erscheint für Studien attraktiv. Eine »Überlistung« der Methodik durch Einnahme der Medikation lediglich wenige Tage vor der geplanten Kontrolle ist aber auch hier möglich.

○ Die meisten Erkenntniss über die Compliance wurden in den letzten Jahren durch Verwenden elektronischer Medikamentenbehälter gewonnen. Dabei zeichnet ein Mikrochip im Deckel des Gerätes jedes Öffnen inklusive Datum und Uhrzeit auf – natürlich unter der Annahme, dass dann auch eine Einnahme einer Tablette erfolgt. Dies kann – sogar nach Information der Patienten über die Funktionsweise des Gerätes – interessante Beobachtungen ermöglichen. Unter anderem zeigte sich, dass das Zählen der zurückgebrachten Tabletten die tatsächliche Compliance um 50% überschätzt.

Der Zusammenhang zwischen mangelnder Compliance und vermehrten kardiovaskulären Ereignissen konnte rezent aufgezeigt werden. Auch eine partielle Compliance, reichend von willkürlichen Unterbrechungen der Therapie bis zur Einnahme zusätzlicher Dosen, kann gefährlich sein; es kann bei Unterbrechung einer Therapie mit kurzwirksamen Kalziumantagonisten, Beta- oder Alphablockern zu einer ausgeprägten Reboundhypertonie kommen.

Die häufigsten Ursachen einer mangelnden Therapietreue sind in Tab. 6 aufgelistet.

Eine tragfähige Arzt-Patient-Beziehung ermöglicht es, etwaige Probleme des Patienten mit der regelmäßigen Einnahme seiner Medikamente anzusprechen und zu versuchen, diese konstruktiv zu lösen. Eine regelmäßige »Auffrischung« der Motivation zur Medikamenteneinnahme ist erforderlich. Es konnte gezeigt werden, dass die Compliance 5 Tage vor und nach einem Arztbesuch besser ist als 30 Tage nach einem Arztbesuch, dieser Effekt wurde als »white coat compliance« bezeichnet (32).

Da die Behandlung der Hypertonie häufig die jahrelange Einnahme von Medikamenten mit potenziellen Nebenwirkungen bedeutet, ist die Verträglichkeit der Therapie von besonderem Interesse. Das initial verordnete Antihypertensivum kann hier von Bedeutung für die Langzeit-Compliance sein, wobei ACE-Hemmer und Angiotensin-Rezeptor-Antagonisten eine besonders niedrige Nebenwirkungsrate aufweisen.

Eine bessere Blutdruckeinstellung führt aber nicht zwangsläufig zu einer Verschlechterung des allgemeinen Wohlbefindens. In der HOT-Studie konnte rezent das Gegenteil gezeigt werden, wobei die Patienten mit der besten Blutdruckkontrolle generell die beste Lebensqualität aufwiesen (33). Ein weiterer wichtiger Faktor ist eine möglichst weitgehende Vereinfachung des Dosierungsschemas. In mehreren Studien fand sich übereinstimmend eine bessere Compliance bei der täglichen Einmalgabe eines langwirksamen Antihypertensivums als bei einer 2-mal täglichen Gabe eines kürzer wirksamen Präparates. Mögliche Strategien zur Verbesserung der Compliance sind in Tab. 7 aufgezeigt, sie sollen – individuell an den jeweiligen Patienten angepasst – zum Einsatz kommen.

Für die Praxis

- Bei > 60-jährigen Patienten ist der systolische Blutdruck prognostisch bedeutsamer als der diastolische Blutdruck.

- Der Pulsdruck repräsentiert die dynamische (pulsatile) Komponente des Blutdrucks, er ist ein grobes Maß für die Steifigkeit der großen Arterien und besitzt eigenständige prognostische Bedeutung.

- Die Blutdruckmessung beim Arzt muss häufig durch andere Verfahren (Blutdruckselbstmessung, Langzeitblutdruckmessung) ergänzt werden.

- Beim Ankauf des Blutdruckmessgerätes soll auf entsprechende Qualitätskriterien geachtet werden.

- In der Langzeitbetreuung des Hypertonikers ist die Compliance ein wesentlicher Faktor.

Literatur

1. Franklin SS, et al. Hemodynamic patterns of age-related changes in blood pressure. The Framingham heart study. Circulation 1997; 96: 308–315.
2. Nichols WW, O´Rourke MF. McDonalds Blood Flow in Arteries. 4th ed. London-Sydney-Auckland: Arnold; 1998.
3. Levi F, et al. Trends in mortality from cardiovascular and cerebrovascular diseases in Europe and other areas of the world. Heart 2002; 88: 119–124.
4. Kannel WB. Historic perspectives on the relative contributions of diastolic and systolic blood pressure

- Schlechte Kommunikation zwischen Arzt und Patient
- Niedrige Motivation (Arzt/Patient)
- Logistische Probleme (z. B. hohe Kosten)
- Nebenwirkungen
- Komplexe Einnahmeschemata
- Wirkungslosigkeit der verordneten Medikamente
- Mangelnde Kontinuität der Betreuung
- Keine wiederholten Maßnahmen zur Verbesserung der Compliance

Tab. 6
Hauptgründe für die fehlende Compliance mit einer antihypertensiven Therapie

Tab. 7
Strategien zur Verbesserung der Compliance

- Aufklärung des Patienten über die Erkrankung und die Ziele der Therapie
- Miteinbeziehung des Patienten (eventuell seiner Familie) in die Therapie, z. B. mittels Blutdruckselbstmessung
- Regelmäßige Kontrolltermine (eventuell auch telefonisch)
- Einfaches Therapieschema, möglichst wenig Einzeldosen
- Ermutigung zu Lebensstilmodifikationen
- Integration der Medikamenteneinnahme in die Alltagsaktivitäten
- Bevorzugung lang wirksamer und nebenwirkungsarmer Medikamente in wirksamer Dosierung
- Begleitmedikamente beachten
- Miteinbeziehung anderer Gesundheitsberufe (Krankenschwester, Diätassistentin)

elevation to cardiovascular risk profile. Am Heart J 1999; 138: S205–S210.
5. Benetos A, et al. Should diastolic and systolic blood pressure be considered for cardiovascular risk evaluation: a study in middle-aged men and women. J Am Coll Cardiol 2001; 37: 163–168.
6. Neaton JD, Wentworth D. Serum cholesterol, blood pressure, cigarette smoking, and death from coronary heart disease: overall findings and differences by age for 316 099 white men: Multiple Risk Factor Intervention Trial (MRFIT). Arch Intern Med 1992; 152: 56–64.
7. Silagy CA, McNeil JJ. Epidemiologic aspects of isolated systolic hypertension and implications for future research. Am J Cardiol 1992; 69: 213–218.
8. Benetos A, et al. Pulse pressure. A predictor of long-term cardiovascular mortality in a french male population. Hypertension 1997; 30: 1410–1415.
9. Alderman H, Cohen H, Madhavan S. Distribution and determinants of cardiovascular events during 20 years of successful antihypertensive treatment. J Hypertens 1998; 16: 761–769.
10. Campbell NR, McKay DW. Accurate blood pressure measurement: why does it matter. Can Med Assoc J 1999; 161: 277–278.
11. Dart AM, Kingwell BA. Pulse pressure – a review of mechanisms and clinical relevance. J Am Coll Cardiol 2001; 37: 975–984.
12. Staessen JA, et al. Randomised, double-blind comparison of placebo and active treatment for older patients with isolated systolic hypertension. Lancet 1997; 350: 757–764.
13. Perloff D, et al. Human blood pressure determination by sphygmomanometry. Circulation 1993; 88: 2460–2467.
14. Beevers G, Lip GYH, O´Brien E. Blood pressure measurement. Part II-Conventional sphygmomanometry: technique of auscultatory blood pressure measurement. BMJ 2001; 322: 1043–1047.
15. Joint National Committee on prevention, detection, evaluation and treatment of high blood pressure. The sixth report. Arch Intern Med 1997; 157: 2413–2445.
16. Deutsche Hochdruckliga-Deutsche Hypertonie Gesellschaft. Leitlinien für die Prävention, Erkennung, Diagnostik und Therapie der arteriellen Hypertonie. Verfügbar unter: www.awmf.org
17. World Health Organization – International Society of Hypertension (WHO-ISH) Guidelines for the management of hypertension. J Hypertens 1999; 17: 151–183.
18. Port S, et al. Systolic blood pressure and mortality. Lancet 2000; 355: 175–180.

19. Stamler J, Stamler R, Neaton JD. Blood pressure, systolic and diastolic and cardiovascular risks. Arch Intern Med 1993; 153: 598–615.
20. O´Brien E. Special blood pressure measuring devices. In Mancia G, et al., editors. Manual of Hypertension. London-Edinburgh-New York: Churchill Livingstone; 2002.
21. O'Brien E, et al., On behalf of the European Society of Hypertension Working Group on Blood Pressure Monitoring. Blood pressure measuring devices: recommendations of the European Society of Hypertension. BMJ 2001; 322: 531–536.
22. Magometschnigg D, Hitzenberger G. Kritische Anmerkungen zum derzeit üblichen Vorgehen bei der Blutdruckbeurteilung. J Kardiol 1996; 4: 21–23.
23. Mancia G, Di Rienzo M, Parati G. Ambulatory blood pressure monitoring. Research and clinical applications. Hypertension 1993; 21: 510–524.
24. Little P, et al. Comparison of agreement between different measures of blood pressure in primary care and daytime ambulatory blood pressure. BMJ 2002; 325: 254–259
25. Staessen JA, Thijs L. Development of diagnostic thresholds for automated self-measurement of blood pressure in adults: First international consensus conference on blood pressure self measurement. Blood Press Monit 2000; 5: 101–109.
26. Myers MG. Self measurement of blood pressure at home. The potential for reporting bias. Blood Pressure Monitoring 1998; 3 (Suppl 1): S19–S22.
27. Verdecchia P, et al. Risk of cardiovascular disease in relation to achieved office and ambulatory blood pressure control in treated hypertensive patients. J Am Coll Cardiol 2002; 39: 878–885.
28. Franz IW. Blood pressure measurement during ergometric stress testing. Z Kardiol 1996; 85: 71–75.
29. Hörtnagl H, Baumgartner H. Körperliche Belastung und Hochdruckkrankheit. J Hypert 1997; 1: 16–25.
30. Kindermann W, Rost R. Hypertonie, Bewegung, Sport. München: Aktuelles Wissen Hoechst, Reihe Herz-Kreislauf; 1991.
31. Waeber B, Burnier M, Brunner HR. The problem of compliance with antihypertensive therapy. In: Mancia G, et al. Manual of Hypertension. London-Edinburgh-New York: Churchill Livingstone; 2002. S. 499–515.
32. Cramer JA. Effect of partial compliance on cardiovascular medication effectiveness. Heart 2002; 88: 203–206.
33. Wiklund I, et al. Does lowering of blood pressure improve the mood? Blood Press 1997; 6: 357–364.

3

Die arterielle Hypertonie aus der Sicht der Allgemeinmedizin

B. FÜRTHAUER, E. KEPPLINGER und H. BERGER

Die Hypertonie gehört zu den häufigsten Erkrankungen in der Allgemeinpraxis, die eine Langzeitbetreuung benötigen. Obwohl die Blutdruckbestimmung sehr einfach ist, ergeben sich dennoch häufig Fragen bezüglich der Einschätzung einzelner Messwerte (Praxishypertonie, Messwerte im Grenzbereich, Patientenselbstmessung, Belastungssituationen) und der sich daraus ergebenden Konsequenzen in Bezug auf Abklärung und Therapie.

Die ersten Schwierigkeiten gibt es bereits beim Festlegen des Ausmaßes einer Basisuntersuchung. Die nächsten Probleme treten auf, wenn man Indikation und Ausmaß für ein erweitertes Abklärungsprogramm zur Beurteilung des individuellen kardiovaskulären Risikos und zur Aufdeckung sekundärer Hypertonieformen abzugrenzen versucht.

Die im Rahmen der Langzeitbetreuung notwendigen Untersuchungen und Kontrollen, die sich durch Grunderkrankung und Therapie ergeben, sind ebenfalls eine Herausforderung an die organisatorische und fachliche Kompetenz der Allgemeinmedizinerin/des Allgemeinmediziners dar (im folgenden Text wird aus Gründen der Lesbarkeit auf Geschlechtsneutralität verzichtet).

Die Rolle des Hausarztes im 21. Jahrhundert

Welche Rolle hat nun der von Spezialisten »umzingelte« Allgemeinmediziner im 21. Jahrhundert bei der Diagnose und schlussendlich bei der Therapie der Hypertonie?

Der Arzt für Allgemeinmedizin (Hausarzt) ist als »primary care provider« sowohl der Gesundheitsmanager als auch der primäre und vertrauensvolle Ansprechpartner in allen Gesundheitsfragen. Seinen Patienten ist er durch die jahrelange Betreuung vertraut. Er ist Drehscheibe und Lotse im Gesundheitssystem. Als Erstversorger erstellt er die wichtigsten Befunde selbst, koordiniert und wertet die Befunde verschiedener Fachrichtungen und berät in der Zusammenschau der Befunde die sich ihm anvertrauenden Patienten. In dieser Funktion ist er auch »Dolmetscher« zwischen Patient und Spezialisten. Oft bedarf es einer Erläuterung und nochmaligen Erklärung der vom Spezialisten erhobenen Befunde und seiner Therapievorschläge.

Der Patient b r a u c h t einen Lotsen im Dickicht der Fachrichtungen und deren Subspezialisierungen und den daraus folgenden Therapien.

Der Allgemeinmediziner (Hausarzt) als Leitarzt

Die Medizin wird teurer und komplizierter. Die meisten Patienten sind mit der Frage überfordert, an welchen Arzt sie sich bei einem bestimmten Leiden zuerst zu wenden haben. Hypertoniker werden oft zufällig bei gänzlich anderen Beratungsursachen in einer allgemeinmedizinischen Praxis entdeckt. Oft suchen unsere Patienten den Arzt wegen eines Symptoms auf, das nicht zwangsläufig mit einem Bluthochdruck im Zusammenhang stehen muss. Wollen wir, dass unser Gesundheitssystem in Hinkunft suffizient und finanzierbar bleibt, so wird es auf eine starke Primärversorgung nicht verzichten können.

In einem gemeinsam herausgegeben Guidebook (1) beschreiben WONCA (World Organization of Family Doctors) und die WHO die primärärztliche Rolle des Allgemeinmediziners am Beispiel eines Patienten in der Erstversorgung wie folgt:

»Ein Patient mit undifferenzierten Brustschmerzen kann an einer Erkrankung des Muskel-Skelett-Systems, einer psychischen Störung, oder an einer Lungen-, Herz- oder Magen-Darm-Erkrankung leiden. In der Regel können Patienten mit derartigen Problemen von einem Allgemeinmediziner im Rahmen der primärmedizinischen Versorgung wirksam behandelt werden, sodass sich die Konsultation von Orthopäden, Fachärzten für Herz-, Lungen- und Magen-Darm-Erkrankungen oder Psychologen erübrigt.

Patienten kommen oft mit mehrfachen Gesundheitsproblemen zum Arzt. Im Bereich der Primärversorgung können Probleme wie Hypertonie und Diabetes, aber auch Fragen der Gesundheitsvorsorge im Zuge einer Konsultation behandelt werden. Patienten, deren Probleme nicht auf der primärmedizinischen Ebene behandelt werden können, werden einer entsprechenden fachärztlichen Betreuung zugeführt. Somit kommt der primärmedizinischen Versorgung eine wichtige Koordinationsfunktion zu.« (Übersetzung aus dem Englischen: Dipl.-Dolm. Eva Fürthauer.)

Darüber hinaus konnte Barbara Starfield (2, 3) zeigen, dass eine gute Primärversorgung in direktem Zusammenhang mit hoher Lebenserwartung und großer Patientenzufriedenheit mit dem Gesundheitssystem sowie mit niedrigen Kosten steht.

Um diese Aufgabe zu erfüllen, gilt es, die Schlüsselrolle in Koordination und Kooperation zu stärken und zu nutzen. Die langjährige Betreuung unserer Patienten ermöglicht es uns, die erlebte Anamnese longitudinal zu sehen. Die Kenntnis des familiären, sozialen und örtlichen Umfeldes fördert eine patientenzentrierte Sicht und hilft uns, ein individuelles Krankheits- und Betreuungskonzept in Zusammenarbeit mit dem Patienten zu entwickeln.

Räumliche – im ländlichen und kleinstädtischen Raum auch persönliche – Nähe, rasche Verfügbarkeit, leichte Erreichbarkeit und Kontinuität der hausärztlichen Betreuung, die Zusammenarbeit mit Spezialisten und sozialen Diensten inkludiert, führen schließlich zum z u s t ä n d i g e n Arzt und zum modernen Bild eines psychosozial orientierten Hausarztes (4).

Berger (5) beschreibt diesen zuständigen Arzt in einem einzigartigen Zeugnis einer ganzheitlichen Medizin, in der die Menschlichkeit im Mittelpunkt steht, von Jean Mohr in sensiblen Bildern dokumentiert.

Eigene Beobachtung

Die 41-jährige Patientin kommt in die Ordination und gibt an, sie fühle sich in letzter Zeit nicht wohl und habe gelegentlich Kopfschmerzen. Der Blutdruck der bisher als normoton bekannten Patientin beträgt zu Beginn der Ordination 200/140. Im Laufe des Gespräches stellt sich eine akute berufliche und familiäre Belastungssituation heraus. Da am Ende der Ordination ein Blutdruck von 160/110 gemessen wird und die Patientin über keine weiteren aktuellen Beschwerden klagt, wird vorerst keine medikamentöse Therapie begonnen. Ein Kontrolltermin (24-Stunden-RR, Labor, Ekg) zur Einschätzung des individuellen Risikos wird vereinbart.

Untersuchungsergebnis: 24-Stunden-RR: Dipping, Hypertonie II; Größe: 164 cm, Gewicht: 85 kg, Bodymass-Index: 31,6, unauffällige Blutfettwerte, kein Diabetes, Nichtraucher, keine familiäre kardiovaskuläre Belastung.

Weiteres Vorgehen: Mit der Patientin werden eine Gewichtsreduktion nach Ernährungsberatung und ein moderates Ausdauertraining nach Ergometrie vereinbart. Von einer medikamentösen Therapie wird vorerst Abstand genommen. Ein Kontrolltermin mit einer Reihe von Selbstmessungen in 3 Monaten wird vereinbart.

Epidemiologie

In der täglichen Praxis eines Allgemeinmediziners ist die Hypertonie eine häufige Beratungsursache. Sie rangiert sowohl bei den Behandlungsanlässen (4. Platz) als auch bei den Dauerdiagnosen (2. Platz) unter den »Top Ten« (Tab. 8) (6).

Tab. 8
Die »Top Ten« der Allgemeinmedizin

Behandlungsanlässe	%	Dauerdiagnosen	%
1. Krankheit und Schmerzen im Bereich des Bewegungsapparates	14,1	Rückenschmerzen, Bandscheibenprobleme, Spondylose	8,1
2. Erkältungskrankheiten	11,1	**Hypertonie**	**8,1**
3. Unspezifische Beschwerden	9,0	Arthrose, Polyarthrose, sonstige Probleme des Bewegungsapparates	6,3
4. **Bluthochdruck**	**6,5**	Chronisch-obstruktive Lungenerkrankung, Bronchitis, Asthma	6,1
5. Gastrointestinale Beschwerden	5,4	Neurose, somatoforme Störung, Depression	5,7
6. Erkrankungen der Haut	5,0	Hyperlipidämie, Hyperurikämie	6,0
7. Prävention	4,8	Nicht-toxische Struma	5,7
8. Erkrankungen des Herzens	4,3	Allergien, Pollinose	4,9
9. Psychiatrische Probleme	4,1	Diabetes	3,4
10. Diabetes	4,1	Koronare Herzkrankheit, Angina pectoris	4,9

Name:	Vorname:		Geburtsdatum:			
I. Anlass für Basisabklärung			**III. Risikofaktoren: Anamnese**			
2× RR über 140/90	…/…	…/…	Diabetes mell. (entspricht 3 RF bzw 1 EOS)			☐
RR-Selbstmessungen			FA (kardiovaskuläres Ereignis: ♂ < 55, ♀ < 65			☐
Anzahl:	RR > 135/85:	%	Nikotin ☐		BMI > 25	☐
II. 24-Std.-RR	Grad der Hypertonie		Alter > 60 Jahre ☐		♂ oder PMP	☐
Dipper ☐	Grad 1	☐	**RF: Labor**	p n		p n
Non-Dipper ☐	Grad 2	☐	Mikroalbumin	☐ ☐	Lipide	☐ ☐
Inversion ☐	Grad 3	☐	Kreatinin (EOS/FK)	☐ ☐	BZ	☐ ☐

Basisabklärung: Ruhe-Ekg obligat

http://www.oegam.at/leitlinien/artikel/de/Hypertonie/Default.htm

Abb. 14
Erstabklärung I

p = pathologisch
n = normal

Abb. 15
Erstabklärung II

Cave: obstruktives Schlafapnoesyndrom

IV. Anlass für erweiterte Abklärung	
Alter < 30	☐
Non Dipper *	☐
Inversion	☐
Hypertone Krise	☐
Hypertensive Krise	☐
Grad 2 trotz 2er-Kombination	☐
Grad 3	☐
Bekannte Endorganschaden	☐
Bekannte Folgeerkrankung	☐
Sonstiges	☐
Keine weitere Abklärung	☐

Diagnostik

HITZENBERGER (7) konnte zeigen, dass ein Hypertoniker mit Einzelmesswerten nicht als normoton, grenzwertig, mild, mäßig oder schwer hyperton klassifiziert werden kann. Die Reproduzierbarkeit nimmt erst bei Messungen, die öfters als 20-mal durchgeführt werden, zu. Durch diese Variabilität kommt es dazu, dass jeder 3. als Hypertoniker geführte und behandelte Patient eigentlich normoton ist. Mit ein Grund, dass die Österreichische Gesellschaft für Hypertensiologie – im Gegensatz zur WHO-Empfehlung – 30 Heimmesswerte für die Diagnosestellung »Hypertonie« empfiehlt.

Im Rahmen einer Qualitätszirkelarbeit hat eine Arbeitsgruppe der Oberösterreichischen Gesellschaft für Allgemein- und Familienmedizin (OBGAM) um die Allgemeinmediziner E. KEPPLINGER, H. BERGER und E. REBHANDL unter Einbeziehung des Internisten A. GEGENHUBER das ÖGAM-Hypertonieblatt (ÖGAM = Österreichische Gesellschaft für Allgemein- und Familienmedizin) als eine Möglichkeit der strukturierten, abgestuften Diagnostik und in weiterer Folge der Betreuung entwickelt. In diesem Beitrag wird das Blatt nur in geraffter Form dargestellt. Die Formulare und eine genaue Beschreibung können vom Internet heruntergeladen werden (8).

Der Anlass für eine Basisabklärung (Abb. 14) sind 2 Blutdruckwerte über >140/90 oder wenn bei einer Blutdruckselbstmessung mehr als 25% der gemessenen Werte > 135/85 sind. Die Anamnese, ein Ruhe-Ekg und ein Basislabor ergeben erste Hinweise auf einen Endorganschaden.

Ein bekannter oder neu diagnostizierter Diabetes mellitus wird in der Risikobeurteilung 3 Risikofaktoren bzw. 1 Endorganschaden gleichgesetzt.

In der Familienanamnese gilt ein kardio- oder zerebrovaskuläres Ereignis (Angina pectoris, Myokardinfarkt, perkutane transluminale koronare Angioplastie/aortokoronarer Bypass, Herzinsuffizienz, transitorische ischämische Attacke, Insult) bei einem männlichen Blutsverwandten ersten Grades vor dem 55. Lebensjahr und bei einem weiblichen Blutsverwandten vor dem 65. Lebensjahr als zusätzlicher Risikofaktor.

Das männliche Geschlecht wird als Risikofaktor eingestuft; bei Frauen gilt die Postmenopause als solcher. Weitere Risikofaktor sind: Alter > 60 Jahre, Bodymass-Index > 25 und Rauchen. Mit den nun vorhandenen Daten kann die Erstabklärung beendet werden oder ein Anlass für eine erweiterte Abklärung gefunden werden (Abb. 15).

Unter hypertoner Krise versteht man einen Blutdruckwert von systolisch ≥ 220 und/oder diastolisch ≥ 120 ohne Begleitsymptomatik. Treten zusätzlich Symptome wie Kopfschmerz, Schwindel, Verwirrtheit, Stenokardie, Epistaxis, Angst, Beklemmung u. a. auf, so liegt der Notfall einer hypertensiven Krise vor und es ist im Sinne eines »abwendbar gefährlichen Verlaufes« unverzüglich zu handeln.

Die weiteren Abklärungsschritte, die in der Regel mit anderen Fachspezialisten gemeinsam zu erfolgen haben, sind in

V. Verdacht auf Endorganschaden, Folgekrankheiten, sekundäre Hypertonie					p	n
Ekg (obligate Basisuntersuchung)					☐	☐
Ergometrie (bei susp. KHK od. Belastungshypertonie)					☐	☐
Echokardiographie					☐	☐
Echoflow (zentral und peripher)					☐	☐
Ultraschall (Nieren, Nebennieren, Aorta)					☐	☐
Nierenarterien					☐	☐
Fundi					☐	☐
Labor	p	n	p	n	p	n
TSH	☐	☐ Ka	☐	☐ Harnsäure	☐	☐
Kortisol	☐	☐ Na	☐	☐ Blutbild	☐	☐
24-Std.-Harn:			p	n	p	n
Kreatininclearance			☐	☐ Katecholamine	☐	☐

Abb. 16 Erweiterte Erstabklärung

VI. Kardiovaskuläre Endorganschäden (EOS)	**VII. Kardiovaskuläre Folgeerkrankungen**
Linkshypertrophie ☐	Zerebrovaskulär (TIA, Apoplex) ☐
Proteinurie ☐	Renal (diab. Nephropathie/Kreatinin > 2,0) ☐
Niereninsuffizienz (Kreatinin 1,2–2,0) ☐	Vaskulär (Aortenaneurysma, PAVK) ☐
Arteriosklerose (Aorta, Karotis, Iliaca, Femoralis) ☐	Kardial (AP, MCI, PTCA/ACBP, Herzinsuffizienz) ☐
Augenhintergrundveränderungen ☐	Retinal (Hämorrhagien, Exsudate, Ödem) ☐

Abb. 17
Zusammenfassung der bisherigen Schritte

Abb. 16 erläutert; eine Zusammenfassung der Ergebnisse bietet Abb. 17.

Als Voraussetzung und entscheidend für eine erfolgversprechende Zusammenarbeit erfolgt nun eine Besprechung der Befunde und eine individuelle Risikoeinschätzung (Abb. 18).

Anhand seines Risikoprofils wird mit dem Patienten die weitere Betreuungs- und Behandlungsstrategie besprochen (Abb. 19). Für den Patienten ist sowohl die Erreichbarkeit als auch der Zugang zum Allgemeinmediziner einfach, so kann dieser – so weit es medizinisch vertretbar ist – auf Zeit setzen; der Patient braucht Zeit,

Abb. 18
Risikoeinschätzung

Grad der Hypertonie		Grad 1 (mild)	Grad 2 (moderat)	Grad 3 (schwer)
RR systolisch		140–159	160–179	≥ 180
RR diastolisch		90–99	100–109	≥ 110
Risiko nach Grad der Hypertonie				
Kein Risikofaktor		niedrig	mittel	hoch
1–2 Risikofaktoren		mittel	mittel	sehr hoch
3 oder mehr RF oder EOS oder DM		hoch	hoch	sehr hoch
Folgeerkrankungen		sehr hoch	sehr hoch	sehr hoch
VIII. Risiko:	niedrig ☐	mittel ☐	hoch ☐	sehr hoch ☐

sich mit der nun endgültig feststehenden Diagnose auseinanderzusetzen. Das Gefühl, selber die Erkrankung günstig zu beeinflussen, muss ebenso wachsen wie die Erkenntnis, dass es therapeutische Maßnahmen gibt und dass ihm sein Arzt für Allgemeinmedizin (Hausarzt) als zuständiger Arzt als kompetenter Betreuer zur Seite steht.

Neben der Therapieplanung dient die Risikobeurteilung auch zur Motivation und zeigt dem Patienten, dass er in Zusammenarbeit mit dem betreuenden Arzt sein Risiko, an einer Folgeerkrankung zu erkranken, reduzieren kann. Grundlagen zur Beurteilung des individuellen Risikos sind die auf der Framingham-Studie basierenden und modifizierten bekannten Tabellen und Kalkulatoren (9, 10). Ebenfalls auf den Ergebnissen dieser Studie beruht das von DONNER-BANZHOFF erstellte Konzept *ARRIBA-HERZ* (**A**bsolutes und **R**elatives **R**isiko – **I**ndividuelle **B**eratung in der **A**llgemeinpraxis). Mit diesem Konzept hat der beratende Arzt ein Instrument, mit dem er vor allem auch das absolute Risiko des Patienten berechnen kann. Im Beratungsgespräch erkennen Arzt und Patient, ob und wenn ja, welchen Vorteil der Betroffene von einer medikamentösen Therapie hat (11).

Therapie

Akutmaßnahmen

Bei jedem Patienten, der mit Symptomen in die Praxis kommt, sind akut therapeutische Maßnahmen nötig. Nach einem Mini-Check (Anamnese, internistischer und neurologischer Status, Ekg, wenn möglich Kreatinin und Elektrolyte) und dem Ausschluss eines abwendbar gefährlichen Verlaufes wird umgehend eine Therapie eingeleitet, bei jüngeren Patienten eher mit einem Betablocker oder ACE-Hemmer, bei älteren vorzugsweise mit einem Diuretikum oder Kalziumantagonisten. Bei einer h y p e r t o n e n Krise muss sorgfältig abgewogen werden, ob nicht eine Krankenhauseinweisung erfolgen sollte. Lebt der Patient nicht alleine, sind eine Kontrollmessung und ein telefonischer Kontakt innerhalb der nächsten Stunden möglich, kann auf eine stationäre Einweisung vorläufig verzichtet werden. Eine h y p e r t e n s i v e Krise erfordert zwingend eine stationäre Einweisung ins nächstgelegene Krankenhaus. Bei allen anderen Formen kann mit einer medikamentösen Therapie – je nach Risiko – oft zugewartet werden.

Das Ziel jeder Therapie sollte eine auch für den Patienten klar erkennbare signifikante Risikoreduktion sein; nicht primär eine Medikamentenverschreibung!

Auch hier hilft das ÖGAM-Hypertonieblatt (Abb. 19) weiter, dessen therapeutisches Konzept sich am individuellen Risiko ausrichtet, und bei der Auswahl des richtigen Medikaments unterstützt (Abb. 20).

Eine Schulung nach dem Düsseldorfer Modell sollte in die allgemeinmedizinische Praxis Einzug halten, das Medikament »Bewegung« (12) mehr als nur ein »Feigenblatt« der ärztlichen Beratung darstellen.

Langzeitbetreuung

Eine gute Arzt-Patient-Beziehung ist eine wesentliche Grundlage für eine hochwertige qualitative Versorgung. Lange Zeit war es gang und gäbe, dass der Arzt alle Entscheidungen für »seinen« Patienten übernahm (»paternalistic approach«), ihm a n o r d n e t e, was er zu machen habe.

In einer Aufklärungsphase wurde dem nun eher »mündigen« Patienten mehr und mehr Verantwortung übertragen (»informed approach/consense«), bis zum »es ist ihre Entscheidung«, was aus dem mündigen Patienten einen überforderten Patienten macht: *»Die rückhaltlose Aufklärung des Patienten und die Notwendigkeit einer Einverständniserklärung des Patienten zu diagnostischen und therapeutischen Maßnahmen birgt im Verlauf des Dialogs die Gefahr der einseitigen Ver-*

Management in Abhängigkeit des Hypertonierisikos			
Niedrig	**Lebensstiländerung**	RR < 150/95 ⇒	Kontrolle
	Kontrolle von Blutdruck und kardio-vaskulären Risikofaktoren in 6–12 Mon.	RR ≥ 150/95 ⇒	medikamentöse Therapie
Mittel	**Lebensstiländerung**		
	Kontrolle von Blutdruck und kardio-vaskulären Risikofaktoren in 3–6 Mon.	RR < 140/90 ⇒	Kontrolle
	(RR-Selbstmessungsserie oder ABDM)	RR ≥ 140/90 ⇒	medikamentöse Therapie
Hoch	**Lebensstiländerung**	und	medikamentöse Therapie
Sehr hoch	**Lebensstiländerung**	und	medikamentöse Therapie

Abb. 19
Therapie- und Kontrollstrategie

Abb. 20
Begleiterkrankungen und empfohlene
Antihypertensiva (bei Bedarf
in Kooperation mit dem Facharzt)

 * Verapamil, Diltiazem
** Dihydropyridin – Ca-A

KHK, MI	☐ β-Bl, ACE-Hemmer	Hyperlipidämie	☐ α-Bl, Ca-A, ACE-H
Herzinsuffizienz	☐ ACE-H (+ Diuretika), β-Blocker	Diabetes mellitus	☐ ACE-H, Ca-A, β-Bl
		Gicht	☐ Ca-A
	AT2-A (wenn ACE-H kontraindiziert)	COPD/Asthma	☐ Ca-A, α-Bl
Herzrhythmusstörungen		Obstipation	☐ β-Bl, ACE-H
tachykarde	☐ β-Bl, Ca-A*	Prostatahypertrophie	☐ α-Bl
bradykarde	☐ Ca-A**, α-Bl, ACE-H	Gefäßspasmen	☐ Ca-A
Orthostat. Dysregulation	☐ β-Bl, Ca-A, AT2-A	Migräne	☐ β-Bl
Renale Funktionseinschr.	☐ ACE-H (Cave: Clearance < 30)	Schlafstörungen	☐ Ca-A, ACE-H
		Osteoporose	☐ Thiazide
Hypokaliämie	☐ kaliumsparende Diuretika	Depression	☐ Cave: β-Bl
		Psoriasis	☐ Cave: β-Bl
Hyperkaliämie	☐ Schleifendiuretika		

Therapie		Untersuchung	Intervall	Durchführungsdatum			
Ausdauertraining	☐	VU + Basislabor	jährlich				
Ernährung (NaCl)	☐	Ekg					
Gewichtsreduktion	☐	24-Std.-RR					
Stressmanagement	☐	Herzecho					
Diuretikum	☐ ☐	Ergometrie					
Beta-Blocker	☐ ☐	Echoflow					
ACE-Hemmer	☐ ☐	Ultraschall					
AT2-A	☐ ☐	Fundi					
Ca-A	☐ ☐	....					
Alpha-Blocker	☐ ☐	Follow-up bei sekundärer Hypertonie					
Zentrale Wirkung	☐ ☐	Nierenfunktion					
Andere	☐ ☐	....					

Abb. 21
Plan zur Kontrolle

VU = Vorsorgeuntersuchung

schiebung der Verantwortung auf den Patienten« (13).

In der Langzeitbetreuung symptomloser Erkrankungen stellt die erfolgreiche Zusammenarbeit enorme Anforderungen an Patientenführung, Motivation und Dialogfähigkeit. Durch die vom überwiegenden Teil unserer Patienten gewünschte partnerschaftliche Arzt-Patient-Beziehung (»shared approach«) (14, 15) gewinnt der Patient Kompetenz für das Management seiner eigenen Gesundheit.

Bei der Betreuung eines Hochdruckpatienten bedeutet dies, dass er mit der Heimblutdruckmessung Eigenverantwortung – auch in der Modifikation der Therapie – übernimmt, sein für ihn »zuständiger« Arzt diese Verantwortung jedoch mitträgt. Anhand des in die Praxis mitgebrachten Protokolls bespricht er die Ergebnisse, vereinbart unter Berücksichtigung der Befindlichkeit und des individuellen Risikos des Patienten die Therapie bis zur nächsten Konsultation. Auch das bereits erwähnte Konzept *ARRIBA-HERZ* unterstützt eine partnerschaftliche Arzt-Patient-Beziehung.

Eine oft langjährige Betreuung und Bekanntschaft mit dem Patienten ermöglicht – bezogen auf Diagnostik und Therapie – das Erfassen der Belastbarkeit. Dem Hausarzt sind die familiäre Situation und das Umfeld des Patienten bekannt. Das erleichtert ihm die Einschätzung der zu erwartenden Zuverlässigkeit bei der Befolgung der mit dem Patienten vereinbarten Behandlungsschritte (16).

Besprechung eines Blutdruckprotokolls

»Kann ich nicht weniger einnehmen?«, meinte ein 70-jähriger, sehr gewissenhafter mit einer Dreierkombination (3-mal täglich ½ Tablette) eingestellter Patient und schaute mich erwartungsvoll an. Auf meine Frage, wie es ihm gehe, ob er Beschwerden habe, erwiderte er, es gehe ihm ausgezeichnet. Er habe eine 30 km lange Radtour unternommen, er habe keinerlei Beschwerden. Bei

der gemeinsamen Durchsicht des Protokolls waren von 59 Werten 53% > 135/85 (Maximalwert 158/82). Wir haben erneut die Ziele besprochen und sind übereingekommen, die Therapie unverändert beizubehalten und in 6 Wochen wieder eine Protokollbesprechung zu machen. Als Hauptmotivation für eine Medikamentenreduktion stellte sich die relativ hohe Rezeptgebühr von € 4,14 heraus.

Bei der nächsten Kontrolle waren nur noch 12% der Werte über 135/85 (Maximalwert 155/89); eine Medikamentenreduktion stand bei dem frisch motivierten Patienten nicht mehr zur Diskussion.

Weitere Instrumente für die Langzeitbetreuung sind (neben einem entsprechenden Kommunikationsverhalten) die vom Hausarzt durchgeführte 24-Stunden-Blutdruckmessung, die leider in Österreich von den Sozialen Krankenversicherungen dem Allgemeinmediziner nicht bezahlt und daher nicht von allen angeboten wird, sowie ein strukturierter Plan zur Kontrolle (Abb. 21). Bei den meisten Patienten hat sich das Führen eines Blutdruckprotokolls (Abb. 22) für die Heimmessung bewährt. Die Ergebnisse der einzelnen Mess-Serien können im ÖGAM-Hypertonieblatt dokumentiert werden (Tab. 9).

Name: N N

Falls nicht anders vereinbart: messen Sie bitte Ihren Blutdruck 2x täglich! Wenn Sie
☐ 30 Werte bzw. ☐ 60 Werte eingetragen haben, kommen Sie bitte mit diesem Formular in der Ordination ab (Namen nicht vergessen!). Für die Heimmessung gilt:
> normaler Blutdruck: bis 135/85,
> erhöhter Blutdruck: über 135/85. Auch wenn nur **einer** der Werte erhöht ist (z.B.: 130/**92**, oder **152**/80), in die Spalte "erhöht" eintragen!

	Datum	Uhrzeit	Blutdruck		Puls
			normal bis 135/85	erhöht über 135/85	
1					
2					
3					
4					
5					
usw.					
30					
usw.					
60					

Auswertung: _____ Werte bis 135/85   _____ Werte über 135/85

Mittelwert von _____ Werten: _____/_____   _____% der Werte über 135/85 (max.b.25%)

höchster Wert:_____/_____   niedrigster Wert:_____/_____

Therapie	Früh	Mittag	Abend	Nacht	Therapieänderung

Anmerkungen:	

nächste Kontrolle des Blutdruckprotokolls:

Abb. 22
Blutdruckprotokoll (erstellt nach den Richtlinien der »Österreichischen Gesellschaft für Hypertensiologie«, Stand: November 1999)

Ord. Datum	RR sys (min – max)	RR dia (min – max)	Puls (min – max)	Anzahl	% >135/85
	–	–	–		
	–	–	–		
	–	–	–		
	–	–	–		
	–	–	–		
	–	–	–		
	–	–	–		
	–	–	–		
	–	–	–		

Tab. 9
Verlaufskontrolle
(ÖGAM-Hypertonieblatt)

Einen Beitrag zur interdisziplinären Kommunikation bietet das Anlegen sog. Befundmappen (Abb. 23): die wichtigsten Befunde werden kopiert und in einem Schnellhefter abgelegt, ergänzt mit einem Medikamentenplan, zusätzlich bei Hypertonikern mit dem ÖGAM-Hypertonieblatt. Diese Befundmappe wird dem Patienten mit der Aufforderung mitgegeben, sie zu jedem Arztbesuch und jedem Spitalsaufenthalt mitzunehmen.

Leitlinien, Konsensuskonferenzen, Betreuungsqualität

Leitlinien führen im niedergelassenen Bereich immer wieder zu Diskussionen, sei es, dass man sich von liebgewonnenen Gewohnheiten trennen sollte, oder dass neue Richtwerte (135/85) bislang Gesunde zu »Patienten« machen.

Untersuchungen in England haben gezeigt, dass ein nicht zu bewältigender Ansturm in den Praxen befürchtet und die Machbarkeit bezweifelt werden (17). Die randomisierten Studien, die diesen evidenzbasierten Guidelines zugrundeliegen, spiegeln das Bild eines vorselektierten Krankengutes, nicht jedoch die reale Situation des Settings der Primärversorgung.

Akzeptanz, Indikatoren, Qualitätsverbesserung

Um eine Verbesserung der Akzeptanz zu erreichen, müssen Guidelines auf wissenschaftlicher Basis die Erfahrungen aus der Praxis – und damit auch das Kollektiv der primärversorgten Patienten – berücksichtigen. Es gilt den Weg von der Evidence-based Medicine zur Evidence-based Practice zu beschreiten.

○ Bei sog. Konsensuskonferenzen sollen niedergelassene Allgemeinmediziner und Spezialisten anderer Fachrichtungen miteinbezogen werden.

○ Guidelines müssen in ausgewählten Praxen auf ihre Tauglichkeit getestet

Name:	Vorname:	Geb.Dat.:

I. Anlaß für Basisabklärung
2x RR über 140/90 .../... .../...
RR-Selbstmessungen
Anzahl: RR > 135/85: %

II. 24 Std-RR | **Grad der Hypertonie**
Dipper ☐ | Grad 1 ☐
Non-Dipper ☐ | Grad 2 ☐
Inversion ☐ | Grad 3 ☐

III. Risiko-Faktoren: Anamnese
Diabetes mell. (entspricht 3 RF bzw. einem EOS) ☐
FA (kardio-, zerebrovask. Ereignis: m<55, f<65) ☐
Nikotin ☐   BMI > 25 ☐
Alter > 60a ☐   männl. oder PMP ☐

RF: Labor	p	n			p	n
Mikroalbumin	☐	☐		Lipide	☐	☐
Kreatinin (EOS / FK)	☐	☐		BZ	☐	☐

IV. Anlaß für erweiterte Abklärung
Alter < 30 ☐
Non-Dipper * ☐
Inversion ☐
hypertone Krise ☐
hypertensive Krise ☐
Grad 2 trotz 2er Komb. ☐
Grad 3 ☐
bek. Endorganschaden ☐
bek. Folgeerkrankung ☐
Sonstiges ☐

keine weitere Abklärung ☐
* Cave: obstruktives Schlafapnoe-Syndrom

V. DU auf EOS, Folge-KH u. sek.Hypert.

	p	n
EKG (obligate Basisuntersuchung)	☐	☐
Ergometrie (bei susp. KHK oder Belastungshypert.)	☐	☐
Echocardiographie	☐	☐
Echoflow (zentral und peripher)	☐	☐
Ultraschall (Nieren, Nebennieren, Aorta)	☐	☐
Nierenarterien 1,2,3,4,5	☐	☐
Fundi	☐	☐

Labor	p	n		p	n		p	n
TSH	☐	☐	Ka	☐	☐	Harnsre	☐	☐
Cortisol	☐	☐	Na	☐	☐	BB	☐	☐

24Std-Harn:	p	n			p	n
Kreatinin-Clearance	☐	☐		Katecholamine	☐	☐

VI. Abklärungsergebnis: primäre Hypertonie ☐   sekundäre Hypertonie ☐

kardiovaskuläre Endorganschäden (EOS)		kardiovaskuläre Folgeerkrankungen	
Linkshypertrophie	☐	zerebrovaskulär (TIA, Apoplex)	☐
Proteinurie	☐	renal (diab.Nephropathie / Krea > 2,0)	☐
Niereninsuffizienz (Krea 1,2-2,0)	☐	vaskulär (Aorten-Aneurysma, PAVK)	☐
Arteriosklerose (Aorta, Carotis, Iliaca, Femoralis)	☐	kardial (AP, MCI, PTCA/ACBP, Herzinsuffizienz)	☐
Augenhintergrundveränderungen	☐	retinal (Hämorrhagien, Exsudate, Ödem)	☐

Grad der Hypertonie	Grad 1 (mild)	Grad 2 (moderat)	Grad 3 (schwer)
RR systolisch	140 - 159	160 - 179	≥ 180
RR diastolisch	90 - 99	100 - 109	≥ 110
Risiko nach Grad der Hypertonie			
kein Risikofaktor	niedrig	mittel	hoch
1-2 Risikofaktoren	mittel	mittel	sehr hoch
3 od. mehr RF od. EOS od. DM	hoch	hoch	sehr hoch
Folgeerkrankungen	sehr hoch	sehr hoch	sehr hoch

VII. Risiko: niedrig ☐   mittel ☐   hoch ☐   sehr hoch ☐

Abb. 23
ÖGAM-Hypertonieblatt:
Erstabklärung   p = pathologisch
und Risikoeinschätzung   n = normal

werden. Vorbildlich ist hier das Konzept der DEGAM (18), die als eine der ersten medizinischen Fachgesellschaften im deutschsprachigen Raum ein umfassendes Konzept zur Entwicklung, Verbreitung, Implementierung und Evaluation von Leitlinien erstellt hat. Wie auch immer – Leitlinien können nur ein Anhaltspunkt für ein Behandlungskonzept sein, müssen jedoch oft im individuellen Kontext adaptiert werden.

○ Implementierung: Peer-Review-Gruppen (19) (Qualitätszirkel) ermöglichen die Durchsetzung strukturierter Konzepte, wie z. B. eines anhand des ÖGAM-Hypertonieblattes entwickelt wurde. Neue Ideen und Erkenntnisse werden so gewonnen und können als Feedback zur Verbesserung der Konzepte beitragen.

So einfach es auch klingen mag – neben den Leitlinien bedarf es vermehrter Aufmerksamkeit der Indikatoren, die für eine qualitativ optimale Versorgung unserer Patienten zu definieren sind.

Nur 2 willkürlich ausgewählte Beispiele für Indikatoren, die mit der Hypertonie in Beziehung stehen:

Eine gute Praxis ist:

○ Wenn bei allen Erwachsenen > 25 Jahre mindestens alle 5 Jahre der Blutdruck gemessen wird;
○ wenn ein erhöhter Blutdruck festgestellt wurde, dieser innerhalb von 3 Monaten nachgemessen wird (20).

Fazit

Der Hausarzt (Arzt für Allgemeinmedizin) ist als »primary care provider« der Gesundheitsmanager und der primäre und vertrauensvolle Ansprechpartner in allen Gesundheitsfragen. Seinen Patienten ist er oft durch jahrelange Betreuung ihrer Gesundheitsfragen bekannt und damit auch in der Langzeitbetreuung der Hypertonie der für ihn zuständige Arzt. In der Routine und Hektik der Alltagspraxis tragen Leitlinien und in der allgemeinmedizinischen Praxis erprobte strukturierte Konzepte wie das »ÖGAM Hypertonieblatt« zu einer besseren Betreuungsqualität bei. Erst durch aktive und wissenschaftliche Mitarbeit der Allgemeinmedizin gelingt es, praktisch anwendbare Leitlinien zu erstellen und zu implementieren. Eine partnerschaftliche Arzt-Patient-Beziehung ist in der Langzeitbetreuung Voraussetzung für Motivation und erfolgreiche Zusammenarbeit.

Ziel jeder Therapie muss eine für den Patienten nachvollziehbare signifikante Risikoreduktion sein.

Für die Praxis

○ Der Allgemeinmediziner (Hausarzt) sollte im Dickicht der Fachdisziplinen als »Lotse« des Patienten fungieren.

○ Durch seine Funktion als Erstversorger trägt er wesentlich zur Finanzierbarkeit des Gesundheitssystems bei.

○ Eine funktionierende Koordination Allgemeinmediziner – Spezialisten anderer Fächer hat auf den Behandlungserfolg insgesamt positive Auswirkungen.

○ Der »vertraute« Hausarzt sollte versuchen, den Patienten auch bei unangenehmen Behandlungsschritten »bei der Stange zu halten« (die Patientencompliance ist ein äußerst wichtiger Faktor!) – ein Vorhaben, das dem »fremden« Facharzt nicht so leicht gelingt.

○ Es ist unbedingt darauf zu achten, dass aus einem »mündigen« Patienten kein »überforderter« Patient wird (Grenzen der Aufklärung).

Literatur

1. Boelen C, et al. Improving Health Care Systems. In: WONCA / WHO, editors. Improving Health Systems. The Contribution of Family Medicine. A Guidebook. 2002. p. 13–36. www.GlobalFamilyDoctor.com
2. Starfield B. Primary care, balancing heath needs, services and technology. New York-Oxford: University Press; 1998.
3. Starfield B. Is US health really the best in the world? JAMA 2000; 248: 483–485.
4. Rabady S. Arzt und Patient im ländlichen Raum. In: Fuchs HJ, Hrsg. Wege zur patientenorientierten Medizin. Wien: ÖÄK-Verlag; 2002. S. 160–167.
5. Berger J. A Fortunate Man. The Story of a Country Doctor. London: Pinguin Press; 1967.
6. Abholz HH, Hager WC, Rose CM. Der Behandlungsanlass – Oberfläche und Hintergrund. Z Allg Med 2001; 77: 409–414.
7. Hitzenberger G. Probleme der Blutdruckbeurteilung und Therapiebewertung in der Praxis. J Hyperton 1997; 2: 7–12.
8. Kepplinger E, et al. ÖGAM (Österreichische Gesellschaft für Allgemein- und Familienmedizin). Die strukturierte Diagnostik und Langzeitbetreuung der Hypertonie in der Allgemeinpraxis. 2001. Verfügbar unter: www.oegam.at/leitlinien/artikel/de/Hypertonie/Default.htm
9. Pocock SJ, et al. A score for predicting risk of death from cardiovascular disease in adults with raised blood pressure, based on indiviual patient data from randomised controlled trials. BMJ 2001; 323: 75–81 (14 July). Verfügbar unter: www.riskscore.org.uk/ (Last updated: February 2002).
10. Wood D, et al. KHK-Risikotabellen. In European Society of Cardiology, Hrsg. Kardiovaskuläres Risikomanagement, Richtlinien zur Prävention der koronaren Herzkrankheit. London: Science Press; S. 10–13.
11. Donner-Banzhoff N. ARRIBA-HERZ. Marburg: Universitätsverlag; 2002.
12. Leitner K. Verordnung von Bewegungstherapie in der Allgemeinpraxis. J Hyperton 2000; 2 (Sonderheft): 26–33.
13. Spitzy KH. Medizinischer Dialog und heilkundliche Dialogik. Psychopraxis 2000; 7: 17–22.
14. Little P, et al. Preferences of patients for patient centred approach to consultation in primary care: observational study. BMJ 2001; 322: 1–7.
15. McKinstry B. Do Patients wish to be involved in decision making in the consultation? A cross sectional survey with video vignettes. BMJ 2000; 321: 867–871.
16. Degn B. Der Patient und sein familiärer Hintergrund. Grundbegriffe der Systemischen Familienmedizin. In: Fuchs HJ, Hrsg. Wege zur patientenorientierten Medizin. Wien: ÖÄK-Verlag; 2002. S. 143–150.
17. Letters »Management of Hypertension«. BMJ 2000; 320: 576.
18. Gerlach FM, Szecsenyi J. Deutsche Gesellschaft für Allgemeinmedizin, Sektion Qualitätsförderung. Verfügbar unter: www.degam.de/S5.html
19. Mashru M, Lant A. Interpractice audit of diagnosis and management of hypertension in primary care: educational intervention and review of medical records. BMJ 1997; 314: 942.
20. Fahey T. Hypertension. In: Marshall M, et al., editors. Quality indicators for general practice, a practical guide for health professionals and managers. London: The Royal Society of Medicine Press Ltd. 2002. p. 46–55.

4

Die arterielle Hypertonie aus der Sicht des niedergelassenen Internisten

F. Lafer

Die arterielle Hypertonie (definiert als > 140 mmHg systolischer Blutdruck und/oder > 90 mmHg diastolischer Blutdruck [Riva-Rocci]) ist aufgrund seiner Häufigkeit von immenser soziopolitischer und ökonomischer Bedeutung (Tab. 10).

Der Großteil der Hypertoniker wird vom niedergelassenen Allgemeinmediziner zufriedenstellend eingestellt und therapiert werden können. Bei Subgruppen wird die Beiziehung eines Internisten oder spezialisierten Fachkollegen (Nephrologe, Kardiologe, Endokrinologe u. a.) notwendig sein.

Die häufigsten Gründe für die Beiziehung des Internisten

- Grenzwerthypertonie (erweiterte Abklärung mittels 24-Stunden-Blutdruckmessung, Echo, Ergometrie).
- Abklärung eventueller Endorganschäden.
- Komorbiditäten (kardial, Niereninsuffizienz u. a.).
- Bei Unverträglichkeit verschiedenster Antihypertensiva.
- Diskrepanz zwischen Standard- bzw. Selbstmessungen und Endorganschäden.
- Mehrfachmedikation bei Multimorbidität.
- Therapieresistenter Hypertonus.
- Verdacht auf sekundären Hypertonus.

Diagnostische Hilfestellungen für den Allgemeinmediziner

Echo: Bestimmung der Myokarddicke, Linksventrikelmaße, Vorhofgröße, diastolische/systolische Funktionslage, Beschaffenheit der Klappen usw.

Kategorie	SBD (mmHg)		DBD (mmHg)
Optimal	< 120	und	< 80
Normal	< 130	und	< 85
Hoch-normal	130–139	oder	85–89
Hypertonie			
Stadium I/Grad I (»mild«)	140–159	oder	90–99
Subgruppe: Grenzwerthypertonie	140–149	oder	90–94
Stadium II/Grad II (»mittelgradig«)	160–179	oder	100–109
Stadium III/Grad III (»schwer«)	≥ 180	oder	≥ 110
Isolierte systolische Hypertonie (ISH)	≥ 140	und	< 90
Subgruppe: systolische Grenzwerthypertonie	140–149	und	< 90

Tab. 10
Klassifikation der Blutdruckwerte (nach 3)   SBD = systolischer Blutdruck
DBD = diastolischer Blutdruck

24-Stunden-Blutdruckmessung: In zunehmendem Maße vom Allgemeinmediziner verwendet – jedoch noch nicht flächendeckend.

Ergometrie: Die Blutdruckmessung unter Belastung erlaubt eine frühe Hypertoniediagnose bei noch normalem oder grenzwertigem Ruheblutdruck. (Die Arbeiten von FRANZ zeigten, dass Patienten mit überschießendem Blutdruckanstieg unter Belastung – bei noch normalem Ruheblutdruck – in erhöhtem Prozentsatz die späteren Hypertoniker darstellten.)

Der ergometrischen Kontrolle des Blutdrucks kommt im Vergleich zur Gelegenheitsmessung eine größere prognostische Bedeutung zu. Es besteht eine engere Korrelation zur linksventrikulären Hypertrophie.

Ein normaler Blutdruck unter Belastung bei erhöhtem Ruheblutdruck lässt auf einen Praxishochdruck schließen. Verlaufsuntersuchungen konnten zeigen, dass die Messung des Blutdrucks während standardisierter Ergometrie der Gelegenheitsmessung bezüglich kardiovaskulärer Mortalität überlegen ist.

Normalwerte unter Ergometrie (am Ende der 100-Watt-Stufe): ≤ 50 Jahre < 200/100 mmHg, 50–70 Jahre 210/105 mmHg, > 70 Jahre maximal 220/110 mmHg. Normales Blutdruckverhalten in der Erholungsphase: In der 5. Erholungsminute: ≤ 140/90 mmHg.

Eine andere Empfehlung nach ROST et al. (2): Der systolische Blutdruck von 200 mmHg sollte erst bei einer Belastungsstufe von 200 Watt minus Alter erreicht oder überschritten werden.

Arterieller Doppler: Untersuchungen der Arteria carotis und/oder peripherer Gefäße.

Varianten der Blutdruckmessmethoden

Gelegenheitsmessung in der Praxis

Standardmessung im Sitzen – in entspannter Haltung – nach einigen Minuten Ruhe. Passende Manschette: Oberarmumfang ≤ 33 cm: 12–13 × 24 cm, 34–41 cm: 15 × 30 cm, > 41 cm: 18 × 36 cm.

Unter Radiuspulskontrolle 20–30 mmHg über systolischen Blutdruck aufpumpen; langsame Ablassgeschwindigkeit (2–4 mmHg pro Sekunde; Wiederholungsmessung frühestens nach 1 Minute (nach vollständiger Entleerung der Manschette).

Selbstmessung

Zahlreiche Messwerte an verschiedenen Tagen zu unterschiedlichen Tageszeiten entsprechen dem tatsächlichen Blutdruckwerten des täglichen Lebens eher als reine Praxismessungen.

V o r t e i l e der Selbstmessung: Zeigt Blutdruckwerte unter Alltagsbedingungen; Kontrolle zu verschiedenen Tageszeiten möglich; fördert meist die Compliance.

A n l e i t u n g des Patienten zur Selbstmessung: Parallelkontrolle des Messgerätes in der Praxis – gleichzeitige Unterwei-

---

Kardiovaskuläre Risikofaktoren

Anzuwenden zur Risikostratifizierung

Beinflussbar:	Nicht beeinflussbar:
Schweregrad der Hypertonie Rauchen Dyslipoproteinämie Diabetes mellitus	Positive Familienanamnese Alter Männer > 55 Jahre Frauen > 65 Jahre

Weitere Risikofaktoren

| Übergewicht Körperliche Inaktivität Erhöhtes Fibrinogen | |

Parameter für Endorganschäden	Folge- und Begleitkrankheiten
Linksherzhypertrophie Sonographischer oder radiologischer Nachweis arteriosklerotischer Plaques an den großen Gefäßen Mikroalbuminurie Proteinurie oder leichte Kreatininerhöhung Hypertensive Retinopathie	Koronare Herzkrankheit mit Angina pectoris oder Myokardinfarkt, Bypassoperation oder PTCA in der Vorgeschichte Herzinsuffizienz Periphere arterielle Verschlusskrankheit Schlaganfall oder transitorische ischämische Attacke (TIA) Chronische Nierenerkrankung, Proteinurie

Abb. 24
Faktoren, die die Prognose des Hochdruckkranken beeinflussen

	Blutdruck (mmHg)		
Andere Risiko- faktoren und Erkrankungen	Schweregrad I (leichte Hypertonie) SBD 140–149 oder DBD 90–99	Schweregrad II (mittelschwere Hypertonie) SBD 160–179 oder DBD 100–109	Schweregrad III (schwere Hypertonie) SBD ≥ 180 oder DBD ≥ 110
I Keine anderen Risikofaktoren	Niedriges Risiko	Mittleres Risiko	Hohes Risiko
II 1–2 Risikofaktoren	Mittleres Risiko	Mittleres Risiko	Sehr hohes Risiko
III 3 oder mehr Risikofaktoren oder Diabetes oder Endorganschäden	Hohes Risiko	Hohes Risiko	Sehr hohes Risiko
IV Folge- und Begleit- krankheiten	Sehr hohes Risiko	Sehr hohes Risiko	Sehr hohes Risiko

Tab. 11
Risikostratifizierung zur Prognosebeurteilung

SBD = systolischer Blutdruck
DBD = diastolischer Blutdruck

sung bezüglich der Handhabung; Empfehlung für Messung zu definierten Zeitpunkten (z. B. nach dem Aufstehen, vor dem Abendessen, 30–60 Minuten nach einer Medikamenteneinnahme).

24-Stunden-Messung

Möglichkeit einer längerfristigen Messung der Blutdruckwerte (meist 24 Stunden) zu vorgegebenen Zeitintervallen. Empfohlen werden Messungen alle 15 Minuten während der Aktivphase; während der Ruhe- bzw. Schlafphase alle 30 Minuten.

Indikationen für eine 24-Stunden-Messung:

○ Grenzwerthypertonie bei Einzelmessungen.
○ Ausgeprägte Diskrepanz von Selbst- zur Praxismessung.
○ Verdacht auf nächtliche Hypertonie bzw. fehlende Nachtabsenkung.
○ Krisenhafte Blutdruckanstiege bzw. überschießende Absenkung.
○ Fehlende Regression der Endorganschäden trotz ausreichender Blutdruckeinstellung.
○ Erfolgskontrolle unter Therapie.

Normwerte der 24-Stunden-Messung:

○ 24-Stunden-Mittelwert: 130/80.
○ Tagesmittelwert: < 135/85.
○ Nachtmittelwert < 120/70.

Geforderte Nachtabsenkung:

○ Systolisch 10–15%.
○ Diastolisch 15–20%.

Blutdruckmessung unter Belastung

Bedeutung des Blutdruckverhaltens unter standardisierter Ergometrie:

○ Früherfassung einer Hypertonie unter noch normalem oder grenzwertigem Blutdruck in Ruhe.

○ Guter Indikator für spätere Hochdruckentwicklung.
○ Prognostische Bedeutung von normalem Ruheblutdruck zu Belastunghochdruck in Beziehung zu linksventrikulärer Hypertrophie und kardiovaskulärer Mortalität.

Abb. 25
Indikationsstellung zur Therapie in Abhängigkeit von Blutdruck und Risikokonstellation

SBD = systolischer Blutdruck
DBD = diastolischer Blutdruck

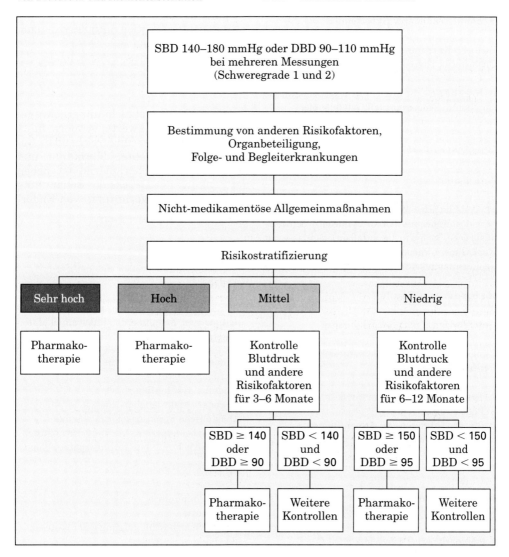

- Einschätzung der Belastbarkeit des Hypertonikers vor Einleitung einer antihypertensiven Therapie sowie unter laufender Behandlung.
- Prüfung der antihypertensiven Wirkung eines Pharmakons unter Belastung.

Basisdiagnostik bei Hypertonie

Anamnese (familiäre Vorbelastung, Verdacht auf sekundären Hypertonus?).

Status: sekundärer Hypertonus?

Labor: Kreatinin, Kalium, Kalzium, Glukose, Cholesterin, Thyreotropin (TSH), Harn.

Bildgebende Verfahren: Ekg, Sonographie der Nieren, Echo, eventuell Gefäßdoppler.

Verdacht auf sekundäre Hypertonie

Anamnestisch:

Muskelschwäche, Muskelkrämpfe, Polyurie, Hyperaldosteronismus (CONN-Syndrom); Schweißausbrüche, Tachykardie, anfallsartige Blässe mit Kopfschmerz-Phäochromozytom, Tagesmüdigkeit, Schnarchen (Schlafapnoe?).

Habitus und Status:

Gesichtsödeme: renoparenchymatös?

Stammfettsucht, Striae, Mondgesicht: CUSHING-Syndrom?

- Tachyarrhythmie: Hyperthyreose, Phäochromozytom?
- Blutdruckdifferenz an Armen/Beinen: Aortenisthmusstenose.

Labor:

Kreatinin, Kalium, Mikroalbuminurie, Proteinurie: renoparenchymatös, renovaskulär.
Kalium: CONN-Syndrom.
Kalzium: Hyperparathyroidismus.

Wann erweiterte Diagnostik auf sekundäre Hypertonie?

- Bei anamnestischen, laborchemischen und basisdiagnostischen Hinweisen.
- Erstdiagnose bei < 30 bzw. bei > 70 Jahren.
- Plötzliches Auftreten bzw. rasche Entwicklung der Hypertonie (eventuell mit Endorganschäden).
- Fehlendes Ansprechen auf mehrere Antihypertensiva.
- Schwere (vor allem maligne) Hypertonie.
- Fehlende Nachtabsenkung.
- Dauerhafter Anstieg nach langfristiger guter Einstellung.

Therapie

Hypertonie bedeutet nicht nur erhöhte gemessene Blutdruckwerte, sondern führt bei fehlender oder unzureichender Behandlung zu erhöhter Morbidität und Mortalität. Das Therapieziel ist neben der Senkung des Drucks die Behandlung (idealerweise die Verhütung) von Endorganschäden.

Endorganschäden

Kardial:

Linksventrikelhypertrophie mit Wanddickenzunahme und Zunahme der linksventrikulären Muskelmasse.

- Koronare Mikroangiopathie (eingeschränkte Koronarreserve).
- Endotheldysfunktion.
- Koronare Makroangiopathie.
- Diastolische Funktionsstörung (frühe Störung bei hypertensiver Herzerkrankung).
- Systolische Funktionsstörung (spätere Phase).

Renal:

- Mikroalbuminurie.
- Proteinurie.
- Progressionsbeschleunigung einer bestehenden Niereninsuffizienz.

Intervention	Evidenzgrad
Gewichtsreduktion ist für alle übergewichtigen Hypertoniker vordringlich zu empfehlen; selbst eine moderate Verminderung des Körpergewichts kann den Blutdruck senken (2,5/1,5 mmHg pro kg Gewichtsabnahme)	A
Bei übermäßigem Alkoholkonsums ist eine Senkung auf unter 30 g/d anzuraten	A
Regelmäßige körperliche Betätigung ist für alle Hochdruckkranke zu empfehlen. Das Belastungsmaß ist möglichst ergometrisch zu bestimmen und vom klinischen Bild abhängig	A
Empfehlung einer kochsalzarmen Kost (salzreiche Nahrungsmittel, das Zusalzen bei Tisch und bei der Speisenzubereitung sollten vermieden werden)	A
Empfehlung einer obst- und gemüsereichen sowie fettreduzierten Kost einschließlich der Erhöhung des Anteils mehrfach ungesättigter Fettsäuren	B
Bei Patienten, bei denen psychosoziale Stressfaktoren hypertensiv wirksam sind, sind individuelle Verfahren zur Stressbewältigung (Entspannungsmethoden) zu empfehlen	C
Bei Hochdruckkranken mit einer normalen Kaliumzufuhr in der Ernährung und ohne Hinweise für einen Kaliummangel (z. B. Thiazidbehandlung) wird eine zusätzliche Kaliumsupplementation nicht empfohlen	B
Bei Hochdruckkranken mit einer normalen Kalziumzufuhr in der Ernährung wird eine zusätzliche Kalziumsupplementation nicht empfohlen	B
Bei Hochdruckkranken mit einer normalen Magnesiumzufuhr in der Ernährung und ohne Hinweise für einen Magnesiummangel (z. B. Thiazidbehandlung) wird eine zusätzliche Magnesiumsupplementation nicht empfohlen	B
Zur Senkung des kardiovaskulären Gesamtrisikos ist eine dringliche Empfehlung zur Beendigung des Zigarettenrauchens angebracht	B

Tab. 12
Empfehlung der wichtigsten nichtmedikamentösen Therapieformen mit Angabe der Evidenzgrade

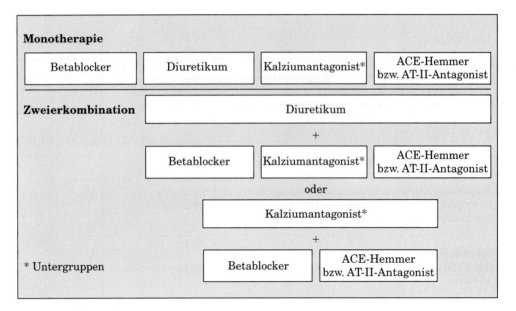

Abb. 26
Medikamentöse Therapie

Zerebrovaskulär:

o Intimazunahme und Plaquebildung der Karotis.

Generalisierte Arteriosklerose:

o Aortendissektion.
o Fundusveränderung verschiedener Schweregrade usw.

Für die Entscheidung zum Beginn einer antihypertensiven Therapie sind die mehrmals gemessenen erhöhten Werte nur ein Aspekt – eine entscheidende Indikation ergibt sich aus dem kardiovaskulären Gesamtrisiko. Die kardiovaskulären Risikofaktoren sind der Abb. 24 zu entnehmen. Wie sich unter Berücksichtigung des Hypertonieschweregrades und der Risikofaktoren das kardiovaskuläre Gesamtrisiko abschätzen lässt, zeigt Tab. 11 (3).

Am Anfang jeder Blutdruckbehandlung sollten nicht-medikamentöse Allgemeinmaßnahmen stehen – diese sind natürlich auch bei einer eventuell medikamentösen Therapie weiterhin die Basis für einen Therapieerfolg (Abb. 25).

Möglichkeiten der Complianceförderung

o Aufklärung über das Wesen der Hypertonie.
o Darstellung der Verhinderungsmöglichkeit bzw. Behandlung von Hochdruckkomplikationen und Endorganschäden.
o Einbindung der Patienten bei der Entscheidung: nichtmedikamentöse oder medikamentöse Therapie.
o Erstellung von Therapiezielen unter Berücksichtigung des Risikoprofils.
o Kurze Darstellung der Vor- und Nachteile verschiedener Therapiestrategien.
o Aufklärung über mögliche relevante Nebenwirkungen.
o Einfache Behandlungsstrategie – möglichst Einmalgaben (24-Stunden-Wirkung).

- Anleitung und Motivation zur Selbstmessung sowie Führung eines Blutdruckpasses.
- Aufklärung und Motivation in mehreren Sitzungen und Informationsweitergabe in dosierten Einheiten.
- Einwände und Befürchtungen nicht auf die leichte Schulter nehmen.
- Lob für erreichte Ziele – aufmunternde Unterstützung bei anfänglichen Misserfolgen.
- Aufklärung über die Zeitdauer bis zum erwarteten Erfolg (3–6 Wochen).
- Schriftliche Darstellung des Therapieschemas und der Behandlungsziele.
- Fixe Wiederbestellungstermine, Wiederholung der Ziele und des Therapieschemas.

Intensivierte Einstellung bei Diabetes o h n e Nephropathie: < 130/85 mmHg, bei Diabetes m i t Nephropathie bzw. bei nephrologischen Patienten: < 125/75 mmHg.

Therapieresistente Hypertonie

Eine therapieresistente Hypertonie liegt vor, wenn trotz 3fach- oder Mehrfachkombination in ausreichender Dosierung der Zielblutdruck nach der entsprechenden Zeitdauer nicht erreicht wurde.

Häufige Ursachen einer Therapieresistenz

Als pseudotherapieresistenter Hochdruck ist der Praxishochdruck zu nennen; auch eine zu schmale Blutdruckmanschette im Verhältnis zum Oberarmumfang (bei >33 cm Umfang: Manschettenbreite mindestens 14 cm; bei > 41 cm: Manschettenbreite 18 cm) kann Therapieresistenz vortäuschen.

Tatsächliche Resistenz

- Blutdrucksteigernde Medikamente (NSAR, Kortikoide, Antikonzeptiva u. a.).
- Überhöhte Aufnahme von Kochsalz.
- Überhöhter Alkoholkonsum.
- Gewichtszunahme.
- Unerkannte sekundäre Hypertonie.

Für die Praxis

- Durch eine effektive Senkung des Blutdrucks lassen sich die Morbiditäts- und Mortalitätsraten senken.
- Dieses Ziel ist leichter zu erreichen, wenn die Arzt-Patient-Beziehung intakt ist.
- Zu Beginn einer Behandlung sollten nicht-medikamentöse Allgemeinmaßnahmen stehen.
- Das Therapieziel (Behandlung bzw. möglichst Verhütung von Endorganschäden) nie aus den Augen verlieren!
- Die entscheidende Indikation einer hypertensiven Therapie ergibt sich aus dem Gesamtrisiko!
- Beim (vielleicht auch nur scheinbaren) Auftreten von Therapieresistenzen deren Ursachen abklären.

Literatur

1. Franz IW. Ergometrie bei Hochdruckkranken. Berlin-Heidelberg-New York: Springer; 1982.
2. Rost R, Hollmann W. Belastungsuntersuchung in der Praxis. Stuttgart: Thieme; 1982.
3. World Health Organization – International Society of Hypertension. Guidelines for the Management of Hyertension. J Hypertens 1999; 17: 151–183.
4. Deutsche Hochdruckliga – Deutsche Hypertonie-Gesellschaft. Hypertonie-Leitlinien 2001. Verfügbar unter: www.paritaet.org/hochdruckliga
5. Konsensus-Statement der Österreichischen Hochdruckliga 1999.
6. Belastungsblutdruck bei Hochdruckkranken. Berlin-Heidelberg-New York: Springer; 1992.
7. Dahlof B, et al. Cardiovascular morbidity and mortality in the Losartan Intervention For Endpoint reduction in hypertension study (LIFE): a randomised trial against atenolol. Lancet 2002; 359: 995–1003.

5

Die arterielle Hypertonie aus kardiologischer Sicht

R. Zweiker

Die arterielle Hypertonie repräsentiert eine der häufigsten Erkrankungen der westlichen Welt. Etwa 20% der erwachsenen Bevölkerung leiden darunter. So steht sie auch in Österreich an vorderster Stelle der ICD-Nebendiagnosen. Die Tatsache ist insofern von gravierender Bedeutung, als dass der Hypertonus einer der potentesten kardio- und zerebrovaskulären Risikofaktoren ist. Er trägt damit wesentlich zur Haupttodesursache der westlichen Welt – dem Tod durch eine Herz-Kreislauf-Erkrankung – bei (1).

Als Zielorgane der Hochdruckschädigungen stehen die Gefäßbäume von Herz, Gehirn, Augenhintergrund sowie der Nieren im Vordergrund, aber auch direkte prognostisch und klinisch wirksame negative Beeinflussungen der angesprochenen Zielorgane – unabhängig von Gefäßstrukturen – sind von klinischer Relevanz.

Blutdruckbedingte Folgen für das Herz

Die hypertoniebedingten Veränderungen für das Herz betreffen vor allem die Myozyten, die mit der Ausbildung der Linksherzhypertrophie reagieren. Mit dieser Dickenzunahme der Myokardfibrillen einhergehend sind mikroangiopathische Veränderungen mit dem Auftreten einer Endotheldysfunktion zu beobachten. Da der Hochdruck ein wesentlicher Risikofaktor für makroangiopathische Veränderungen ist, sind Hypertoniker häufig von der koronaren Herzkrankheit betroffen.

Epidemiologie

Die Linksherzhypertrophie als Ausdruck der hochdruckbedingten Anpassung des Herzmuskels kann in Abhängigkeit von der verwendeten

Screeningmethode (Ekg/Echokardiographie) sowie der zugrundegelegten Normalwerte nach den Daten der Framingham-Studie (seit 1948 bestehende Kohortenuntersuchung in der Stadt Framingham, USA) bei 17,6% aller Männer und bei 14,2% aller Frauen (Echo) bzw. bei 2,9% der Männer und bei 1,5% der Frauen (Ekg-Kriterien) diagnostiziert werden.

In Bezug auf das Alter kann bei 3–7% der unter 50-Jährigen, aber bei 17–40% der 50–80-Jährigen eine Linksherzhypertrophie nachgewiesen werden. In der hypertensiven Population kann bei 12–20% der milden Hypertoniker (nach den Kriterien der linksventrikulären Masse; bei Einbeziehung der relativen Wanddicke »concentric remodeling«, bei weiteren 15%) eine Linksherzhypertrophie mittels Echokardiographie diagnostiziert werden. 50% der Patienten mit mittelschwerer und bis zu 90% der Patienten mit schwerer Hypertonie weisen eine Hypertrophie des Herzens auf (2). Allerdings ist in den letzten Jahren – bedingt durch die verbesserte antihypertensive Therapie – die Prävalenz der Linksherzhypertrophie im Sinken begriffen (3).

Pathophysiologie und Prognose der hypertensiven Auswirkungen auf das Herz

Als Adaptation auf die erhöhte mechanische Beanspruchung durch den erhöhten arteriellen Widerstand reagiert der linke Ventrikel mit einer Hypertrophie der Myokardfibrillen. Die Größenzunahme konnte mit einer deutlichen Risikoerhöhung für den Hypertoniker korreliert werden. So zeigten LEVY et al. (4) an 3 220 Teilnehmern > 40 Jahre der Framingham-Studie pro 50 g Massenzunahme des linken Ventrikels eine Steigerung des kardiovaskulären Risikos um das 1,49fache bei Männern bzw. das 1,57fache bei Frauen. Diese Risikoerhöhung war unabhängig vom Alter, diastolischem Blutdruck, Nikotinkonsum, Cholesterinspiegel und von den Ekg-Kriterien der Linksherzhypertrophie (4).

Vergleichbare prognostische Ergebnisse konnten bereits früher für Patienten mit im Ekg nachweisbaren Linksherzhypertrophiezeichen erbracht werden, was mit der hohen Spezifität (bei allerdings geringer Sensitivität) des Ekg gut erklärbar ist.

Das Herz reagiert mit mehreren Anpassungsvorgängen an die erhöhten Anforderungen. So sind bei der hypertensiven Herzerkrankung Veränderungen der Myokardzellen, des Interstitiums und der das Myokard versorgenden Gefäße zu beobachten.

Die Gefäße des Herzens reagieren mit einer Makroangiopathie (Endotheldysfunktion und Arteriosklerose) und einer Mikroangiopathie (Endotheldysfunktion sowie Hypertrophie der Media der kleinen Gefäße mit konsekutiver Erhöhung der koronaren Gefäßwiderstandes).

Ursächlich liegen der Hypertrophie des Herzens mehrere Vorgänge zugrunde. So ist allein das höhere Alter positiv mit der linksventrikulären Hypertrophie assoziierbar. Im Vordergrund stehen jedoch hämodynamische Faktoren in der Genese der linksventrikulären Hypertrophie. So ist der »wahre« Blutdruck, wie er im Ansatz durch ambulante Blutdruckmessungen, Selbstmessungen, aber auch durch Belastungsblutdruckmessung erfaßt werden kann signifikant mit dem Auftreten einer Linksherzhypertrophie korrelierbar. Als weitere hämodynamische Faktoren kommen die Adipositas und die erhöhte Kochsalzzufuhr (beides erhöht das Blutvolumen) in Betracht. Die Blutviskosität bedingt nach dem HAGEN-POISEUILLE-Gesetz eine erhöhte Nachlast und kann ebenfalls mit der Entstehung einer Linksherzhypertrophie in Zusammenhang gebracht werden (5).

Der zeitliche Ablauf der Hypertrophiegenese ist vorerst durch eine Wandverdickung des linken Ventrikels – bedingt durch eine erhöhte Druckbelastung – gekennzeichnet. Diese Veränderungen sind primär physiologischer Natur, da sie mit einer Verminderung des linksventrikulären Durchmessers einhergehen. Entsprechend dem LAPLACE-Gesetz (Wandspannung = Druck × Radius/Wanddicke) resultiert daraus eine Verminderung der Wandspannung.

In dieser Phase, dem »concentric remodelling«, ist die linksventrikuläre Masse unverändert normal, aber die relative Wanddicke (d. h., die Relation der Dicke der linksventrikulären Hinterwand und des Septums zum Enddiastolendurchmesser; normal bis 0,44) nimmt zu. Bei dieser Form der Hypertrophie bleibt die Herzauswurfleistung (Cardiac Index) bei gleichzeitig erhöhtem peripheren Widerstand konstant. Der Klinik- und der ambulante Blutdruck ist bei diesen Patienten meist gering erhöht. Ob der hypertone Patient in dieser Phase verbleibt oder sich eine konzentrische oder exzentrische Vermehrung der linksventrikulären Masse entwickelt, kann nicht vorhergesagt werden.

Die konzentrische Hypertrophie ist durch eine erhöhte relative Wanddicke sowie eine erhöhte linksventrikuläre Masse gekennzeichnet. Wiederum ist der periphere Widerstand erhöht, der Cardiac Index jedoch normal. Sowohl ambulanter als auch Klinikblutdruck sind deutlich erhöht. Das Risiko einer erhöhten kardiovaskulären Morbidität und Mortalität ist in der Frühphase des »concentric remodelling« nur gering, jedoch bei manifester konzentrischer Hypertrophie deutlich erhöht.

Die exzentrische Hypertrophie – gekennzeichnet durch eine erhöhte linksventrikuläre Masse bei normaler relativer Wanddicke – geht mit einem erhöhten Cardiac Index bei normalem peripheren Widerstand und einem geringeren kardiovaskulären Risiko einher. Bei diesen Patienten ist der ambulante Blutdruck zumeist deutlich niedriger als der Klinikblutdruck.

Für die Entstehung einer im Echokardiogramm nachweisbaren linksventrikulären Hypertrophie ist eine Dauer von zumindest 8 Jahren anzunehmen (6). Die kardialen Anpassungsvorgänge entstehen aufgrund der Mitwirkung von zahlreichen Systemen. So steht das Renin-Angiotensin-Aldosteron-System im Zentrum der Pathophysiologie, aber auch erhöhte Katecholaminspiegel, diätetische hohe Salzingestion (wie bereits erwähnt), die Hyperinsulinämie sowie das Peptide ANP (Atrial Natriuretic Peptid) und BNP (Brain Natriuretic Peptid) spielen eine gewichtige Rolle.

Die hypertoniebedingten Folgen für das Herz sind jedoch nicht nur durch die Adaptation der Muskelmasse bedeutsam, sondern auch durch eine gravierende Beeinflussung des Gefäßsystems. So ist vor allem die Endothelfunktion der kleinen Arterien und Arteriolen frühzeitig gestört, was gemeinsam mit der myokardialen Adaptation das Bild der hypertensiven Herzerkrankung bedingt. Weiters kommt es wesentlich häufiger als beim Nicht-Hypertoniker zum Auftreten einer koronaren Herzerkrankung mit all ihren Erscheinungsformen, wie plötzlicher Herztod, Myokardinfarkt, akutes und chronisches Koronarsyndrom (7).

Hämodynamische Folgen und Klinik der hypertensiven Herzerkrankung

In der Frühphase verläuft sowohl die arterielle Hypertonie als auch die Anpassung des Herzens an die erhöhte Nachlast ohne klinische Symptomatik. Im weiteren natürlichen Verlauf wird die hypertensive Herzerkrankung klinisch manifest durch Zeichen der Herzinsuffizienz (zunächst diastolisch, danach systolisch), der Ischämie (koronare Herzerkrankung, mikrovaskuläre Angina) sowie durch Arrhythmien. Alle 3 klinischen Manifestationen haben einen direkten Einfluss auf die kardiovaskuläre Prognose des Patienten.

Herzinsuffizienz

Die Hauptursache für das Auftreten einer Herzinsuffizienz war lange Jahre die arterielle Hypertonie – in der Zwischenzeit wurde die Koronarerkrankung zum wichtigsten prädisponierenden Faktor. Die Genese der hypertensiv bedingten Herzinsuffizienz ist vielschichtig: Die linksventrikuläre Hypertrophie verursacht zunächst ein diastolisches Versagen des Ventrikels (8).

Die Diastole des Herzens ist keineswegs ein passiver Prozess. Sie kann in mehrere Phasen unterteilt werden. Nach der Systole kommt es zunächst zur isovolumetrischen Relaxation, (ATP-verbrauchend) definiert durch die Zeit, in der sowohl Aortenklappe als auch Mitralklappe geschlossen sind, gefolgt von der raschen frühen Füllungsphase nach Öffnung der Mitralklappe (E-Welle im transmitralen Doppler).

In dieser Phase strömen 70–80% des enddiastolischen Volumens in den Ventrikel. Auch diesem Vorgang liegt die aktive energieverbrauchende Relaxation zugrunde. Es kommt darauf zur Diastasis, in der kein Gradient mehr zwischen Vorhof und Ventrikel besteht. Die Dauer dieser Phase ist von der Herzfrequenz abhängig und somit sehr variabel. In der letzten Phase der Diastole erfolgt die Kontraktion des Vorhofs (A-Welle im transmitralen Doppler), die etwa 20% zur Füllung des Ventrikels beiträgt.

Die diastolische Funktionsstörung ist durch eine relative Ischämie bedingt. Der Sauerstoffmangel kommt durch die verminderte Gefäßversorgung (die Gefäßproliferation hält mit der Myokardhypertrophie nicht Schritt) und den erhöhten koronaren Gefäßwiderstand (Mediahypertrophie der intramyokardialen Koronarien im Sinne eines Remodelling, perivaskuläre Fibrosierung sowie endotheliale Dysfunktion) bei gleichzeitig erhöhtem Sauerstoffbedarf zustande. Das Endothel produziert eine Reihe von vasoaktiven Substanzen und wirkt sowohl auf die glatten Gefäßmuskelzellen als auch auf Blutbestandteile wie Thrombo- und Monozyten ein.

Bei Patienten mit arterieller Hypertonie besteht ein vermindertes Ansprechen vasodilatorischer Agenzien wie NO (nitrous oxide) = EDRF (endothelium-derived relaxant factor) sowie wahrscheinlich eine erhöhte Sekretion von Endothelin-1, die stärkste derzeit bekannte vasokonstringierende Substanz. Wieweit die endotheliale Dysfunktion primär an der Entstehung der Hypertonie beteiligt oder ein sekundäres Epiphänomen ist, ist derzeit offen.

Für die Beeinflussung der Symptomatik der hypertensiven Herzerkrankung ist die Beteiligung der Endotheldysfunktion jedoch gesichert. Weiters resultiert eine schlechtere Koronardurchblutung aus der verzögerten diastolischen Relaxation. Als weitere ursächliche Faktoren des diastolischen Pumpversagens kommen die erhöhte Wandspannung, der erhöhte Kollagengehalt sowie eine erhöhte Freisetzung von atrialen natriuretischen Peptiden (ANP) in Betracht.

Das klinische Leitsymptom der diastolischen Funktionsstörung ist – bedingt durch den erhöhten linksventrikulären enddiastolischen Druck – zunächst die Belastungsdyspnoe, die in die manifeste Stauungsherzinsuffizienz selbst bei normalen Ventrikelvolumina und normaler Ejektionsfraktion übergehen kann. Erst in weiterer Folge kommt es beim ungenügend behandelten Patienten zur Entwicklung des systolischen Pumpversagens. Der Endzustand der hypertensiv bedingten Schädigung des Herzmuskels mit beeinträchtigter systolischer und diastolischer Funktion wird mit der hypertensiven Kardiomyopathie erreicht, die mit allen klinischen Zeichen der Herzinsuffizienz einhergeht.

Die klinisch, radiologisch und echokardiographisch zu diagnostizierende Vergrößerung der Ventrikel- und Vorhofdiameter ist ursächlich durch einen Versuch der Adaptation im Sinne des FRANK-STARLING-Mechanismus zu erklären, führt jedoch in weiterer Folge zu einer Gefügedilatation der Myokardtextur mit konsekutiver Zunahme der Funktionseinschränkung. Vor allem das diastolische Pumpversagen mit konsekutiver Belastung des linken Atriums führt zur Entwicklung von Vorhofarrhythmien bis hin zur Vorhofflimmerarrhythmie, deren Auftreten eine Reduktion der Herzindex um bis zu 30% bedingt. An dieser Stelle sei auch auf die zusätzlichen klinischen Folgen der Vorhofflimmerarrhythmie (wie das erhöhte Embolierisiko) verwiesen.

Ischämie

Nach den Daten großer prospektiver Studien (Framingham, MRFIT) ist die arterielle Hypertonie – zusammen mit dem Nikotinabusus und dem erhöhten Serumcholesterinspiegel – einer der 3 wichtigsten Risikofaktoren für das Auftreten einer koronaren Herzerkrankung. Die koronare Herzerkrankung wird bei Patienten mit hypertensiver Herzerkrankung durch die bereits bei normal kalibrierten epikardialen Kranzgefäßen bestehende Ischämie – bedingt durch die verminderte Koronarreserve – aggraviert. Beide Faktoren können allein oder aber gemeinsam als weiteres klinisches Leitsymptom der hypertensiven Herzerkrankung die Angina pectoris bedingen. Durch die Kombination beider Ischämieursachen bedingt ein thrombotischer Verschluss eines Kranzgefäßes in diesem Patientengut eine Vergrößerung des Infarktareals und eine Verschlechterung der Prognose nach einem Infarkt (9).

Arrhythmien

Sowohl supraventrikuläre wie auch ventrikuläre Arrhythmien sind bei der hypertensiven Herzkrankheit häufig zu beobachten. Ihr Auftreten wird durch die Ischämiesituation sowie durch die Kollageneinlagerung in das Myokard und die dadurch bedingten veränderten Leitungssituationen begünstigt. Das Risiko für das Erleiden eines plötzlichen Herztodes ist deutlich erhöht (10).

Untersuchungsmethoden

In der klinischen Untersuchung des Patienten mit einer hypertensiven Herzerkrankung können erste Aufschlüsse bei der Erhebung der Anamnese (Belastungseinschränkung durch Dyspnoe und/oder Angina pectoris) erhoben werden. Bei der physikalischen Untersuchung können neben erhöhten Blutdruckwerten eventuell Zeichen der Linksherzhypertrophie (hebender Herzspitzenstoß) oder Insuffizienzzeichen festgestellt werden.

Größere Bedeutung kommt bereits dem Ekg zu. So wurde die Linksherzhypertrophie lange Zeit mithilfe verschiedener Ekg-Indizes diagnostiziert.

SOKOLOW-LYON-Index:
   $R(V_5) + S(V_2) > 35$ mm

Minnesota-Code:
   $R(V_5 \text{ oder } V_6) > 26$ mm oder
   $R(I, II, III, aVF) > 20$ mm oder
   $R(aVL) > 12$ mm

CORNELL-Code:
   $R(aVL) + S(V_3) > 28$ mm

Weiters können im Ekg Zeichen der Vorhofbelastung erhoben werden.

Die Diagnosemethode der Wahl ist die Echokardiographie (Abb. 27). Sie ermöglicht die Erfassung der Ventrikelgeometrie und -funktion nicht-invasiv und gut reproduzierbar. So zeigten Autopsiestudien eine sehr gute Übereinstimmung von ultrasonographisch bestimmter und tatsächlicher linksventrikulärer Muskelmasse (Korrelationskoeffizient 0,9). Für die Bestimmung der linksventrikulären Masse wird eine zweidimensional geführte M-Mode-Vermessung des linken Ventrikels durchgeführt und die Masse nach der folgenden Formel (nach DEVEREUX bzw. PENN) berechnet, wobei LVM für »linksventrikuläre Masse«, IVS für »Dicke des interventrikulären Septums«, LVEDD für »enddiastolischer Diameter des linken

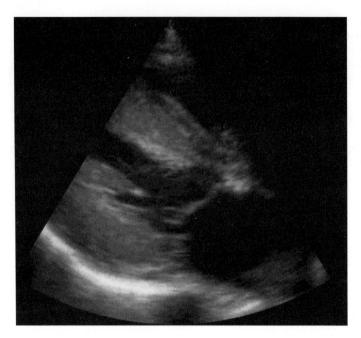

Abb. 27
Echokardiogramm: konzentrische Linksherzhypertrophie; parasternaler Schnitt; lange Achse

Ventrikels« und LVPWD für »Dicke der linksventrikulären Hinterwand« steht:

LVM = 1,04 × ([IVS + LVEDD + LVPWD]^3 − LVEDD^3) − 13,6 LVM-Index = LVM/Körperoberfläche
Normalwerte für LVM: 266 g ♂, 201 g ♀
Normalwerte für den LVM-Index: 134 g ♂, 109 g ♀

Weiters kann neben einer Reihe anderer Parameter auch die relative Wanddicke (RWD), d. h. das Verhältnis der Wanddicke zum Lumen, errechnet werden (11):

RWD = (LVPWD + IVS)/LVEDD
Normalwert für RWD: < 0,45

Die Verkürzungsfraktion (fractional shortening = FS) als Maß für die myokardiale Kontraktilität berechnet sich wie folgt, wobei für LVESD »endsystolischer Diameter« steht:

FS = (LVEDD−LVESD) × LVEDD × 100
Normalwert für FS: 30−35%

Schließlich noch die Formel für die Ejektionsfraktion (EF), d. h. für das Maß der globalen Herzauswurfleistung, wobei LVESV für »endsystolisches Volumen« und LVEDV für »enddiastolisches Volumen« steht:

EF = LVESV/LVEDV) × 100
Normalwert für EF: 55−75%

Neben der Bestimmung der Ventrikelgeometrie (Wanddicke, LVM) ermöglicht die Echokardiographie auch eine Bestimmung der systolischen und diastolischen Ventrikelfunktion. Wie bereits erläutert erfolgt die diastolische Füllung des Ventrikels in 2 Phasen, wobei die rasche frühe Füllungsphase als schnellere E-Welle und die langsamere Füllung durch die Kontraktion des Vorhofes als A-Welle dargestellt werden.

Störungen der diastolischen Funktion des linken Ventrikels gehen bei der hypertensiven Herzerkrankung einer systolischen Funktionsstörung voraus und sind in Veränderungen des transmitralen Flussmusters zu erkennen. Die Funktionsbeeinträchtigung äußert sich bei der Linksherzhypertrophie sowohl als Störung der aktiven Relaxation als auch der passiven Compliance.

Relaxationsstörung: Der linksventrikuläre Druck fällt langsamer ab; die E-Welle wird kleiner (<60 cm/Sek.) und breiter, die A-Welle relativ höher (E/A-Ratio <1); Dezelerationszeit >275 ms.

Compliancestörung: Der linksventrikuläre Druck fällt normal ab; die E-Welle ist normal oder »supernormal«, die A-Welle deutlich kleiner (E/A-Ratio ≫1); Dezelerationszeit <110 ms, E/A >1,5.

Einige Beispiele für Relaxations- und Compliancestörungen sind in Tab. 13 aufgelistet.

Da die Bestimmung der diastolischen Funktion mittels PW-Doppler (Pulswelle) jedoch auch zahlreichen Einschränkungen unterliegt (u. a. Pseudonormalisierung, Flimmerarrhythmie, Mitralklappenvitien, Alter, etc.), wird an anderen Techniken zur besseren Evaluierung dieser Funktionsbeeinträchtigungen gearbeitet. Dazu kann z. B. der Lungenvenenfluss (vor allem transösophageal messbar) herangezogen werden.

Das Thoraxröntgen liefert bei Vorliegen einer hypertensiven Herzerkrankung nur geringe Informationen. Vor allem können Insuffizienzzeichen oder Störungen der systolischen Funktion (Herzdilatation) erkannt werden.

Da die Blutdruckerhöhung allein nicht zur Entwicklung einer Linksherzhypertrophie führt, kann nur durch Blutdruckmessungen kein Hinweis auf das Vorliegen einer Linksherzhypertrophie erwartet werden. Dies gilt umso mehr für die gewöhnliche Ordinationsblutdruckmessung, die aufgrund der schon physiologisch auftretenden Blutdruckvariabilität nicht in der Lage ist, an das »wahre« Blutdruckverhalten eines Patienten heranzukommen. Hingegen zeigen Blutdruckwerte, die durch das ambulante Blutdruckmonitoring erhoben wurden, eine wesentlich bessere Korrelation zum Auftreten einer Linksherzhypertrophie. So wies der mittlere diastolische Blutdruck während eines normalen Arbeitstages den höchsten Korrelationskoeffizienten zur Linksherzhypertrophie auf.

Aber auch ein gestörtes Tagesprofil des Blutdrucks mit erhöhten nächtlichen Blutdruckwerten (Non-Dipping) konnte sowohl mit der Prävalenz der Linksherzhypertrophie als auch mit der Prognose des Hypertonikers in Zusammenhang gebracht werden (12–14).

Die Ergometrie ist in der Evaluierung des Hochdruckkranken häufig indiziert. Zum einen ermöglicht sie ein gutes Abschätzen des Blutdruckverhaltens unter Belastung, zum anderen erfordert die Symptomatik der Belastungsdyspnoe und der Angina pectoris die Durchführung

Tab. 13
Beispiele für Relaxations- und Compliancestörungen

RS = Relaxationsstörung
CS = Compliancestörung
LVH = linksventrikuläre Hypertrophie
EFV = Ejektionsfraktions-Verminderung

	RS	CS
LVH	+	+
Ischämie	+	+
Amyloidose	+	+
Hypothyreose	+	–
Fibrose	–	+
Alter	+	–
EFV	–	+

einer Belastungsuntersuchung. Ischämiezeichen können häufig erhoben werden; sie sind nur zum Teil auf das Vorliegen einer koronaren Herzerkrankung zurückzuführen. Oftmals sind Ischämiezeichen durch den relativen Sauerstoffmangel (mikrovaskuläre Angina) bedingt. Eine nicht-invasive Unterscheidung ist jedoch nicht möglich.

Die Myokardszintigraphie ermöglicht ebenso wie die Ergometrie die Objektivierung der myokardialen Ischämie. Regionale reversible Perfusionsdefekte (ein signifikantes Ischämiezeichen) können ebenso bei fehlenden epikardialen Gefäßstenosen auftreten. Ursächlich liegt dann eine Verminderung der Koronarreserve vor, die durchaus nicht in allen 3 Kranzgefäßen gleich ausgeprägt vorhanden sein muss und Ischämiezeichen ähnlich einer epikardialen Koronargefäßstenose imitieren kann.

Die Radionuklid-Ventrikulographie ermöglicht bei schlechten Schallbedingungen eine Erfassung der enddiastolischen sowie endsystolischen Ventrikelvolumina als Alternative zur Echokardiographie.

Die Kernspintomographie und die Computertomographie können aufgrund ihrer sehr guten Reproduzierbarkeit zur Bestimmung der linksventrikulären Masse sowie der Ventrikelvolumina herangezogen werden. Weiters sind bereits Aussagen über die diastolische Funktion erhältlich. Verwendung finden diese Methoden hauptsächlich im Rahmen wissenschaftlicher Untersuchungen zur Hypertrophieregression oder bei Patienten mit sehr ungünstigen Schallbedingungen.

Die Koronarangiographie und der Herzkatheter sind bei der invasiven Abklärung einer Ischämiesymptomatik zum Nachweis oder Ausschluss einer koronaren Herzkrankheit indiziert. Weiters können myokardiale Funktionsparameter, wie der linksventrikuläre enddiastolische Druck, die Wandspannung, die Ejektionsfraktion oder das Herzminutenvolumen, erhoben werden.

Der intrakoronare Dopplerultraschall (mit einer an der Spitze eines Führungsdrahtes angebrachten Ultraschallsonde) ermöglicht die Bestimmung der Geschwindigkeit des intrakoronaren Blutflusses. Nach einer medikamentösen Intervention, z. B. mit Acetylcholin oder Persantin, kann die endothelabhängige und -unabhängige koronare Vasodilatation gemessen werden. Unter normalen Umständen sollte der koronare Blutfluss zumindest um das 4fache ansteigen können (Koronarreserve).

Ein typisches Merkmal der hypertensiven Herzerkrankung ist eine Einschränkung dieser Koronarreserve. Die positive Ischämiesymptomatik (Angina pectoris und Dyspnoe) sowie die Ischämiezeichen im Thalliummyokardszintigramm und in der Ergometrie können zum Teil mit dieser verminderten Koronarflussreserve erklärt werden (15).

Bedeutung der 24-Stunden-Blutdruckmessung (16)

Sowohl die Diagnose als auch die Therapiekontrolle von Hypertonikern wird durch 2 blutdruckspezifische Besonderheiten erschwert: Blutdruckvariabilität und »Weißkittelphänomen«. Durch die Ordinationsblutdruckmessung kann nicht ausgeschlossen werden, dass der zu betreuende Patient in seiner Blutdruckbelastung adäquat eingeschätzt wird. Alternative Messmethoden wie Blutdruckselbstmessung und ambulante 24-Stunden-Blutdruckmessung können hier Abhilfe schaffen.

Endorganschaden und Prognose

Wie in zahlreichen Querschnittstudien gezeigt wurde, sind Zusammenhänge zwischen Gelegenheits-(Klinik-)Blutdruck und einem Endorganschaden (Linksherzhypertrophie, Nephropathie, Retinopathie, periphere arterielle Verschlusserkrankung, zerebro-vaskuläre Insuffizienz) bei einzelnen Individuen im Vergleich zum ambulanten Blutdruck deutlich vermindert (r = 0,2–0,3 versus 0,5–0,6). Da jedoch das Vorhandensein eines Endorganschadens eine oft vom Blutdruck unabhängige Erhöhung des Risikos bedeutet (z. B. Linksherzhypertrophie), wurden in die prognostische Aussagekraft des ambulanten Blutdrucks einige Erwartungen gelegt, die in einigen Studien der letzten Jahre auch nachgewiesen werden konnten.

Studien mit insgesamt 5724 Hypertonikern und 648 Ereignissen sind bisher publiziert und zeigen fast durchwegs für verschiedene mittels ambulantem Monitoring erhobene Parameter einen besseren Zusammenhang zur Wahrscheinlichkeit des Auftretens von Ereignissen (ambulanter versus Klinikblutdruck; »Weißkittelhypertonie« versus persistierende Hypertonie, Dipper versus Non-Dipper, Differenz zwischen Klinik- und ambulantem Blutdruck, Pulsdruck).

In den Richtlinien verschiedener internationaler Hypertoniegesellschaften wird der geringen prognostischen Aussagekraft des Ordinationsblutdrucks zunehmend Rechnung getragen. Der einzelne Patient wird einer Risikostratifizierung unterworfen, in die nicht nur der Blutdruck, sondern auch begleitende kardiovaskuläre Erkrankungen, Endorganschädigungen (subklinisch oder klinisch manifest) sowie das Vorhandensein zusätzlicher Risikofaktoren, wie Hyperlipoproteinämie und Diabetes, eingehen.

Obgleich der Blutdruck als Wert an Bedeutung verloren hat, so ist sowohl das ambulante Monitoring als auch die Blutdruckselbstmessung in der Lage, zur Risikostratifizierung (aber auch zur Therapiekontrolle) wichtige Informationen beizusteuern. Somit ist der Nutzen des ambulanten Blutdrucks vor allem zur Sicherung der Diagnose sowie zur Einschätzung der Prognose des Hypertonikers geeignet. Die Evidenz für eine Therapiekontrolle durch dieses Messverfahren ist zwar derzeit geringer, aber allein schon aus logischen Gründen anzustreben – das Rationale einer ambulanten Blutdrucküberwachung kann in einer Erhöhung der Genauigkeit – bedingt durch die große Anzahl an Messwerten liegend – angesehen werden.

Das zirkadiane Blutdruckprofil

Wie viele andere physiologische Parameter (Herzfrequenz, Körpertemperatur, Hormonspiegel u. a.) unterliegt auch der Blutdruck einem physiologischen Tag/Nacht-Rhythmus. So fällt während der Nachtstunden der Blutdruck normalerweise um zumindest 10% ab (Dipping). Vor allem bei sekundärer (aber auch bei essenzieller) Hypertonie kann es zu einer Aufhebung dieser normalen Rhythmik kommen (Non-Dipping). Dieser Befund bedeutet im Allgemeinen einen schwereren Verlauf, eine höhere Rate an Endorganschäden und eine schlechtere Prognose.

Ein zu starker Abfall des Nachtblutdrucks (um mehr als 20% im Vergleich zum Tagesblutdruck) war ebenfalls mit einem häufigeren Auftreten zerebrovaskulärer Ereignisse korrelierbar (Extreme-Dipping). Als Hauptunsicherheit bei der Beurteilung des nächtlichen Blutdruckverhaltens gilt die zeitliche Eingrenzung der Schlafperiode. Ein Hinweis kann aus dem gleichzeitigen Verhalten der Herzfrequenz gezogen werden, die normalerweise während des Schlafes abfällt. Um die Zuverlässigkeit des Phänomens »Non-Dipping« zu erhöhen, muss die Auswerteperiode für den Nachtblutdruck auf die Zeit von Mitternacht bis 6 Uhr morgens eingegrenzt werden.

Therapeutische Aspekte der Hypertonie aus kardiologischer Sicht

Im Vordergrund der therapeutischen Überlegungen steht naturgemäß die Blutdrucksenkung. Alle Hauptklassen an Anti-

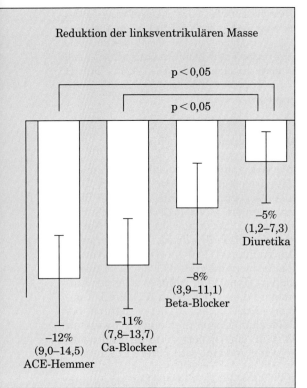

hypertensiva, wie Betablocker, Diuretika, ACE-Hemmer, Kalziumantagonisten, Angiotensin-II-Blocker und Alphablocker, sind in der Lage den erhöhten Blutdruck zu senken. Die Studienlage wird für alle 6 Gruppen immer umfangreicher, wobei lediglich für die Gruppe der Alphablocker aus kardiologischer Sicht ungünstige Substanzeigenschaften im Sinne einer erhöhten Neigung zur Entwicklung einer Herzinsuffizienz im Rahmen der ALLHAT-Studie (17) auffällig waren.

Die in den letzten Jahren ins Schussfeld geratenen Kalziumantagonisten hingegen konnten die Schlaganfallraten effektiv reduzieren, sind jedoch aus kardiologischem Blickwinkel nicht in der vordersten Reihe der einzusetzenden Medikamente zu finden.

Bei den meisten Hypertonikern wird wohl eine Kombinationstherapie notwendig sein, um die neuen Zielwerte erreichbar zu machen. Aus diesem Grund ist ein breites therapeutisches Armentarium nötig.

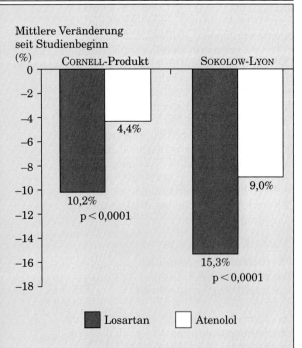

◁

Abb. 28
Regression einer Linksherzhypertrophie.
Metaanalysen (50 Studien; 1 775 Patienten)
(mod. nach 18 und 19)

Abb. 29
LIFE-Studie (20, 21):
Regression der Linksherzhypertrophie durch die Therapie mit dem Angiotensin-II-Blocker Losartan im Vergleich zum Betablocker Atenolol

Regression der linksventrikulären Hypertrophie

Eine spezifische Wirkung auf hypertoniebedingte Folgeerscheinungen am Herzen konnten bislang vor allem ACE-Hemmer zeigen. Sie wirken einerseits regressiv auf die Hypertrophie der Myokardfibrillen und verbessern andererseits die koronare Endothelfunktion mit entsprechend günstigen Auswirkungen auf die myokardiale Sauerstoffversorgung. Im Vergleich mit anderen Antihypertensivaklassen konnten ACE-Hemmer vor den Kalziumkanalblockern vom Dihydropyridin-Typ die besten Regressionsergebnisse erzielen (18, 19) (Abb. 28).

In experimentellen Daten war die intramyokardiale Fibrosierung, die mit der Entstehung der linksventrikulären Hypertrophie einhergeht, vor allem mit Aldosteronantagonisten günstig zu beeinflussen. Von Angiotensin-Rezeptor-Antagonisten kann in Bezug auf die Hypertrophieregression einiges erwartet werden, zumal sie in ähnlicher Weise in das pathophysiologisch so relevante Renin-Angiotensin-Aldosteron-System (RAAS) eingreifen wie ACE-Hemmer. Eine auf diesen Endpunkt fokussierte Studie (LIFE-Studie) konnte diese Erwartungen im Vergleich zum Betablocker Atenolol in eindrucksvoller Weise erfüllen (20, 21) (Abb. 29).

Dass durch die Regression der linksventrikulären Muskelmasse – unabhängig von der Blutdrucksenkung – auch eine Verbesserung der Prognose des Patienten erreichbar ist, war sowohl aus echokardiographischen wie auch aus elektrokardiographischen Untersuchungen abzuleiten. So konnte in einer Untersuchung von KOREN et al. (22) bei einem Follow-up von 140 Monaten eine Prognoseverbesserung bei Patienten mit rückgebildeter Hypertrophie des linken Ventrikels gezeigt werden:

Aus 44 Probanden (mit linksventrikulärer Hypertrophie) wurden 2 Gruppen gebildet.

Gruppe 1: 28 Probanden mit Regression (3,6% Ereignisse).

Gruppe 2: 16 Probanden ohne Regression (25% Ereignisse).

Aus 117 Probanden (ohne linksventrikuläre Hypertrophie) wurden ebenfalls 2 Gruppen gebildet.

Gruppe 3: 98 Probanden ohne Entwicklung einer linksventrikulären Hypertrophie (5,1% Ereignisse).

Gruppe 4: 19 Probanden mit einer sich entwickelnden linksventrikulären Hypertrophie (31,6% Ereignisse).

Diastolische Funktionsstörung

Im Vordergrund stehen:

1. Das Bewahren des Sinusrhythmus.
2. Die Reduktion des linksventrikulären Enddiastolendrucks.
3. Die Behandlung potenziell verschlechternder Faktoren (wie myokardiale Ischämie) bedingt durch eine Koronarerkrankung.

Als Therapeutika kommen Betablocker, ACE-Hemmer, niedrig dosierte Diuretika sowie lang wirksame Kalziumantagonisten und Nitrate in Betracht. Keine Rolle spielt Digitalis (außer zur Rhythmusstabilisierung bei tachykardem Vorhofflimmern).

Systolische Funktionsstörung

Die vordringlichste Maßnahme besteht hier in der Reduktion der Nachlast, die wiederum durch Substanzen, die das Renin-Angiotensin-Aldosteron-System beeinflussen, wie ACE-Hemmer und AT-1-Rezeptorblocker, erfolgen sollte. Weiters kommen Betablocker – sowie bei Flüssigkeitsüberladung Diuretika – zum Einsatz. Das weitere therapeutische Management des Patienten mit hypertertensiver Herzkrankheit muss vor allem auf die Komplikationen (KHK, Herzinsuffizienz, maligne Arrhythmien) ausgerichtet sein (22).

Für die Praxis

o Da der Hochdruck einer der best-etablierten und häufigsten vaskulären Risikofaktoren ist, von Patienten wie Ärzten aber bei weitem nicht seiner Bedeutung entsprechend eingeschätzt wird (weswegen auch nur 10% der Hypertoniker entsprechend dem Blutdruckzielwert eingestellt sind), liegt noch jede Menge Arbeit vor uns.

o Neben der ischämischen Herzerkrankung stellt die arterielle Hypertonie die wichtigste Ursache für eine Herzinsuffizienz dar. Eine konsequente und frühzeitige Therapie dieses Risikofaktors kann Folgeerscheinungen am Herzen hinauszögern, verhindern und zum Teil wieder rückgängig machen.

o Da eine adäquate Einschätzung der individuellen Blutdruckbelastung des Hochdruckpatienten durch die Gelegenheitsblutdruckmessung nicht möglich ist, sollten alternative Messmethoden, die eine bessere diagnostische und prognostische Aussagekraft ermöglichen, Eingang in den klinischen Alltag der Hypertoniebetreuung finden.

o Dass die moderne Therapie der Hypertonie durch die Entwicklung nebenwirkungsarmer neuer Medikamente mit langer Wirkdauer, die eine einmal tägliche Verabreichung möglich macht, deutlich erleichtert wird, zeigt sich nicht zuletzt in einer erhöhten Patientencompliance.

o Das Maß aller Dinge in der Hypertonietherapie muss das Erreichen des individuellen Blutdruckzielwertes unter Berücksichtigung der begleitenden Erkrankungen und Risikofaktoren des Patienten sein. Eine erfolgreiche Behandlung ist im Allgemeinen mit einer Kombinationstherapie zu erreichen, wobei vor allem im Sinne der »Adherence« der Patienten das Prinzip »start low – go slow« immer im Auge zu behalten ist.

Literatur

1. MacMahon S, et al. Blood pressure, stroke, and coronary heart disease. Part 1, Prolonged differences in blood pressure: prospective observational studies corrected for the regression dilution bias. Lancet 1990; 335: 765–774.
2. Savage DD, et al. The spectrum of left ventricular hypertrophy in a general population sample: The Framingham Study. Circulation 1987; 75 (Suppl 1): 126–133.
3. Mosterd A, et al. Trends in the prevalence of hypertension, antihypertensive therapy, and left ventricular hypertrophy from 1950 to 1989. N Engl J Med 1999; 340: 1221–1227.
4. Levy D, et al. Prognostic implications of echocardiographically determined left ventricular mass in the Framingham Heart Study. N Engl J Med 1990; 322:1561–1566.
5. Lip GYH, et al. Hypertensive heart disease. Eur Heart J 2000; 21: 1653–1665.
6. Koren MJ, et al. Relation of left ventricular mass and geometry to morbidity and mortality in men and women with essential hypertension. Ann Intern Med 1991; 114: 345–352.
7. Schmieder RE, Messerli FH. Hypertension and the heart. J Hum Hypertens 2000; 14: 597–604.
8. Wheeldon NM, Clarkson P, MacDonald TH. Diastolic heart failure. Eur Heart J 1994; 15: 1689–1697.
9. Devereux RB, et al. Cardiac and arterial hypertrophy and atherosclerosis in hypertension. Hypertension 1994; 23: 802–809.
10. Messerli FH, et al. Hypertension and sudden death. Increased ventricular ectopic activity in left ventricular hypertrophy. Am J Med 1984; 77: 18–22.

11. Devereux RB, et al. Measurement of left ventricular mass: methodology and expertise. J Hypertens 1997; 15: 801–809.
12. Klein W, et al. Circadian blood pressure pattern in patients with treated hypertension and left ventricular hypertrophy. Angiology 1991; 42: 379–386.
13. Zweiker R, et al. Non-Dipping related to cardiovascular events in essential hypertensive patients. AMA 1994; 21: 86-89.
14. Verdecchia P, et al. Ambulatory blood pressure – an independent predictor of prognosis in essential hypertension. Hypertension 1994; 24: 793–801.
15. Aguirre JM, et al. Segmentary coronary reserve in hypertensive patients with echocardiographic left ventricular hypertrophy, gammagraphic ischemia and normal coronary angiography. Eur Heart J 1993; 14 (Suppl J): 25–31.
16. Zweiker R. Übersicht über die 24-Stunden-Blutdruckmessung. internist prax 2001; 41: 243–252.
17. Lasagna L. Diuretics vs. alpha-blockers for treatment of hypertension. Lessons from ALLHAT. The Antihyertensive and Lipid-Lowering Treatment to Prevent Heart Attack Trial. JAMA 2000; 283: 2013–2014.
18. Schlaich MP, Schmieder RE. Left ventricular hypertrophy and its regression: pathophysiology and therapeutic approach: focus on treatment by antihypertensive agents. Am J Hypertens 1998; 11: 1394–1404.
19. Schmieder RE, et al. Update on reversal of left ventricular hypertrophy in essential hypertension (a meta-analysis of all randomized double-blind studies until December 1996). Nephrol Dial Transplant 1998; 13: 564–569.
20. Dahlof B, et al. Cardiovascular morbidity and mortality in the Losartan Intervention For Endpoint reduction in hypertension study (LIFE): a randomised trial against atenolol. Lancet 2002; 359: 995–1003.
21. Lindholm LH, et al. Cardiovascular morbidity and mortality in patients with diabetes in the Losartan Intervention For Endpoint reduction in hypertension study (LIFE): a randomised trial against atenolol. Lancet 2002; 23: 1004–1010.
22. Koren MJ, et al. Changes in left ventricular mass predict risk in essential hypertension. Circulation 1990; 82 (Suppl III): III–29.
23. Lorell BH, Carabello BA. Left ventricular hypertrophy: pathogenesis, detection, and prognosis. Circulation 2000; 102: 470–479.

6

Die arterielle Hypertonie aus nephrologischer Sicht

G. MAYER

Nierenarterienstenose – renovaskuläre Hypertonie

Neben Übergewicht und übermäßigem Alkoholkonsum ist die renovaskuläre Hypertonie (RVH) die häufigste potenziell korrigierbare Ursache einer Hypertonie. Die Prävalenz schwankt zwischen < 1% (unselektionierte Hypertoniker) und > 30% (Hochrisikopatientinnen und -patienten [im Folgenden wird – aus Gründen der leichteren Lesbarkeit – auf die geschlechtsneutrale Schreibweise verzichtet] gemäß den Kriterien in Tab. 14). Bei einer RVH wird das Renin-Angiotensin-Aldosteron-System (RAAS) durch eine renale Minderperfusion (meist durch eine Nierenarterienstenose [NAST], manchmal aber auch durch andere Ursachen wie ein Hämatom, eine Vaskulitis oder eine Embolie) aktiviert. Die Vasokonstriktion und die Natrium-/Volumenretention führen dann zu einem meist massiven Anstieg des Blutdrucks.

Grundsätzlich ist aber somit klar, dass eine NAST (siehe auch Tab. 15 zur Pathogenese) nur dann zu einer RVH führt, wenn sie hämodynamisch signifikant ist. Wenn dieser Umstand außer Acht gelassen wird, kann es vorkommen, dass die Korrektur einer NAST das Blutdruckverhalten nicht verändert (z. B. bei einem Patienten mit essenzieller Hypertonie und atherosklerotischer Einengung der Nierenarterie). Diagnostische Verfahren sollten daher idealerweise eine hohe Sensitivität (um alle Patienten mit NAST zu erkennen), aber auch eine hohe Spezifität für die Erfassung signifikanter Läsionen aufweisen. Wenn möglich sollte auch eine Lokalisationsdiagnostik möglich sein.

Tab. 16 fasst einige der zur Verfügung stehenden Verfahren zusammen, die jedoch alle mit Problemen behaftet sind.

Das folgende Vorgehen kann prinzipiell empfohlen werden:

○ Bei Patienten mit hochgradigem klinischem Verdacht auf eine RVH sollte eine Abklärung mittels intraarterieller Angiographie angestrebt werden (als Alternative bei ostiumnahen Stenosen sind auch die Spiral-CT bzw. die MR-Angiographie geeignet).

○ Patienten mit niederer Wahrscheinlichkeit für eine RVH sollten nicht weiter untersucht werden, da nicht-invasive Screeninguntersuchungen viele falsch-positive Befunde erheben. Sie sollten daher nur bei Patienten mit mittlerem Risiko (5–15%) für das Vorliegen einer RVH in Erwägung gezogen werden, wobei sich je nach lokaler Gegebenheit vor allem das Captopril-Nephrogramm, die farbkodierte Duplexsonographie, die Spiral-CT oder die MR-Angiographie (vor allem bei Patienten mit eingeschränkter Nierenfunktion) am besten eignen.

Besonders schwierig ist die Diagnostik bei bilateraler NAST, die jedoch laut Literatur immerhin bei 30–65% aller Patienten vorliegt (vor allem Patienten mit Kardiomyopathie können u. U. auch normoton sein!). Zusätzlich besteht hier die Gefahr einer sog. ischämischen Nephropathie.

Bei einer einseitigen NAST führt selbst der Verschluss des Gefäßes bzw. die Blockade des RAAS (z. B. mit einem ACE-Inhibitor) nicht zum Anstieg des Serumkreatinins, da die Filtrationsleistung der kontralateralen Niere kompensatorisch zunimmt. Eine geringgradige Verschlechterung der Nierenfunktion tritt dabei meistens erst dann auf, wenn die regulär perfundierte Niere geschädigt ist (z. B. im Rahmen einer hypertensiven Nephrosklerose, wobei diese Patienten eventuell durch eine ausgeprägte Proteinurie frühzeitig identifiziert werden können).

Tab. 14
Hinweise für das Vorliegen
einer renovaskulären Hypertonie

○ Hypertonie vor dem 30. oder nach dem 50. Lebensjahr (hier besonders bei Nikotinabusus)

○ Keine Hypertonie in der Familienanamnese

○ Plötzlicher Beginn einer Hypertonie bzw. plötzliche Verschlechterung einer präexistenten Hypertonie

○ Schwere oder therapierefraktäre Hypertonie

○ Fundus hypertonicus, Grad III/IV

○ Hypertonie bei einseitiger Schrumpfniere (< 9 cm Längsdurchmesser)

○ Rezidivierendes akutes Lungenödem (bei bis zu ¼ der Patienten mit renovaskulärer Hypertonie durch eine Kombination der erhöhten Nachlast und der Volumensexpansion)

○ Systolisches und diastolisches abdominelles Strömungsgeräusch
(alle Quadranten auskultieren; Sensitivität nur 45%, aber sehr hohe Spezifität)

○ Atherosklerose in anderen Gefäßgebieten (etwa 50% der Patienten mit peripherer arterieller Verschlusskrankheit und 10% der Patienten mit koronarer Herzkrankheit haben auch mindestens eine 50%ige Nierenarterienstenose, wobei diese nicht Ursache der Hypertonie sein muss)

○ Hypokaliämie

	Inzidenz	Alter (Jahre)	Lokalisation	Verlauf
Atherosklerose	65%	> 50	Meist proximal (2 cm im Hauptstamm), 11% distale Stenosen	50% Progression (7%/Jahr), manchmal (trotz guter Blutdruckeinstellung) bis zum völligen Verschluss
Fibromuskuläre Dysplasie				
Fibroplasie der Intima	1–2%	Kinder, junge Erwachsene	Mittlerer Hauptstamm und/oder Äste	Meist progredient, häufig Dissektion und/oder Thrombosen
Fibromuskuläre Mediadysplasie	30%	25–50	Distaler Hauptstamm und/oder Äste, auch andere Gefäße (z. B. Tr. coeliacus)	33% Progression, selten Dissektion und/oder Thrombosen
Fibrose der Periadventitia	1–2%	15–30	Mittlerer bis distaler Hauptstamm und/oder Äste	Meist progredient, häufig Dissektion und/oder Thrombosen

Tab. 15
Pathogenese der Nierenarterienstenose

Signifikante bilaterale Stenosen können bei Blockade des RAAS (aber auch bei einer massiven Blutdrucksenkung durch andere Substanzen) zu einem akuten Nierenversagen bzw. bei chronischer Progredienz zu einer ischämischen Nephropathie führen, wobei Dialysepatienten mit dieser Erkrankung eine extrem schlechte Prognose (20% 5-Jahres-Überleben) haben. Tab. 17 zeigt jene Konstellationen auf, bei denen an das Vorliegen einer bilateralen Stenose gedacht werden muss.

Nierenarterienstenosen, die zufällig bei Patienten ohne RVH oder ischämischer Nephropathie entdeckt werden (z. B. im Rahmen von Koronarangiographien) dürften nach der vorliegenden Literatur (wenn überhaupt) nur sehr langsam progredient sein. Eine prophylaktische Intervention ist daher nicht indiziert, da eine evtl. Rezidivstenose rascher zunimmt.

Therapie

Viele Studien, besonders zur invasiven Therapie, leiden unter dem Problem, dass auch Patienten mit Hypertonie und NAST, also ohne tatsächliche RVH, eingeschlossen wurden, da der Nachweis einer hämodynamischen Signifikanz einer Läsion oft vor der Intervention nicht sicher

Renin basal und nach Captopril

Vor allem bei hohem basalem Renin häufig falsch-positive Befunde. Erlaubt keine Prognose über den Erfolg einer Intervention, keine Lokalisationsdiagnostik. ACE-Inhibitoren, β-Blocker und Diuretika müssen abgesetzt werden. Ungeeignet bei Patienten mit Niereninsuffizienz

Renin aus den Nierenvenen

Bei positivem Testergebnis hohe Wahrscheinlichkeit für Erfolg einer Intervention, allerdings auch Erfolg einer Intervention bei 65% der Patienten mit negativem Testergebnis; wahrscheinlich ist die Anamnese (abrupte Veränderung des Blutdruckverhaltens, massiver Blutdruckabfall nach Gabe eines ACE-Inhibitors) in dieser Fragestellung aussagekräftiger

Nephrogramm nach Captopril, eventuell basal

Relativ beste, nicht-invasive Untersuchung zur Identifikation von Patienten, die von einer Intervention profitieren, problematisch bei bilateraler Stenose und bei Patienten mit einer glomerulären Filtrationsrate von < 30 ml/Min.

Farbkodierte Duplex-Doppler-Sonographie

Sehr untersucherabhängig, zeitaufwendig und technisch schwierig (vor allem bei akzessorischen Gefäßen, aber nur ⅓ aller Menschen hat beidseits nur jeweils 1 Nierenarterie bzw. -vene), eventuell Aussage über Nierenfunktion und Blutdruckverhalten nach einer Intervention durch Bestimmung des Widerstandsindex

MR-Angiographie

Nicht geeignet für distale Stenosen bzw. Stenosen in akzessorischen Gefäßen

Spiral-CT-Angiographie

Problematisch bei akzessorischen Gefäßen bzw. distalen Stenosen, geringere Qualität bei eingeschränkter Nierenfunktion

Intraarterielle Angiographie

Untersuchung der Wahl für Patienten mit klinisch hochgradigem Verdacht auf renovaskuläre Hypertonie. Keine sichere Aussage über postinterventionellen Erfolg hinsichtlich des Blutdruckverhaltens, potenzielle Nebenwirkungen (Kontrastmitteltoxizität, Embolien)

Renin basal

Nicht sinnvoll

Intravenöse Pyelographie

Nicht sinnvoll

Nephrogramm basal

Nicht sinnvoll

Tab. 16
Diagnostische Verfahren zum Nachweis einer renovaskulären Hypertonie

geführt werden kann (1). Dies erschwert eine klare Aussage über das optimale Vorgehen.

Renovaskuläre Hypertonie bei einseitiger Nierenarterienstenose

Medikamentöse Therapien (vorzugsweise ACE-Inhibitoren und Diuretika) sind nicht selten erfolgreich. Allerdings muss bedacht werden, dass viele atherosklerotische Läsionen trotz einer adäquaten Blutdruckreduktion progredient sind (10–15% Verschluss einer initial >75%igen Stenose innerhalb von 5 Jahren) und somit zur ischämischen Nephropathie führen können.

Zusätzlich wurde in Tierexperimenten gezeigt, dass eine durch die Blutdruckreduktion noch verstärkte Mangeldurchblutung des Organs hinter der Stenose die Fibrosierung und Atrophie desselben fördert.

Eine Alternative zur medikamentösen Therapie ist die perkutane transluminale Angioplastie (PTA).

In einer kürzlich publizierten holländischen Studie war die PTA der medikamentösen Therapie nicht wesentlich überlegen, allerdings sank bei sehr vielen Patienten der Blutdruck nach der Intervention überhaupt nicht ab, was wiederum die Problematik mit der präinterventionellen Diagnose der RVH unterstreicht (1). Zusätzlich wurde ⅓ der Studienteilnehmer in der initial mit Medikamenten behandelten Gruppe nach 3 Monaten wegen einer Therapieresistenz doch dilatiert.

Derzeit sind vor allem inkomplette Hauptstammverschlüsse (bis zu 20% »Heilung«, bis zu 60% »Besserung« der Hypertonie, bei bilateraler Erkrankung schlechtere Ergebnisse) und vor allem die NAST auf Basis einer fibromuskulären Dysplasie (50–85% definitive Sanierung durch PTA, nur 10% Restenosierung) Indikationen für eine PTA.

Der Erfolg des Eingriffs kann innerhalb von 48 Stunden abgeschätzt werden, die

---

○ Fibromuskuläre Dysplasie

○ Ältere Patienten mit generalisierter Atherosklerose und plötzlicher Verschlechterung der Nierenfunktion

○ Hypertoniker mit eingeschränkter Nierenfunktion und einer Neigung zu plötzlichem Lungenödem

○ Plötzliche Verschlechterung der Nierenfunktion nach Blockade des Renin-Angiotensin-Systems oder bei massiver Blutdruckreduktion durch andere antihypertensive Medikamente

Tab. 17
Klinische Verdachtsmomente für das Vorliegen einer bilateralen Nierenarterienstenose

---

Komplikationsrate liegt bei 5–15% (Hämatom bis Perforation und renale Atheroembolien).

Ostiumnahe atherosklerotische Stenosen (eigentlich Erkrankungen der Aorta) sind wegen der hohen Restenosierungsrate bei PTA eine Indikation für eine Stentimplantation (Restenose bei Stent nach 6 Monaten 14% versus 48% bei alleiniger PTA). Ein chirurgischer Eingriff hat die besten Erfolgsaussichten, allerdings ist die perioperative Mortalität bei diesen oft multimorbiden Patienten beachtlich.

Insgesamt ist bei fibromuskulärer Dysplasie (FMD) die PTA zu bevorzugen; bei Ablehnung durch den Patienten sollte eine chirurgische Sanierung angestrebt werden.

Bei atherosklerotischer NAST kann – vor allem bei älteren Patienten – initial eine medikamentöse Therapie versucht werden. Bei Ineffektivität, Unverträglichkeit,

Anstieg des Serumkreatinins bzw. Lungenödemepisoden sollte eine PTA (mit Stent) durchgeführt werden.

Eine Operation ist die letzte therapeutische Option, es sei denn, dass simultan auch andere gefäßchirurgische Probleme (z. B. ein Aortenaneurysma) beseitigt werden müssen.

Renovaskuläre Hypertonie bzw. ischämische Nephropathie bei bilateraler Nierenarterienstenose

Neben der Blutdrucknormalisierung muss bei diesen Patienten auch auf den Erhalt der Nierenfunktion geachtet werden. Eine medikamentöse Therapie kann prinzipiell versucht werden; unter engmaschiger Kontrolle wäre prinzipiell sogar die Gabe eines ACE-Inhibitors bzw. Angiotensin-II-AT1-Rezeptorantagonisten möglich. Andererseits können sogar Medikamente wie Kalziumantagonisten bei massiver Blutdruckreduktion zu einem akuten Nierenversagen führen.

Sollte eine Blutdruckeinstellung nicht möglich sein und/oder die Nierenfunktion nachlassen, sind invasive Verfahren indiziert. Vor allem Patienten mit sehr hohen systolischen Blutdruckwerten, einer Hypertonieanamnese von <5 Jahren, rezidivierendem Lungenödem, progredienter Läsion und guter Lebenserwartung profitieren von einer PTA mit Stent; bei 40% der derart erfolgreich behandelten Patienten sinkt auch ein initial erhöhtes Serumkreatinin wieder ab. Allerdings muss bei etwa 2% mit signifikanten atheroembolischen Komplikationen gerechnet werden (2).

Eine chirurgische Intervention verbessert bei 70–90% die Blutdrucksituation (allerdings meist ohne Blutdrucknormalisierung) und bei etwa 60% die Nierenfunktion, die Operationsmortalität liegt allerdings doch bei 3–6%.

Eine bilaterale Reninabnahme aus den Nierenvenen lässt jene Seite erkennen, die wahrscheinlich am meisten zur Blutdruckerhöhung beiträgt; in der Sonographie kann durch die Ermittlung des Widerstandindex ermittelt werden, ob ein Eingriff die Nierenfunktion verbessern kann (3). Beträgt der Längsdurchmesser der poststenotischen Niere < 9 cm, ist mit einer Verbesserung der Nierenfunktion ebenfalls nicht mehr zu rechnen. Zur Klärung dieser Frage ist u. U. auch eine Biopsie indiziert.

Mikroalbuminurie

Unter physiologischen Bedingungen werden pro Tag maximal 20 mg Albumin im Harn ausgeschieden (d. h. bis zu 15 µg/Min.), bei einer Mikroalbuminurie (MIA) liegt diese Menge zwischen 30–300 mg/d (20–200 µg/Min.). Der Goldstandard in der Diagnostik ist die 24-Stunden-Harnsammlung; als Screeninguntersuchungen können eine Bestimmung des Albumin-Kreatinin-Quotienten im Spontanharn (Obergrenze 30 mg/g, cave: keine massive körperliche Betätigung am Vortag; veränderte Werte bei massiv erhöhter oder reduzierter Muskelmasse) oder der sog. Micral-Streifentest (Konzentrationsabhängigkeit, u. U. falsch-positive oder falsch-negative Befunde bei stark konzentriertem bzw. verdünntem Harn) herangezogen werden, wobei allerdings Sensitivität und Spezifität dieser Methoden in der Literatur kritisiert werden (z. B. Sensitivität des Micraltests nur etwa 75%) (4, 5). Konventionelle Harnteststreifen sind für die Diagnostik nicht geeignet, da erst ab 300–500 mg/d eine positive Reaktion zu erwarten ist.

Die generelle Prävalenz der MIA in der Bevölkerung liegt bei 9%; sie ist bei Diabetikern mit 29% und bei Hypertonikern mit 16% wesentlich höher. Nicht ganz überraschend findet sich auch bei den > 60-Jährigen bei jedem 6. eine minimal erhöhte Albuminurie (6).

Eine intermittierende MIA kann durch unterschiedliche Veränderungen hervorgerufen werden, wie z. B. Fieber, körperliche Belastung, Herzinsuffizienz oder bei Patienten mit Diabetes mellitus durch eine schlechte Stoffwechseleinstellung. Bei Patienten mit insulinpflichtigem Diabetes mellitus (IDDM) ist eine persistierende MIA ein Zeichen der diabetischen Nephropathie, vor allem dann, wenn sie sich innerhalb der ersten 10 (–20) Jahre nach Krankheitsmanifestation entwickelt.

Werden diese Patienten biopsiert, finden sich interessanterweise sehr unterschiedliche histologische Veränderungen (vom Normalbefund bis zur massiven diabetischen Glomerulosklerose), sodass dem klinischen Bild der MIA unterschiedliche histologische Schweregrade der diabetischen Nephropathie zugeordnet werden können. 30–50% der Patienten mit MIA und IDDM zeigen eine Progredienz zur manifesten Proteinurie, wobei höhere HbA_{1c}- und/oder Blutdruckwerte bzw. ein Nikotinabus Risikofaktoren sind (7).

Prinzipiell dürfte dies auch für Patienten mit insulinunabhängigem Diabetes mellitus (NIDDM) und diabetischer Nephropathie gelten; allerdings kann bei diesen die MIA auch Ausdruck von Nierenerkrankungen mit einer wesentlich günstigeren renalen Prognose, wie z. B. einer hypertensiven Nephrosklerose – sein. Unbestritten ist allerdings – unabhängig von der Stoffwechsellage – ein massiv erhöhtes kardiovaskuläres Risiko von Patienten mit MIA.

In der HOPE-Studie war z. B. das relative kardiovaskuläre Risiko bei den MIA-positiven Patienten ohne Diabetes um 60% höher als in der MIA-negativen Gruppe (8), wobei das kardiovaskuläre Risiko bei Hypertonikern bereits ab einer Albuminurie von 9 µg/Min. ansteigt, sodass die Frage des Grenzwertes der Albuminurie bei Nicht-Diabetikern neu überdacht werden muss (9).

Das Ausmaß der Albuminurie korreliert sehr stark mit den Blutdruckwerten (und hier vor allem mit dem systolischen Blutdruck und der Blutdruckamplitude), bei

○ Systolischer Blutdruck	< 140 mmHg
○ Diastolischer Blutdruck	< 85 mmHg
○ HbA_{1c}	< 6,5%
○ Triglyzeride	< 150 mg%
○ Gesamtcholesterin	< 190 mg%
○ Therapie mit ACE-Inhibitoren	blutdruckunabhängig
○ Acetylsalicylsäure bei arterieller Verschlusskrankheit	immer

Tab. 18
Behandlungsziele bei Typ-2-Diabetes (nach 19)

normotonen Patienten findet sich auch eine Assoziation zum Bodymass-Index und den Serumtriglyzeridspiegeln. Während bei Patienten mit IDDM ab 5 Jahren Krankheitsdauer ein jährliches MIA-Screening empfohlen wird, gilt dies für Patienten mit NIDDM ab der Diagnosestellung. Für Nicht-Diabetiker gibt es dazu noch keine Richtlinien, wohl auch deshalb, da bislang unklar ist, ob die MIA selbst zum Risiko beiträgt oder nur ein Epiphänomen darstellt.

Therapie

Bei IDDM und MIA muss die Stoffwechseleinstellung optimiert werden, weiters wirkt selbst bei »Normotonie« ein ACE-Inhibitor nephroprotektiv. Bei Einsatz von Kalziumantagonisten sollte den Nicht-Dihydropyridinen der Vorzug gegeben werden. Bei NIDDM und MIA liegen in Hinblick auf die Nephroprotektion vor allem für Angiotensin-II-AT1-Rezeptorblocker günstige Studiendaten vor (10). Zur Reduktion des kardiovaskulären Risikos ist ein aggressives multipragmatisches Vorgehen (Blutdruckreduktion, Glukose- und Lipidstoffwechselkontrolle, Acetylsalicylsäure) indiziert (Tab. 18).

In der UKPDS (11) sank z. B. das kardiovaskuläre Risiko bis zu einem systolischen Blutdruck von 120 mmHg konstant ab. Zusätzlich haben in der HOPE-Studie auch normotone Patienten mit NIDDM und MIA von einer Therapie mit Ramipril massiv profitiert (12).

Ähnliche Erfolge (allerdings im Vergleich zu einer β-Blocker-Therapie) konnten in der LIFE-Studie mit dem Angiotensin-Rezeptorblocker Losartan erzielt werden (13). Während bei Diabetikern das Vorgehen somit relativ gut untersucht ist, gibt es derzeit keine größeren prospektiven Untersuchungen bei Patienten ohne Diabetes mellitus und MIA.

Ansätze zur Differenzialtherapie der Hypertonie bei renalen Erkrankungen

Mehr als 80% der Patienten mit eingeschränkter Nierenfunktion leiden an einer arteriellen Hypertonie, und diese trägt ganz wesentlich zu einer erhöhten kardiovaskulären Mortalität bei (14). Leider gibt es kaum Studien über die Effekte einer antihypertensiven Therapie auf kardiovaskuläre Endpunkte bei nierenkranken Patienten. Die besten Daten liegen derzeit für ACE-Inhibitoren vor (14); allerdings empfiehlt es sich wahrscheinlich, bis zum Vorliegen größerer Untersuchungen Ergebnisse aus Studien mit anderen, ähnlich gefährdeten Patientenkollektiven zu übernehmen.

Im Gegensatz dazu ist unser Wissen über die Rolle der Hypertonie als Progressionsfaktor für renoparenchymatöse Erkrankungen und die nephroprotektive Wirkung spezifischer antihypertensiver Medikamente wesentlich größer.

Am Beginn der 80er-Jahre des 20. Jahrhunderts hatten HOSTETTER und BRENNER im Tiermodell die Veränderungen der intraglomerulären Hämodynamik bei chronischen Nierenerkrankungen untersucht (15). Sie entfernten bei Ratten ⅚ des Nierengewebes operativ und imitierten so den Verlust von funktionstüchtigem Nierenparenchym durch eine Erkrankung. Diese massive Reduktion der Nephronenzahl rief in den verbleibenden Glomerula typische hämodynamische Veränderungen hervor.

Um die Nierenfunktion zu stabilisieren, wird durch eine Vasodilatation im Vasa afferens der Blutfluss verstärkt, zusätzlich kann der systemische Blutdruck besser in das Glomerulum fortgeleitet werden. Dies führt, gemeinsam mit einer Vasokonstriktion im Vasa efferens, zu einer massiven Steigerung des Filtrationsdrucks und damit der glomerulären Filtrationsrate. Allerdings schädigt diese intraglomeruläre Hypertonie die verbleibenden Restglomerula, wodurch ein Circulus vitiosus in Gang gesetzt wird.

Damit wurde klar, dass jede antihypertensive Therapie prinzipiell nephroprotektiv wirken muss. Allerdings wurde kurz später nachgewiesen, dass die Vasokonstriktion des Vasa efferens durch Angiotensin II verursacht wird – womit eine Blockade des Renin-Angiotensin-Aldosteron-Systems (RAAS) z. B. mit ACE-Inhibitoren bei gleicher systemischer Wirksamkeit anderen antihypertensiven Medikamenten in Hinblick auf die Nephroprotektion eigentlich überlegen sein müsste. Initial konnte gezeigt werden, dass ACE-Inhibitoren stärker antiproteinurisch wirken als andere Antihypertensiva, die erste Studie mit harten renalen Endpunkten (Dialysepflichtigkeit, Transplantation oder Tod der Patienten), die die Überlegenheit einer Therapie mit ACE-Inhibitoren (Captopril) im Vergleich zu anderen antihypertensiven Medikamenten zeigen konnte, wurde von LEWIS et al. bei Typ-1-Diabetikern durchgeführt (16).

Untersuchungen mit ähnlichen Erfolgen wurden später mit anderen ACE-Inhibitoren auch bei Nicht-Diabetikern mit chronischen Eigennierenerkrankungen erzielt. Allerdings wurde auch klar, dass bei einer massiven Blutdruckreduktion (arterieller Mitteldruck < 90 mmHg) der Vorteil einer RAAS-Blockade nicht mehr gegeben war (eventuelle Ausnahme Typ-1-Diabetiker mit Mikroalbuminurie).

Offensichtlich ist bei derart niederen arteriellen Blutdruckwerten der glomeruläre »Preload«, also der systemische Druck, so weit reduziert, dass eine zusätzliche Vasodilatation im Bereich des Vasa efferens keinen additiven Nutzen mit sich bringt. Allerdings können gerade bei renoparenchymatöser Hypertonie diese Blutdruckwerte oft ohnehin nur mit einer Kombinationstherapie unter Einschluss von ACE-Inhibitoren erreicht werden.

Kalziumantagonisten vom Nicht-Dihydropyridintyp senken ebenfalls die Proteinurie, teilweise unabhängig von der Blutdruckreduktion; sie eignen sich daher ebenfalls als Kombinationspartner.

Lange Zeit galt die gesamte Aufmerksamkeit der Forschung dem Problem der Hypertonie bei Nierenerkrankung; die Schädigung der Niere bei Hypertonie (hypertensive Nephrosklerose) wurde hingegen kaum bearbeitet.

Allerdings sind die hämodynamischen Veränderungen dabei auch völlig anders, da vor allem eine Vasokonstriktion im Bereich des Vasa afferens eintritt, die primär die glomerulären Strukturen vor dem erhöhten Systemdruck schützen. Bei langdauernder Engstellung nimmt aber die glomeruläre Filtrationsrate durch die intraglomeruläre Ischämie progredient ab. Eine Überlegenheit einer Therapie, die vor allem das Vasa efferens öffnet, wurde daher lange Zeit bestritten.

Neben Patienten mit essenzieller Hypertonie sind davon vor allem Typ-2-Diabetiker betroffen. Im Gegensatz zum Diabetes mellitus Typ 1, bei dem eine Hypertonie erst mit der Nephropathie auftritt, leiden viele Patienten mit NIDDM an einer »essenziellen« Hypertonie, die sich oft noch vor dem Diabetes manifestiert. Somit finden sich renal sowohl Zeichen einer hypertensiven als auch solche einer diabetischen Nephropathie.

Erst vor kurzem gelang der Nachweis, dass eine Blockade des Renin-Angiotensin-Aldosteron-Systems (durch Angiotensin-II-AT1-Rezeptorantagonisten) auch bei diesen Patienten anderen antihypertensiven Strategien überlegen ist (17, 18).

Abschließend lässt sich sagen, dass die Hypertonie bei chronischen Eigennierenerkrankungen das erste Gebiet war, bei dem die Überlegenheit spezifischer antihypertensiver Therapiestrategien nachgewiesen werden konnte. Substanzen, die das Renin-Angiotensin-Aldosteron-System unterbrechen, haben eine nephroprotektive Wirkung, die über jene der reinen systemischen Blutdrucksenkung hinausgeht. Trotzdem – man sollte nicht außer Acht lassen, dass eine sehr strenge Blutdruckkontrolle mit Zielwerten, die unter jenen in der Normalbevölkerung liegen, notwendig ist und durch einen Einsatz von ACE-Inhibitoren oder Angiotensin-II-Blockern n i c h t ersetzt werden kann.

Für die Praxis

- Bei hochgradigem Verdacht auf eine RVH ist eine Abklärung mittels intraarterieller Angiographie anzustreben.

- Bei mittlerem Risiko auf eine RVH ist der Einsatz von nicht-invasiven Screeninguntersuchungen zu erwägen (Captopril-Nephrogramm, farbkodierte Duplexsonographie, Spiral-CT oder MR-Angiographie).

- Bei geringer Wahrscheinlichkeit einer RVH ist n i c h t weiter zu untersuchen (die häufigen falschpositiven Befunde der nicht-invasiven Screeninguntersuchungen wiegen deren Vorteile nicht auf).

○ Als Alternative zur medikamentösen Therapie steht z. B. die perkutane transluminale Angioplastie (PTA) zur Verfügung.

○ Zur Reduktion des kardiovaskulären Risikos ist bei NIDDM und MIA ein aggressives multipragmatisches Vorgehen indiziert.

○ Eine strenge Blutdruckkontrolle kann durch nichts ersetzt werden.

Literatur

1. Van Jaarsfeld BC, et al. The effect of balloon angioplasty on hypertension in atherosclerotic renal artery stenosis. N Engl J Med 2000; 342: 1007–1014.
2. Safian RD, Textor SC. Renal artery stenosis. N Engl J Med 2001; 344: 431–442.
3. Radermacher J, et al. Use of Doppler ultrasonography to predict outcome of therapy for renal artery stenosis. N Engl J Med 2001; 344: 410–417.
4. Mattix HJ, et al. Use of albumin/creatinine ratio to detect microalbuminuria. Implications of sex and race. J Am Soc Nephrol 2002; 13: 1034–1039.
5. Houlihan CA, et al. Albumin to creatinine ratio: a screening test with limitations. Am J Kidney Dis 2002; 39: 1183–1189.
6. Jones CA, et al. Microalbuminuria in the US population: third national health and nutrition examination survey. Am J Kidney Dis 2002; 39: 445–459.
7. Rossing P, Hougaard P, Parving HH. Risk factors for the development of incipient and overt diabetic nephropathy in type 1 diabetic patients. Diabetes Care 2002; 25: 859–864.
8. The HOPE investigators. Effects of Ramipril on cardiovascular outcomes in people with diabetes mellitus: results from the HOPE and MICRO-HOPE substudy. Lancet 2000; 355: 253–259.
9. Redon J, Williams B. Microalbuminuria in essential hypertension: redefining the threshold. J Hypertens 2002; 20: 353–355.
10. Parving HH, et al. The effect of irbesartan on the development of diabetic nephropathy in patients with type 2 diabetes. N Engl J Med 2001; 345: 870–878.
11. Adler AI, et al. Association of systolic blood pressure with macrovascular and microvascular complications of type 2 diabetes (UKPDS 36): prospective observational study. BMJ 2000; 321: 412–419.
12. The HOPE investigators. Effects of an ACE inhibitor, Ramipril, on cardiovascular events in high risk patients. N Engl J Med 2000; 342: 145–153.
13. Dahlöf B, et al. Cardiovascular morbidity and mortality in the Losartan intervention for endpoint reduction in hypertension study (LIFE): a randomised trial against atenolol. Lancet 2002; 359: 995–1003.
14. Mann JFE, et al. Renal insufficiency as a predictor of cardiovascular outcomes and the impact of ramipril: the HOPE randomized trial. Ann Int Med 2001; 134: 629–636.
15. Hostetter TH, et al. Hyperfiltration in remnant nephrons: a potentially adverse response to renal ablation. Am J Physiol 1981; 241: F85–F93.
16. Lewis EJ, et al. The effect of angiotensin converting enzyme inhibition on diabetic nephropathy. The Collaborative Study Group. N Engl J Med 1993; 329: 1456–1462.
17. Lewis EJ, et al. Renoprotective effect of the angiotensin receptor antagonist irbesartan in patients with nephropathy due to type 2 diabetes. N Engl J Med 2001; 345: 851–860.
18. Brenner BM, et al. Effects of losartan on renal and cardiovascular outcomes in patients with type 2 diabetes and nephropathy. N Engl J Med 2001; 345: 861–869.
19. Gaede P, et al. Intensified multifactorial intervention in patients with type 2 diabetes and microalbuminuria: the Steno type 2 randomized study. Lancet 1999; 353: 617–622.

7

Die arterielle Hypertonie aus endokrinologischer Sicht

M. M. RITTER und M. M. WEBER

Der erhöhte Blutdruck ist eine der häufigsten Erkrankungen in den Industrienationen. Er ist – von Extremformen abgesehen – asymptomatisch, kann leicht und effektiv behandelt werden, führt aber (falls keine Therapie erfolgt) zu schwerwiegenden Komplikationen.

Sekundäre Hypertonieformen sind selten; vor allem die endokrinen Ursachen sind so rar, dass der Nicht-Spezialist nur wenige Betroffene im Verlauf seiner Tätigkeit sieht. Da gerade bei den endokrinen Erkrankungen aber häufig eine kurative Therapie der Hypertonie durch Behandlung der Grundkrankheit möglich ist, müssen jedem klinisch Tätigen die Leitsymptome der endokrinen Erkrankungen und das differenzialdiagnostische Vorgehen geläufig sein. Tab. 19 gibt einen Überblick über typische endokrine Erkrankungen, die mit einer Hypertonie einhergehen können.

Es ist umstritten und natürlich von der untersuchten Population abhängig, welchen Anteil die endokrinen Hypertonusformen an der Gesamtzahl der Hypertoniker haben. Bei nicht vorselektionierten Patienten dürfte ihr Anteil in der Größenordnung von < 1% liegen. Ebenfalls nicht geklärt ist, bei welchen Patienten »routinemäßig«, d. h. ohne klinische Verdachtsmomente, ein Screening auf endokrine Ursachen erfolgen sollte. Die endokrinen Ursachen weisen aber relativ häufig typische klinische Merkmale auf, die es erlauben, bei vielen Patienten auf eine routinemäßige Diagnostik zu verzichten, wenn sie gezielt hinsichtlich des Vorliegens einer endokrinen Erkrankung untersucht wurden.

Bei jedem Patienten mit Hypertonus muss eine körperliche Untersuchung mit eingeschränkten Laborprogramm erfolgen. Dabei wird neben den endokrinen Stigmata,

> ○ Hypertonie bei Einnahme von oralen Kontrazeptiva
> ○ Hypertonie bei Hyperthyreose
> ○ Hypertonie bei einem CUSHING-Syndrom
> ○ Hypertonus bei Akromegalie
> ○ Hypertonie bei primärem Hyperparathyreoidismus
> ○ Hypertonie bei Phäochromozytom
> ○ Hypertonus bei primärem Hyperaldosteronismus

Tab. 19
Endokrine Ursachen der Hypertonie

nen Ursachen der Hypertonie ist nicht erforderlich.

Da die Schnelligkeit und das Ausmaß einer erforderlichen Blutdrucksenkung ganz wesentlich von der Gesamtgefährdung des Patienten abhängen (und weil mögliche Begleiterkrankungen das Vorgehen beeinflussen und die Wahl der Blutdruckmedikamente bestimmen können), ist eine einmalige routinemäßige Bestimmung einiger weniger Parameter bei Patienten mit Hypertonie sinnvoll. Dazu gehören Parameter der Nierenfunktion und der Leberfunktion sowie ein Blutbild und die Lipide.

Endokrine Ursachen einer Hypertonie

Orale Kontrazeptiva

die bei den einzelnen Krankheitsbildern aufgeführt sind, vor allem auf den Serumkaliumwert (Hypokaliämie als mögliches Leitsymptom für einen primären Hyperaldosteronismus und ein CUSHING-Syndrom), auf den Serumkalziumwert (Ausschluss eines primärer Hyperparathyreoidismus), auf das basale TSH (Ausschluss einer Hyperthyreose) und auf den Blutzuckerwert (Hyperglykämie als Hinweis auf CUSHING-Syndrom, Akromegalie oder Phäochromozytom) geachtet.

Wenn sich weder bei der Anamnese noch bei der körperlichen Untersuchung oder den Basislaboruntersuchungen Hinweise auf eine endokrine Erkrankung finden, dann veranlassen wir eine Bestimmung der Katecholamine und Katecholaminabbauprodukte im 24-Stunden-Harn immer dann als Screeningtest, wenn sich der Blutdruck mit 3 Antihypertensiva nicht einstellen lässt oder ein Hypertonus, der nicht im Rahmen eines metabolischen Syndroms erklärt ist, bei jungen Patienten auftritt. Bei fehlenden neuen Gesichtspunkten muss dieser Ausschluss natürlich nicht wiederholt werden. Ein routinemäßiges Screening auf die anderen endokri-

Wahrscheinlich aufgrund der Abnahme des Östrogengehaltes der modernen oralen Kontrazeptiva ist das Auftreten einer Hypertonie unter diesen Medikamenten eher selten geworden. Der Pathomechanismus ist nicht eindeutig geklärt (wahrscheinlich wird die hepatische Synthese von Angiotensinogen gefördert, was dann zum Auftreten eines sekundären Hyperaldosteronismus führt). Selbstverständlich muss im Rahmen einer Anamneseerhebung gezielt nach der Einnahme der »Pille« gefragt werden (da gelegentlich von den Betroffenen diese Präparate nicht zu den Medikamenten gezählt werden). Eine Blutdruckkontrolle muss nach Beginn einer Therapie mit oralen Kontrazeptiva erfolgen (z. B. 2 Wochen nach Beginn) und sollte auch unter einer kontinuierlichen Einnahme gelegentlich durchgeführt werden. Beim Auftreten einer Blutdruckerhöhung muss mit der Patientin eine sorgfältige Risiko-Nutzen-Abwägung erfolgen.

Hyperthyreose

Neben Herzrhythmusstörungen wie Sinustachykardie und Vorhofflimmern ist die weite Blutdruckamplitude mit erhöhten systolischen Werten bei gleichzeitig eher niedrigen diastolischen Werten ein Symptom aus dem kardiovaskulären Bereich für das Vorliegen einer Hyperthyreose. Da – vor allem im Alter – Hyperthyreosen mit nur geringer klinischer Symptomatik einhergehen können und die typischen weiteren Zeichen, wie z. B. Gewichtsabnahme und Diarrhö, fehlen können, sollte die Indikation zur Bestimmung des basalen Thyreotropin (TSH) eher großzügig gestellt werden und gehört bei uns zur routinemäßigen Abklärung aller Patienten mit Hypertonie. Da u. U. eine weiterführende Diagnostik bei Patienten mit Hypertonie erforderlich sein kann, die auch die Gabe von Kontrastmitteln einschließt, ist auch aus diesem Grund die Bestimmung des basalen TSH sinnvoll, um so rechtzeitig jene Patienten zu erkennen, die gefährdet sind, eine kontrastmittelinduzierte Hyperthyreose zu entwickeln.

Cushing-Syndrom

Etwa 80% der Patienten mit CUSHING-Syndrom sind von einer Hypertonie betroffen. Weitere sensitive Zeichen für das Vorliegen eines CUSHING-Syndroms sind die Zunahme des Körpergewichts (nahezu obligat) und der typische klinische Habitus, d. h. mit zentraler Adipositas und im Vergleich dazu recht grazilen Extremitäten. Auch die muskuläre Schwäche (Aufstehen vom Stuhl nur mit Unterstützung der Hände möglich) und das Auftreten von Ekchymosen sind weitere wichtige Zeichen.

Unter ambulanten Bedingungen ist der 1-mg-Dexamethason-Hemmtest die einfachste Methode zum Ausschluss eines CUSHING-Syndroms jeglicher Genese (Einnahme von 1 mg Dexamethason um 23 Uhr, Bestimmung des morgendlichen Kortisols um 8 Uhr; es sollte < 5 µg/dl betragen). Alternativ kann Kortisol im 24-Stunden-Harn bestimmt werden (normal < 100 µg/24 Std.).

Akromegalie

Etwa ⅓ aller akromegalen Patienten ist von einer Hypertonie betroffen. Obwohl die Akromegalie mit der typischen Symptomatik einer Vergröberung der Gesichtszüge, Zunahme der Hand- und Fußgröße und ihrer Prognathie klinisch recht gut erkannt werden kann, wird die Diagnose in aller Regel aufgrund der langsamen Veränderungen erst verspätet gestellt. Erhöhte Konzentrationen von IGF I (Insulin-like growth Faktor I, Normalbereich vom Alter und der Bestimmungsmethode abhängig) können zur Diagnosestellung herangezogen werden. Etablierter ist aber die Bestimmung von Wachstumhormon im Rahmen eines Glukosebelastungstests (mit 100 g Glukose). Nach 120 Minuten sollte die Konzentration des Wachstumhormons < 2 µg/l betragen.

Primärer Hyperparathyreoidismus

Schon lange wird über den Zusammenhang zwischen Parathormon und Blutdruck spekuliert. Bei Patienten mit sog. essenzieller Hypertonie finden sich erhöhte Parathormonwerte; selbst die Nachkommen hypertensiver Eltern haben im Schnitt höhere Parathormonwerte. Patienten mit einem primären Hyperparathyreoidismus weisen eine erhöhte Inzidenz der arteriellen Hypertonie auf, eine Parathyreoidektomie führt sowohl bei Patienten mit primärem wie auch bei Patienten mit sekundärem Hyperparathyreoidismus zu einem Absinken der Blutdruckwerte (1).

Es gibt eine Vielzahl von Spekulationen, wie Parathormon zu einem erhöhten Blutdruck beitragen kann. Es könnten direkte Einflüsse des Parathormons auf die Gefäßwand sein, die Wirkung könnte aber auch indirekt über eine Beeinträchtigung der Nierenfunktion erfolgen. Besonders interessant sind Untersuchungen, die zeigen, dass das Endothel ein Zielorgan des Parathormons sein könnte und dass Patienten mit primärem Hyperparathyreoidismus eine endotheliale Dysfunktion aufweisen, die nach Parathyreoidektomie nicht mehr nachweisbar ist. Solche funktionellen Wirkungen auf die Gefäßwand könnten eine blutdrucksteigernde Wirkung des Parathormons erklären (1).

Da ein primärer Hyperparathyreoidismuns mit auch nur wenigen Symptomen einhergehen kann, veranlassen wir eine einmalige Kalziumbestimmung bei allen Patienten mit Hypertonie. Die üblichen Ursachen eines sekundären Hyperparathyreoidismus sollten durch eine sorgfältige Anamneseerhebung sowie das eingeschränkte Laborprogramm erkannt werden. Eine routinemäßige Bestimmung des Parathormons ist nicht erforderlich.

Phäochromozytom

Die einprägsamen hypertensiven Krisen sind beim Phäochromozytom (2, 3) eher seltener als ein persistierender Dauerhochdruck (Verteilung etwa 4:6). Der Blutdruck ist oftmals besonders hoch und die übliche Medikation häufig erfolglos. Weitere typische klinische Symptome sind Kopfschmerzen, Schweißausbrüche und Palpitationen. Charakteristischerweise berichten die Patienten (bzw. deren Angehörige), dass das Gesicht bei der Blutdruckkrise blass ist (im Unterschied zu den anderen Hypertonieformen, bei denen das Gesicht in der Regel rot erscheint). Die Katecholaminausschüttung geht typischerweise auch mit einer Tachykardie einher. Darüber hinaus kommt es durch die Katecholamine zu einer katecholamininduzierten Kardiomyopathie mit Rhythmusstörungen und schwerer Herzinsuffizienz.

Die biochemische Diagnostik umfasst in der Regel die Bestimmung der Metanephrine und der unkonjugierten, bzw. »freien« Katecholamine Adrenalin und Noradrenalin. Immer sollte gleichzeitig das Kreatinin bestimmt werden, um das korrekte Sammeln des 24-Stunden-Harns zu belegen. Da die Katecholamine ohne Ansäuerung oxidiert werden, muss der Harn in einem Gefäß gesammelt werden, das Säure enthält (typischerweise Salz- oder Essigsäure). Bevor die Analyse beginnt, sollte durch pH-Bestimmung dokumentiert werden, dass diese Ansäuerung korrekt durchgeführt wurde (ohne Zugabe von Säure ist eine Bestimmung wertlos).

Heutzutage erfolgt die Messung in der Regel durch die Hochdruckflüssigkeits-Chromatographie. Diese Methode wird vorwiegend in vivo gestört, d. h. Einflüsse, die die endogene Katecholaminausschüttung begünstigen, können zu einem falschpositiven Befund führen. Methodische Störungen durch Medikamenteneinnahme gibt es bei der Bestimmung durch die Hochdruckflüssigkeits-Chromatographie praktisch nicht. Endogene Katecholaminerhöhungen können typischerweise durch Alkohol, Nikotin und Koffein, natürlich auch durch schwere Stresszustände, wie z. B. eine Hypoglykämie, hervorgerufen werden. Die akute Gabe von Kalziumantagonisten kann ebenfalls einen falschpositiven Befund ergeben.

Bei der Zusammenarbeit mit einem guten Labor und bei entsprechender klinischer Sorgfalt gelingt es in der Regel immer, unter den vielen veranlassten Katecholaminbestimmungen Patienten mit marginaler Erhöhung von solchen mit deutlichen Erhöhungen bei Vorliegen eines Phäochromozytoms abzugrenzen. Von den sog. Funktionstests ist nur noch der Clonidintest von theoretischer Bedeutung. Die Katecholaminsekretion erfolgt beim Phäochromozytom autonom, sodass sich unter Clonidineinfluss keine Änderung der Katecholaminausschüttung ergibt, während Patienten mit (meist geringen) Katecholaminerhöhungen ohne Phäochromozytom mit einem Abfall der Katecholaminkonzentration reagieren. Die Autoren selber haben jedenfalls bei der Diagnostik von über 60 Patienten mit Phäochromozytom nur einen einzigen Clonidinfunktionstest durchführen müssen.

Sehr einprägsam ist die sog. 10%-Regel. Danach sollen 10% aller Phäochromozytome extraadrenal liegen (in Wirklichkeit sind es nur etwa 5%), 10% sollen bei Kindern auftreten, 10% sind maligne (auch diese Ziffer ist sicher überhöht) und 10% sollen im Rahmen von familiären Erkrankungen auftreten und dann meistens bilateral vorhanden sein. Die familiären Formen des Phäochromozytoms treten bei der multiplen endokrinen Neoplasie Typ 2, im Rahmen der Neurofibromatose Typ 1 (M. RECKLINGHAUSEN) sowie beim VON-HIPPEL-LINDAU-Syndrom auf. Nach der eigenen Erfahrung der Autoren liegen die familiären Formen in einem unausgewählten Krankengut bei deutlich weniger als 10%, sodass eine gezielte genetische Diagnostik auf MEN 2 und VON-HIPPEL-LINDAU-Syndrom bei Vorliegen eines Phäochromozytoms ohne spezielle Verdachtsmomente hinsichtlich einer familiären Erkrankung nicht erforderlich ist (4).

Diesbezüglich gibt es aber auch andere Stellungnahmen (5), wobei die Autoren der Meinung sind, dass hier sog. »Founder«-Effekte in ausgewählten Populationen zu einer Häufung familiärer Formen geführt haben. Ein beidseitiges Phäochromozytom muss aber selbstverständlich immer eine molekulargenetische Diagnostik nach sich ziehen. Bei einseitigem Befall würden diese Autoren ohne positive Familienanamnese die entsprechende Diagnostik derzeit nicht durchführen.

Der Glukagonstimulationstest sollte wegen seiner potenziellen Lebensgefahr (durch die Ausschüttung von Adrenalin und Noradrenalin) nicht mehr durchgeführt werden. Die Bestimmung der Plasmakatecholamine hat sich aus methodischen Gründen bisher nicht durchgesetzt, auch wenn von einzelnen Autoren für diese Methode höhere Sensitivitäten und Spezifitäten beschrieben wurden (6).

Wie immer in der Endokrinologie gilt, dass vor der morphologischen Diagnostik der einwandfreie biochemische Nachweis der Störungen stehen muss. Die Methode der Wahl ist in einem ersten Schritt entweder die Computertomographie (Abb. 30) oder die Kernspintomographie (Abb. 31). Eine eindeutige Überlegenheit der einen Methode über die andere ist bisher nicht belegt (wahrscheinlich ist die Kernspintomographie in Bereich der Nebennieren ähnlich sensitiv wie die Computertomographie, aber extraadrenal der Computertomographie überlegen). Für beide Untersuchungen gilt, dass die Spezifität relativ niedrig ist. Deshalb erfolgt in einem nächsten Schritt die Durchführung einer hochspezifischen MIBG-Szintigraphie (Abb. 32). Ohne diese Bestätigungsuntersuchung sind Situationen denkbar und auch bereits vorgekommen, bei denen extraadrenale Phäochromozytome nicht erkannt wurden und zufällig nachweisbare Inzidentalome der Nebenniere entfernt wurde (in der Annahme, dass es sich um das Phäochromozytom handele).

Von besonderer Bedeutung für die operative Therapie ist die adäquate präoperative Vorbereitung der Patienten. Erst nach ausreichender medikamentöser Blockade mit Dibenzyran und präoperativer Auffüllung mit Volumen (das zentrale Blutvolumen des Patienten mit Phäochromozytom ist typischerweise verringert) darf der Patient operiert werden. Eine solche Vorbereitung ermöglicht die operative Entfernung des Phäochromozytoms ohne relevante Blutdruckschwankungen intraoperativ, sodass die früher gefürchteten anästhesiologischen Probleme ausbleiben.

Primärer Hyperaldosteronismus

Kennzeichen sämtlicher Formen des primären Hyperaldosteronismus, deren differenzialdiagnostische Abklärung gegeneinander nicht einfach ist, ist die autonome Produktion von Aldosteron. Dies führt zur Natriumrückresorption, zur Kaliumsekretion (und damit zur Hypokaliämie) und zur Erhöhung des zirkulierenden Blutvolumens. Letzteres ist für die Hypertonie verantwortlich und führt zur Suppression des Plasmarenins. Es resultiert ein hoher Aldosteron-Renin-Quotient. Beim sekundären Aldosteronismus dagegen ist die Aldosteronerhöhung Folge einer Reninerhöhung, die darauf zurückzuführen ist, dass das Signal »vermindertes intravasales Blutvolumen«, z. B. als Folge einer Leberzirrhose oder einer Herzinsuffizienz, gegeben wird. Der sekundäre Hyperaldosteronismus geht typischerweise mit Ödemen einher, während diese

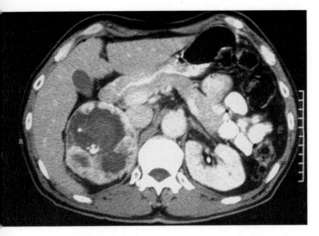

Abb. 30
Computertomographie eines großen inhomogenen Phäochromozytoms rechts bei einem 65-jährigen Patienten mit anfallsweise auftretenden Bluthochdruckkrisen und Tachykardie

Abb. 31
Nachweis eines rechtsseitigen intraadrenalen Phäochromozytoms im Kernspintomogramm mit der charakteristischen verstärkten Signalintensität in der T_2-gewichteten Sequenz
(aus: internist prax 2002; 42: 268)

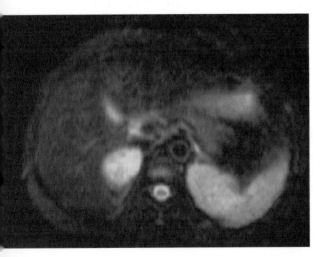

bei primären Hyperaldosteronismus nicht beobachtet werden.

Der übliche Einstieg in eine Abklärung hinsichtlich des Vorliegens eines primären Hyperaldosteronismus ist der Nachweis einer Hypokaliämie, die nicht auf die Einnahme von Diuretika zurückgeführt werden kann bzw. nach deren Absetzen für 2 Wochen persistiert. Dabei werden zum Teil auch schon Werte von <4 mmol/l als Grenzwert angegeben. Es gibt aber sogar Patienten mit histologisch nachgewiesenem primärem Hyperaldosteronismus, die höhere Kaliumwerte (>4 mmol/l) aufweisen, sodass der Einstieg in die Diagnostik anhand des Kaliumwertes in letzter Zeit kontrovers diskutiert wird (7). Deshalb fahnden wir – unabhängig vom Kaliumwert – nach einem primären Hyperaldosteronismus bei schwer einstellbarem Hypertonus (definiert als unzureichende Therapie trotz dreier Medikamente) und bei Patienten <30 Jahre.

Der am besten etablierte Screeningtest für ambulante Patienten ist die Bestimmung des Aldosteron-Renin-Quotienten, der morgens ohne spezielle Vorbereitung durch Bestimmung von Aldosteron und Renin aus einer Blutprobe gebildet wird (8). Ist dieser Wert >20 (wobei Aldosteron in ng/dl und die Plasma-Renin-Aktivität in ng/ml/Std. eingesetzt wird) und beträgt gleichzeitig die Aldosteronkonzentration >15 ng/dl (7, 8), dann sollte ein Bestätigungstest und anschließend eine differenzialdiagnostische Abklärung der verschiedenen Formen des primären Aldosteronismus erfolgen.

Der Einfluss von Antihypertensiva auf Aldosteron und Renin ist in der Regel gleichsinnig, sodass der Quotient nur in untergeordnetem Maße von der Medikamenteneinnahme beeinflusst wird. Diuretika und ACE-Hemmer versuchen wir jedoch so lange wie möglich vor der Evaluation hinsichtlich des Vorliegens eines primären Hyperaldosteronismus abzusetzen, da wir auch einen »unbeeinflussten« Kaliumwert für unsere Überlegungen haben wollen; Spironolakton muss mindestens 4–6 Wochen vor der Diagnostik abgesetzt werden.

Ist der Aldosteron-Renin-Quotient mit >20 verdächtig, dann erfolgt in der Regel unter stationären Bedingungen eine Bestimmung der Reninaktivität, des Serumaldosterons und des Kortisols vor und nach definierter Orthostase.

Nach unserer Erfahrung ist diese Abklärung praktisch nur in der Klinik möglich. Der Patient muss dazu ab Mitternacht unbedingt liegen (auch kein Aufstehen zur Toilette). Morgens um 8 Uhr erfolgt die Abnahme des Blutes für die Bestimmung von Renin, Aldosteron und Kortisol. Anschließend muss der Patient bis mittags herumlaufen (kein Hinlegen zwischendurch) und es erfolgt dann gegen 12 Uhr mittags die erneute Blutentnahme der 3 Parameter.

Die Beurteilung der dabei erzielten Werte dient sowohl der Bestätigung der Verdachtsdiagnose eines primären Hyperaldosteronismus als auch einer Differenzialdiagnose der verschiedenen Formen.

Jede Erhöhung des Renins kann einen primären Hyperaldosteronismus ausschließen. Man erwartet vielmehr bei Vorliegen eines primären Hyperaldosteronismus die typische Konstellation eines erniedrigten Renins bei erhöhtem Aldosteron mit nur geringer Beeinflussung durch Orthostase. Dieses Konzept liegt auch einer Vielzahl weiterer Tests zugrunde, bei denen ein großer Unterschied in der Aldosteronkonzentration zwischen Volumenbelastung und Volumendepletion beim primären Hyperaldosteronismus ausbleibt, während physiologischerweise Plasmaexpansion zu einer Suppression von Aldosteron (und Renin) führt.

Normalerweise erwartet man beim Übergang von der liegenden in die aufrechte Körperhaltung einen Anstieg von Renin (und Aldosteron). Beim primären Hyperaldosteronismus fehlt dieser Anstieg bzw. es kommt zu einem nur sehr geringen Anstieg des Renins, ausgehend von erniedrigten Basalwerten und das bereits primär erhöhte Aldosteron zeigt keinen Anstieg oder sogar einen paradoxen Abfall nach Orthostase.

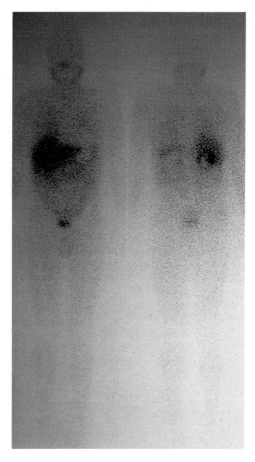

Abb. 32
Metajodbenzylguanidin-(MIBG-)Szintigraphie eines Phäochromozytoms bei einer 42-jährigen Patientin

Die mit Abstand häufigste Ursache eines primären Hyperaldosteronismus ist ein autonom aldosteronproduzierendes Adenom einer Nebenniere (M. CONN), das für etwa ⅔ aller primären Hyperaldosteronis-

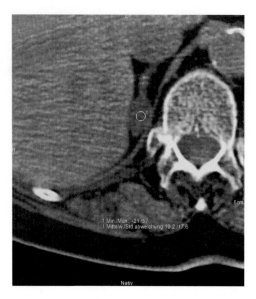

Abb. 33
Computertomographischer Nachweis eines aldosteronproduzierenden Nebennierenrindenadenoms links bei einem Patienten mit CONN-Syndrom

liert. Weitere Stimulatoren der Aldosteronproduktion sind adrenokortikotropes Hormon (ACTH) und Kalium. Bei Vorliegen eines aldosteronproduzierenden Adenoms wird das Aldosteron unabhängig von Renin (und Angiotensin II) sezerniert, während (aus ungeklärter Ursache) eine Beeinflussbarkeit der Sekretion durch ACTH erhalten bleibt. Im Gegensatz dazu liegt beim bilateralen idiopathischen Aldosteronismus eine vermehrte Empfindlichkeit gegenüber Angiotensin II vor.

Beim seltenen familiären Hyperaldosteronismus Typ 1 (durch Glukokortikoid supprimierbarer Hyperaldosteronismus) wird aufgrund eines genetisch nachweisbaren Defekts Aldosteron allein durch ACTH stimuliert; hierbei handelt es sich um eine monogenetische Hypertonieform, und der Gendefekt ist bekannt und nachweisbar (9).

Beim Orthostasetest zeigt das aldosteronproduzierende Adenom einen konstanten Aldosteronspiegel oder einen paradoxen Abfall unter Orthostase, da Aldosteron autonom produziert, bzw. in geringem Umfang durch ACTH stimuliert wird (das im Verlauf des Vormittags zwischen 8 Uhr und 12 Uhr physiologischerweise abfällt). Dieser zu erwartende Abfall wird durch die Mitbestimmung des Kortisols im Orthostasetest belegt. Beim bilateralen idiopathischen Hyperaldosteronismus dagegen kommt es – aufgrund der erhöhten Empfindlichkeit gegenüber Angiotensin II – zu einem Anstieg des Aldosterons.

Bei der differenzialdiagnostischen Abklärung des primären Hyperaldosteronismus erfolgt die morphologische Diagnostik der Nebennieren durch Computer- (Abb. 33) oder Kernspintomographie. Je nach Geräteausstattung muss entschieden werden, welche morphologische Methode zielführend ist.

Aufgrund der morphologischen Diagnostik, des Verhaltens im Orthostasetest und der Familienanamnese können die gängigen Formen des primären Hyperaldoste-

men verantwortlich ist (9), gefolgt von der idiopathischen beidseitigen Hyperplasie der Nebennierenrinde, die für fast ⅓ verantwortlich ist. Sehr selten wird ein primärer Hyperaldosteronismus durch ein aldosteronproduzierendes Karzinom oder durch familiäre Formen verursacht, von denen der familiäre Hyperaldosteronismus Typ 1 eine besondere Bedeutung hat, weil es sich um einen durch Glukokortikoid supprimierbaren Hyperaldosteronismus handelt.

Die Differenzialdiagnose des primären Hyperaldosteronismus wird auch anhand des Verhaltens des Aldosterons im Orthostasetest getroffen. Dazu sind Kenntnisse in der Regulation der Aldosteronsekretion erforderlich. Physiologischerweise wird die Sekretion von Aldosteron durch Renin über Angiotensin II stimu-

ronismus unterschieden werden. Zur Klärung der Differenzialdiagnose wird (eher selten) auch ein Nebennierenvenenkatheter herangezogen.

Therapeutisch wird das aldosteronproduzierende Adenom durch Adrenalektomie als Methode der Wahl behandelt. Diese Operation kann mit großem Erfolg heutzutage laparoskopisch minimal-invasiv erfolgen. Idealerweise werden Patienten mit Spironolakton vorbehandelt, damit postoperativ ein Hypoaldosteronismus vermieden werden kann. Eine Verbesserung des Blutdrucks ist bei nahezu 100% der Patienten zu beobachten, ein völliges Verschwinden der Hypertonie bei mehr als 50%.

Der bilaterale idiopathische Aldosteronismus wird mit Spironolacton behandelt. Bei Vorliegen eines durch Glukokortikoid supprimierbaren Hyperaldosteronismus ist die Behandlung der Wahl die tägliche Gabe von 0,25–0,5 mg Dexamethason.

Für die Praxis

○ Die Leitsymptome der endokrinen Erkrankungen sowie das differenzialdiagnostische Vorgehen sollten geläufig sein – eine kurative Therapie der sekundären Hypertonie ist oftmals durch die erfolgreiche Behandlung der Grundkrankheit möglich.

○ Die bei jedem Patienten mit Hypertonus erfoderliche körperliche Untersuchung sollte auch unter dem Aspekt möglicher endokriner Erkrankungen (Tab. 19) erfolgen.

○ Einige wenige Laboruntersuchungen sind empfehlenswert (auch hinsichtlich möglicher Begleiterkrankungen). Für eine mögliche endokrine Genese bedeutsam sind der Kalium-, der Kalzium-, der Blutzucker- und der TSH-Wert.

○ Ein spezielles endokrines Labor ist bei Fehlen klinischer Verdachtsmomente nur dann empfehlenswert, wenn sich der Blutdruck mit 3 Antihypertensiva nicht einstellen lässt oder wenn ein Hypertonus bei jungen Patienten (< 30 Jahre) sich nicht durch ein metabolisches Syndrom erklären lässt.

○ Bei diesen Patienten sollte (einmalig) ein Phäochromozytom durch die Bestimmung der Katecholamine im 24-Stunden-Harn und ein primärer Hyperaldosteronismus durch Aldosteron- und Reninbestimmung ausgeschlossen werden.

Literatur

1. Kosch M, et al. Funktionelle Gefäßwandveränderungen bei Hyperparathyreoidismus. Med Klin 2000; 95: 267–272.

2. Dluhy RG. Pheochromocytoma – Death of an Axiom. N Engl J Med 2002; 346: 1486–1488.

3. Pacak K, et al. Recent advances in genetics, diagnosis, localization, and treatment of pheochromocytoma. Ann Intern Med 2001; 134: 315–329.

4. Brauch H, et al. Sporadic pheochromocytomas are rarely associated with germline mutations in the VHL tumor suppressor gene or the RET proto-oncogene. J Clin Endocrinol Metab 1997; 82: 4101–4104.

5. Neumann HPH, et al. Germ-line mutations in non-syndromic pheochromocytoma. N Engl J Med 2002; 346: 1459–1466.

6. Eisenhofer G, et al. Plasma normetanephrine and metanephrine for detecting pheochromocytoma in von Hippel-Lindau disease and multiple endocrine neoplasia type 2. N Engl J Med 1999; 340: 1872–1879.

7. Fardella CE, et al. Primary hyperaldosterism in essential hypertensives: prevalence, biochemical profile, and molecular biology. J Clin Endocrinol Metab 2000; 85: 1863–1867.

8. Bornstein SR, Stratakis CA, Chrousos GP. Adrenocortical tumors: recent advances in basic concepts and clinical management. Ann Intern Med 1999; 130: 759–771.

9. Stewart PM. Mineralocorticoid hypertension. Lancet 1999; 353: 1341–1347.

8

Die arterielle Hypertonie aus der Sicht des Diabetologen

C. OTTO und K. G. PARHOFER

Der Diabetes mellitus und der arterielle Hypertonus sind eigenständige kardiovaskuläre Risikofaktoren. Die Koinzindenz von arterieller Hypertonie und Diabetes mellitus führt nicht nur zu einer Addition des Risikos, das kardiovaskuläre Risiko bei gemeinsamem Vorliegen der beiden Faktoren wird vielmehr potenziert (1). So hat ein hypertoner Diabetiker im Vergleich mit einem normotensiven Nicht-Diabetiker ein 4fach erhöhtes kardiovaskuläres Morbiditäts- und Mortalitätsrisiko. Darüber hinaus ist die Prävalenz des arteriellen Hypertonus bei Patienten mit Diabetes mellitus um den Faktor 1,5–2 erhöht; Gründe hierfür sind das häufigere Vorliegen einer Adipositas, einer Insulinresistenz, oftmals auch einer Nierenerkrankung.

Die Mikroalbuminurie ist häufig mit dem arteriellen Hypertonus assoziiert, muss aber wahrscheinlich als eigenständiger kardiovaskulärer Risikofaktor gelten (2). Diabetiker, die an einem arteriellen Hypertonus leiden, werden nach Richtlinien der Weltgesundheitsorganisation (WHO) und mehreren Fachgesellschaften als Hochrisikopatienten angesehen, die mit einem Risiko von 20–30% in den nächsten 10 Jahren ein kardiovaskuläres Ereignis erleiden (3). Besteht zusätzlich noch eine diabetische Nephropathie, so wird das Risiko für ein kardiovaskuläres Ereignis in den nächsten 10 Jahren als sehr hoch (>30%) eingeschätzt.

Es existieren Schätzungen, dass die Prävalenz des arteriellen Hypertonus bei Typ-2-Diabetikern in Deutschland bei 70–80% liegt (4). Beachtlich ist, dass nicht selten bereits bei Manifestation eines Diabetes mellitus ein arterieller Hypertonus diagnostiziert wird. Dies ist am ehesten mit der engen Koinzidenz der Störungen im Rahmen des Metabolischen Syndroms zu erklären, das neben dem Diabetes mellitus und dem arteriellen Hypertonus auch eine abdominell betonte Adipositas sowie eine Hypertriglyzeridämie umfasst.

Bezüglich der Definition und Klassifikation des arteriellen Blutdrucks sowie der Blutdruckmessmethoden sei auf Kapitel 2 (Seite 21) dieses Kompendiums verwiesen. Es herrscht Konsens darüber, dass ein Bluthochdruck bei erwachsenen, nicht antihypertensiv vorbehandelten Patienten dann besteht, wenn bei mehreren Messungen an mindestens 2 unterschiedlichen Tagen ein Blutdruck von mindestens 140 mmHg systolisch und/oder von mindestens 90 mmHg diastolisch vorliegt (3).

Diagnostik

Bei Patienten mit Hypertonus und Diabetes mellitus sollte zunächst eine detaillierte Anamnese erfolgen, vor allem in Bezug auf potentielle Spätschäden (Retinopathie, Nephropathie, koronare Herzerkrankung, Apoplex, periphere arterielle Verschlusskrankheit [pAVK]). Initial sollten nicht nur Blutdruckmessungen an beiden Armen, sondern auch an beiden Beinen erfolgen (um mögliche Hinweise auf eine Aortenisthmusstenose oder eine pAVK zu erhalten). Laborchemisch ist neben den Routineparametern vor allem an die Messung des Serumkreatinins, des Lipidstatus sowie der Albumin- bzw. Proteinausscheidung im Harn zu denken (4).

An apparativen diagnostischen Maßnahmen sind ein Ekg, eine Fundoskopie, eine Echokardiographie sowie Gefäßdoppleruntersuchungen zu empfehlen. Aus diagnostischer Sicht ist die Langzeitblutdruckmessung über 24 Stunden beim Diabetiker besonders relevant, da eine abgeschwächte zirkadiane Rhythmik mit aufgehobener nächtlicher Blutdrucksenkung als Hinweis auf Endorganschäden gewertet werden kann (4). So haben hypertensive Diabetiker einerseits häufiger eine fehlende zirkadiane Rhythmik als nichtdiabetische Hypertoniker, andererseits korreliert das Ausmaß der Albuminurie signifikant mit der zirkadianen Rhythmik.

Therapieziele

In Bezug auf die Therapieziele einer antihypertensiven Therapie bei Patienten mit Diabetes mellitus konnte in den letzten Jahren durch die Veröffentlichung großer Studien ein deutlicher Zugewinn an Erkenntnis erzielt werden. So wurde in der HOT-Studie die kardiovaskuläre Ereignisrate durch eine blutdrucksenkende Therapie vor allem bei Diabetikern massiv vermindert – die Gruppe von Diabetikern mit dem Therapieziel eines diastolischen Blutdrucks unter Therapie von <80 mmHg hatte ein um 51% reduziertes Risiko für Herzinfarkte und Schlaganfälle im Vergleich mit der Gruppe, die ein Therapieziel von <90 mmHg aufwies (5).

Ähnliche Ergebnisse erbrachte die britische UKPDS (6): Typ-2-Diabetiker, bei denen eine bessere Blutdruckeinstellung angestrebt wurde (durchschnittlicher Blutdruck 144/82 mmHg) hatten eine um 32% reduzierte diabetesbezogene Mortalität im Vergleich mit jenen Typ-2-Diabetikern, bei denen man sich mit einer weniger guten Blutdruckeinstellung begnügte (durchschnittlicher Blutdruck 154/87 mmHg).

Somit müssen die günstigen Effekte einer blutdrucksenkenden Therapie bei Diabetikern als potenziell noch effektiver in Bezug auf die Reduktion von kardiovaskulären Ereignissen und Todesfällen angesehen werden als bei Nicht-Diabetikern.

Basierend auf der eindeutigen Datenlage aus Interventionsstudien werden von der Deutschen Diabetes Gesellschaft in Einklang mit anderen Fachgesellschaften im Rahmen der evidenzbasierten Leitlinien strenge Zielwerte für die Blutdruckeinstellung gefordert (4) (Tab. 20).

Patienten	Blutdruckzielwerte (mmHg)	
	systolisch	diastolisch
Arterieller Hypertonus	< 140	< 85
Arterieller Hypertonus bei guter Verträglichkeit eines Blutdrucks von unter 140/85 mmHg	< 130	< 80
Diabetiker mit Mikroalbuminurie oder manifester Nephropathie	< 130*	< 80

Tab. 20
Zielwerte für die Blutdruckeinstellung (nach 4)

* besser noch < 120

Antihypertensive Therapie

Beim hypertensiven Diabetiker sollte – ähnlich wie bei nicht-diabetischen Hypertonikern – versucht werden, mithilfe von Allgemeinmaßnahmen eine Senkung des Blutdrucks zu erzielen. Die in Bezug auf die Blutdrucksenkung wirkungsvollste Maßnahme ist bei Übergewichtigen meist eine Gewichtsreduktion (eine Gewichtsabnahme von 10 kg senkt den Blutdruck im Schnitt um 20 mmHg systolisch und 10 mmHg diastolisch). Darüber hinaus ist eine Kochsalzrestriktion auf maximal 6 g/d zu empfehlen, da ⅓ aller Hypertoniker als salzempfindlich gilt und von dieser Maßnahme profitiert. Auch auf eine Alkoholkarenz oder zumindest -restriktion ist hinzuarbeiten.

Als wirkungsvoll zur Reduktion von Morbidität und Mortalität haben sich zumindest bei Typ-1-Diabetikern sog. strukturierte Patientenschulungsprogramme zur verbesserten Kontrolle und Therapie des arteriellen Hypertonus erwiesen (4).

Eine medikamentöse Therapie sollte dann eingeleitet werden, wenn unter den geschilderten Allgemeinmaßnahmen keine ausreichend gute Senkung des Blutdrucks zu erzielen ist. Generell gilt, dass bei Diabetikern, vor allem bei gleichzeitigem Übergewicht (Adipositas), häufig bereits initial eine Kombinationstherapie aus unterschiedlichen Präparaten notwendig ist.

Ein weiterer wichtiger Grundsatz bei differenzialtherapeutischen Überlegungen ist, dass die entscheidende Bedeutung der effektiven Senkung eines zu hohen arteriellen Blutdrucks zukommt (4). Die Berücksichtigung von über die Blutdrucksenkung hinausgehenden pleiotropen Effekten einzelner Präparate (z. B. Nephroprotektion) muss dagegen als zweitrangig gelten.

Während in der UKPDS-Studie keine Unterschiede zwischen einem ACE-Hemmer und einem β-Blocker in Bezug auf die Nephroprotektion und die kardiovaskuläre Ereignisrate gefunden wurde (6), legen die Ergebnisse der HOPE-Studie spezielle Gefäß- und nierenprotektive Effekte der ACE-Hemmer nahe (7).

In der kürzlich veröffentlichten LIFE-Studie wurde vermutet, dass der AT1-Rezeptorantagonist Losartan bei Diabetikern die kardiovaskuläre Morbidität und

Mortalität wirksamer reduzieren kann als der β-Blocker Atenolol, obwohl sich der Blutdruck in den beiden Behandlungsgruppen nicht signifikant unterschied (8).

Für die medikamentöse Therapie bei Patienten mit Diabetes mellitus kommen in erster Linie folgende Präparate in Betracht (9):

○ ACE-Hemmer,
○ kardioselektive β-Rezeptorenblocker,
○ Diuretika,
○ AT1-Rezeptorantagonisten.

ACE-Hemmer haben sich in einer Reihe von Studien bei Diabetikern als effektiv in Bezug auf Blutdrucksenkung und Risikoreduktion erwiesen. In einigen, aber nicht in allen Studien, waren sie anderen Antihypertensiva in Bezug auf Nephroprotektion und Risikoreduktion von kardiovaskulären Ereignissen überlegen. Vor allem bei Patienten mit Mikroalbuminurie und/oder Herzinsuffizienz sollte man ACE-Hemmer bevorzugen. ACE-Hemmer gelten als stoffwechselneutral (keine Verschlechterung von Glukose- oder Lipidstoffwechsel); Kontraindikationen für ACE-Hemmer umfassen die Nierenarterienstenose und die Schwangerschaft.

Kardioselektive β-Rezeptorenblocker sind bei Diabetikern mit koronarer Herzkrankheit Mittel der Wahl. In großen Studien bei Patienten mit Zustand nach Myokardinfarkt konnte gezeigt werden, dass Diabetiker bezüglich des absoluten Risikos noch stärker von einer Betablockertherapie profitieren als Nicht-Diabetiker. Prinzipiell sollten kardioselektive Betablocker (z. B. Atenolol, Bisoprolol, Metoprolol) eingesetzt werden, da unter der Behandlung mit nichtselektiven β-Rezeptorenblockern Hypoglykämien maskiert sein können. Die bekannten unerwünschten Nebenwirkungen bezüglich des Stoffwechsels (Abfall der HDL-Cholesterinkonzentration, Anstieg der Triglyzeridkonzentration) sind klinisch meist nicht relevant.

Diuretika können bei milder Hypertonie mit meist gutem Erfolg eingesetzt werden (Thiaziddiuretika). Auch hier sind die bekannten negativen Einflüsse auf den Lipidstoffwechsel und den Glukosestoffwechsel klinisch in der Regel nicht relevant. Bei Niereninsuffizienz (oder höhergradiger Herzinsuffizienz) sollte auf ein Schleifendiuretikum umgestellt werden.

AT1-Rezeptorantagonisten sind besonders zur Therapie mit ACE-Hemmern eine Alternative; sie finden häufig bei ACE-Hemmer-Unverträglichkeit (z. B. Reizhusten) Anwendung. Ähnlich wie die ACE-Hemmer gelten die AT1-Blocker als stoffwechselneutral. In kürzlich publizierten Untersuchungen konnten die AT1-Blocker sowohl die kardiovaskuläre Ereignisrate effektiv senken (8) als auch das Nephropathierisiko erheblich reduzieren (10), sodass sie inzwischen als gleichwertige Alternative zu ACE-Hemmern gelten können. Allerdings gibt es keine Studien, die eine Überlegenheit gegenüber den in der Regel billigeren ACE-Hemmern belegen.

Kalziumantagonisten sollten möglichst nur als lang wirksame Präparate verwendet werden; meist erfolgt die Gabe nur in Kombination mit anderen Antihypertensiva. Auf tachykardisierende Kalziumantagonisten (wie unretardiertes Nifedipin) sollte wegen der nachgewiesenermaßen erhöhten kardiovaskulären Mortalität gerade bei Patienten mit koronarer Herzkrankheit zugunsten von Kalziumantagonisten vom Dihydropyridintyp verzichtet werden.

α1-Rezeptorenblocker sollten aufgrund eines erhöhten kardiovaskulären Risikos in der ALLHAT-Interventionsstudie (11) derzeit zurückhaltend bewertet und eingesetzt werden.

An weiteren Substanzen stehen zentral wirksame Präparate zur Verfügung (z. B. Clonidin); bei Schwangeren wird aufgrund der großen Erfahrung gerne α-Methyldopa eingesetzt.

Für die Praxis

o Gerade für den Diabetologen ist eine optimale Blutdruckeinstellung von eminenter Bedeutung, da es nur wenige Patientengruppen gibt, bei denen die klinische Bedeutung dieser Maßnahmen so gut belegt ist wie bei Diabetikern.

o Da große Studien belegen, dass der Blutdruckeinstellung ein ähnlich wichtiger Stellenwert zukommt wie der Blutzuckereinstellung, sind bei Diabetikern Blutdruckwerte von < 140/85 mmHg (besser noch – vor allem bei Nephropathie – < 130/80 mmHg) anzustreben.

o Um diese Ziele zu erreichen, kann man bei vielen Patienten trotz einer Veränderung des Lebensstils (Gewichtsreduktion und Kochsalzrestriktion) nicht auf eine medikamentöse Behandlung verzichten.

o ACE-Hemmer (eventuell auch AT-1-Blocker) und β-Rezeptorenblocker sind die Therapeutika der Wahl.

o Für die häufig notwendige Kombinationstherapie sollte man neben diesen Medikamentengruppen auch Diuretika und Kalziumantagonisten in Betracht ziehen.

Literatur

1. Hypertension in Diabetes Study Group. Hypertension in Diabetes Study (HDS): I. Prevalence of hypertension in newly presenting type 2 diabetic patients and the association with risk factors for cardiovascular and diabetic complications. J Hypertens 1993; 11: 309–317.

2. Grundy SM, et al. Diabetes and cardiovascular disease. Executive summary: Conference Proceeding for Healthcare Professionals from a special writing group of the American Heart Association. Circulation 2002; 105: 2231–2239.

3. Joint National Committee. The Sixth Report of the Joint National Committee on Prevention, Detection, Evaluation, and Treatment of High Blood Pressure. Arch Intern Med 1997;157: 2413–2443.

4. Standl E, et al. Management der Hypertonie beim Patienten mit Diabetes mellitus. In: Scherbaum WA, Lauterbach KW, Renner R, Hrsg. Evidenzbasierte Diabetes-Leitlinien. Bochum: Deutsche Diabetes Gesellschaft; 2000.

5. Hansson L, et al., for the HOT Study Group. Effects of intensive blood-pressure lowering and low-dose aspirin in patients with hypertension: principal results of the Hypertension Optimal Treatment (HOT) randomised trial. Lancet 1998; 351: 1755–1762.

6. UKPDS Group. Tight blood pressure control and risk of macrovascular and microvascular complications in type 2 diabetes: UKPDS 38. BMJ 1998; 317: 713–720.

7. HOPE Study Investigators. Effect of ramipril on cardiovascular and microvascular outcomes in people with diabetes mellitus: results of the HOPE study and MICRO-HOPE substudy. Lancet 2000; 355: 253–259.

8. Lindholm LH, et al. Cardiovascular morbidity and mortality in patients with diabetes in the losartan intervention for endpoint reduction in hypertension study (LIFE): a randomised trial against atenolol. Lancet 2002; 359: 1004–1010.

9. Otto C. Metabolisches Syndrom. In: Göke B, Parhofer KG, Otto C, Hrsg. Diabetes mellitus – Das Praxisbuch. 1. Aufl. München-Jena: Urban & Fischer; 2002. S. 187–198.

10. Brenner BM, et al. Effects of losartan on renal and cardiovascular outcomes in patients with type 2 diabetes and nephropathy. N Engl J Med 2001; 345: 861–869.

11. ALLHAT Collaborative Research Group. Major cardiovascular events in hypertensive patients randomized to doxazosin vs. chlorthalidone: the antihypertensive and lipid-lowering treatment to prevent heart attack trial (ALLHAT). JAMA 2000; 283: 1967–1975.

9

Die arterielle Hypertonie aus neurologischer Sicht

F. AICHNER und K. BEREK

Hypertoniemanagement beim akuten ischämischen Infarkt

Nach einem akuten Schlaganfall präsentieren sich etwa 70–75% der Patienten während der ersten Stunden mit einem Blutdruck >160/95 mmHg. Der erhöhte Blutdruck kann einen Kompensationsmechanismus zur Aufrechterhaltung einer adäquaten zerebralen Perfusion darstellen, was man als Bedarfshypertonie bezeichnet (1). Im Gegensatz zur Primär- und Sekundärprävention des Schlaganfalls, bei der der Zusammenhang zwischen Blutdruck und Auftreten eines Schlaganfalls sowie der Nutzen einer antihypertensiven Therapie eindeutig erwiesen sind (1, 2), ist der Einfluss einer antihypertensiven Therapie in der akuten Phase nach einem Schlaganfall unterhalb eines Blutdruckes von 220/120 mmHg letztlich nicht gesichert (2). Das Gehirn benötigt sehr oft einen erhöhten Blutdruck, um die im Rahmen einer akuten Ischämie drohenden Schäden zu limitieren.

Wenngleich der Blutdruckgrenzwert, ab welchem beim akuten Schlaganfall eine Blutdrucktherapie eingeleitet werden soll, nicht absolut definiert ist, gibt es doch einige Empfehlungen für die Praxis. Prinzipiell ist eine langsame Blutdrucksenkung (über Stunden) anzustreben; häufige Blutdruckkontrollen sind zu empfehlen, vor Einleitung einer definitiven antihypertensiven Therapie bewährt sich häufig eine vorsichtige anxiolytische und Schmerztherapie (3). In den Leitlinien verschiedener Konsensuskonferenzen wird als therapiebedürftiger Grenzwert in der Akutphase des ischämischen Insults ein Blutdruck von 220/110(–120) mmHg bzw. ein arterieller Mitteldruck von 130 mmHg angegeben, bei niedrigeren Werten besteht keine generelle Behandlungsnotwendigkeit (1, 3, 4).

Ist eine Blutdrucktherapie erforderlich, sollten, wenn möglich, primär orale Medikamente zur Anwendung kommen, wobei ein praktikabler Versuch die Verabreichung der antihypertensiven Prämedikation darstellt (3). Weitere Optionen sind in erster Linie ACE-Hemmer – vor allem auch in Hinblick auf die positiven Ergebnisse im Sinne der Sekundärprävention (5), Diuretika, Alpha- und/oder Betablocker, sofern keine Kontraindikationen vorliegen (4). Der Einsatz von Kalziumantagonisten sollte vermieden werden, da in verschiedenen Studien eine Verschlechterung des Outcome unter einer derartigen Therapie beobachtet wurde (2, 3), auch Nitrate sollten aufgrund ihrer vasodilatierenden Wirkung nicht zur Anwendung kommen, sofern sie aus kardialen Gründen nicht absolut indiziert sind. Die Blutdrucksenkung sollte innerhalb von 24 Stunden 15% des Ausgangswertes nicht übersteigen (3).

Bei klinischer Notwendigkeit kann auch eine besser steuerbare parenterale Blutdrucktherapie durchgeführt werden. Zur Verwendung sollten Medikamente mit raschem Wirkungseintritt und kurzer Halbwertszeit kommen, in der Praxis bewähren sich in erster Linie Urapidil, Clonidin und Labetalol (1, 3) (Tab. 21). Die Blutdrucksenkung sollte 5–10 mmHg/Stunde in den ersten 4 Stunden und in weiterer Folge 5–10 mmHg/4 Stunden nicht übersteigen (1). Ist die neurologische Situation stabil, kann ein antihypertensives Dauerregime etabliert werden.

Tritt ein Schlaganfall zusammen mit einem akuten Myokardinfarkt, einer Aortendissektion, einer dekompensierten Herzinsuffizienz oder einem akuten Nierenversagen auf, empfiehlt sich eine Blutdrucksenkung bereits bei mittelgradig erhöhten Druckwerten, ohne dass allerdings ein exakter Grenzwert empfohlen werden kann. Eine ähnliche Vorgangsweise gilt u. U. auch für den hämorrhagischen Infarkt (1, 3).

Die aktuellen Leitlinien für die Durchführung einer Thrombolysetherapie beim akuten ischämischen Insult schließen eine Thrombolyse bei Blutdruckwerten über 185/110 mmHg aus. Erfolgt eine Thrombolysetherapie bei höheren Blutdruckwerten, besteht ein deutlich erhöhtes Risiko für das Auftreten einer Hämorrhagie. Um eine Therapie mit rt-PA (rekombinanter Gewebsplasminogenaktivator) einleiten zu können, ist es möglich, eine Blutdrucksenkung zu versuchen, wobei sich in dieser Situation ein Behandlungsversuch mit Urapidil oder Labetalol langsam i.v. oder mittels Perfusor anbietet (3).

Bei Patienten mit einem akuten ischämischen Insult kann (selten) auch eine arterielle Hypotonie beobachtet werden. Diese Patienten können von einer Anhebung des Blutdrucks profitieren (2, 4), wobei sich therapeutisch einerseits eine Volumensubstitution, andererseits aber auch eine Therapie mit Katecholaminen anbietet.

Selbstverständlich ist gerade bei der Flüssigkeitszufuhr die Gefahr der kardialen Dekompensation zu beachten; daneben sind natürlich verschiedene potenzielle nicht-zerebrale Ursachen einer arteriellen Hypotonie, wie z. B. ein akuter Myokardinfarkt oder eine Pulmonalembolie, ein septisches Zustandsbild und ein Volumenmangel infolge einer okkulten inneren Blutung, auszuschließen (4).

Hypertoniemanagement bei der intrakraniellen Blutung

Etwa 15–20% aller Schlaganfälle werden durch intrakranielle Blutungen hervorgerufen, wobei prinzipiell zwischen intrazerebralen und Subarachnoidalblutungen zu unterscheiden ist. Die Hauptursachen intrakranieller Blutungen sind Massenblutungen auf dem Boden einer chronischen arteriellen Hypertonie und Rupturen zerebraler Aneurysmen, seltener sind vaskuläre Malformationen, Kavernome, Amyloid-Angiopathien und Tumorblutungen für die Symptomatik verantwortlich (1).

	Ischämie	Blutung	Hypertensive Enzephalopathie
Blutdrucksenkung	Systolisch > 220 mmHg Diastolisch > 110–120 mmHg	Systolisch > 180 mmHg Diastolisch > 110–120 mmHg	Relativ rasche Senkung bei Diagnosestellung
Therapeutische Optionen	Urapidil *(Ebrantil)* 12,5 mg langsam i.v., kontinuierlich über Perfusor	Urapidil *(Ebrantil)* 12,5 mg langsam i.v., kontinuierlich über Perfusor	Nifedipin *(Adalat)* 10 mg s.l./p.o. oder 5 mg im Perfusor i.v. über 4–8 Stunden
	Clonidin *(Catapresan)* 0,1 mg langsam i.v., ggf. kontinuierlich über Perfusor	Clonidin *(Catapresan)* 0,075–15 mg i.v., ggf. kontinuierlich über Perfusor	Labetalol *(Trandate)* 20–40 mg langsam i.v., dann Perfusor max. 2 mg/Min.
	Labetalol *(Trandate)* 10 mg i.v. über 1–2 Min., Wiederholung alle 10–20 Min. bis maximal 150 mg		Urapidil *(Ebrantil)* 25 mg i.v., falls keine Reaktion, Wiederholung nach 2 Min., kontinuierlich über Perfusor
			Clonidin *(Catapresan)* 0,1 mg langsam i.v., ggf. kontinuierlich über Perfusor

Tab. 21
Behandlungsschema der arteriellen Hypertonie bei zerebralem ischämischem Infarkt, intrakranieller Blutung und hypertensiver Enzephalopathie

Differenzialdiagnostisch ist immer auch an eine Hirnvenen- und Sinusthrombose sowie an einen hämorrhagischen Hirninfarkt zu denken. Die Prognose einer spontanen intrazerebralen Blutung ist insgesamt schlecht, etwa 50% der Patienten versterben in den ersten 30 Tagen nach Erkrankungsbeginn, von den Überlebenden werden nur etwa 50% wieder selbstständig (6). Intrakranielle Blutungen können, unabhängig von ihrer Genese, raumfordernde Wirkung entfalten, bei Subarachnoidalblutungen ist der Verlauf bei etwa 60–70% der Patienten noch durch einen konsekutiven Vasospasmus kompliziert (6, 7).

Eine Erhöhung des Blutdrucks findet sich oft unmittelbar nach einer spontanen intrazerebralen Blutung, assoziiert mit einer erhöhten Mortalität. Trotzdem ist der Nutzen einer Senkung von erhöhten Blutdruckwerten unklar und wird häufig kontrovers diskutiert, weswegen eine evidenzbasierte Behandlung nicht möglich ist.

Empirische Empfehlungen geben als systolische Obergrenze Werte von 180–200 mmHg an (1, 6). Ein arterieller Mitteldruck von 130 mmHg sollte nicht überschritten werden, wobei der zerebrale Perfusionsdruck stets > 70 mmHg betragen soll (6). Nach dem derzeitigen Wissensstand sind hoch-normale bis leicht erhöhte Blutdruckwerte zwischen 140 und 180 mmHg systolisch anzustreben. Die Blutdrucküberwachung sollte kontinuierlich invasiv durchgeführt werden.

Bei konstanten Werten von > 180 mmHg systolisch empfiehlt sich eine vorsichtige i.v. Blutdrucktherapie, wobei sich in erster Linie Urapidil oder Clonidin anbieten (Tab. 21). Nicht zur Anwendung kommen sollten vasodilatierend wirkende Medikamente, wie z. B. Nitroglycerin oder auch Nifedipin (6).

Beim wachen Patienten mit erhöhten Blutdruckwerten kann u. U. auch eine orale Therapie, z. B. mit ACE-Hemmern oder auch Betablockern bzw. Alpha/Betablockern durchgeführt werden. Speziell bei der Subarachnoidalblutung empfiehlt sich die i.v. Gabe des Kalziumantagonisten Nimodipin über 10–14 Tage, welcher den Blutdruck senkt und den zerebralen Blutfluss erhöht; dadurch können vasospasmusinduzierte Ischämien verhindern werden. Beim symptomatischen Vasospasmus im Rahmen einer Subarachnoidalblutung kann die Nimodipintherapie u. U. mit einer medikamentös induzierten Hypertension und einer hypervolämischen Hämodilution kombiniert werden (7).

Selbstverständlich sind – gerade bei der intrakraniellen Blutung – primär die Durchführung einer anxiolytischen Therapie und eine entsprechende Schmerztherapie, auch im Sinne einer vorsichtigen Blutdrucksenkung, absolut zu empfehlen (4).

Hypertoniemanagement bei der hypertensiven Enzephalopathie

Der Begriff der hypertensiven Enzephalopathie bezieht sich auf ein relativ rasch auftretendes Syndrom, bestehend aus schwerem Hypertonus in Verbindung mit Kopfschmerzen, Übelkeit und Erbrechen, Sehstörung, Anfällen, Verwirrtheitszuständen und – in fortgeschrittenen Stadien – Stupor und Koma. Daneben können auch neurologische Herdsymptome auftreten.

In erster Linie entwickelt sich die hypertensive Enzephalopathie im Rahmen eines plötzlichen Blutdruckanstieges bei Menschen mit bereits chronisch erhöhtem Blutdruck, wobei Erwachsene selten mit Blutdruckwerten von < 250/150 betroffen sind. Häufig sind Liquordruck und Proteingehalt deutlich erhöht; CT- und MRT-Veränderungen werden häufig als große Infarkt- oder Demyelinisierungsareale, gewöhnlich in den hinteren Teilen der Hemisphären, fehlgedeutet.

Sämtliche Veränderungen und Symptome sind bei rascher Blutdrucksenkung reversibel – kann der Hypertonus jedoch nicht kontrolliert werden, ist das Ergebnis üblicherweise letal. Therapeutisch steht eine relativ rasche Reduktion des Blutdrucks im Vordergrund, weswegen teilweise eine andere Medikamentenauswahl als bei der Therapie der Hypertonie bei akuter zerebraler Ischämie oder intrakranieller Blutung getroffen wird.

Im angloamerikanischen Sprachraum wird in erster Linie Natriumprussid (i.v.) empfohlen, daneben verwendet man Kalziumkanalblocker wie Nifedipin (s.l., p.o. oder i.v.) den Alpha/Betablocker Labetalol, den Alphablocker Urapidil oder verschiedene Betablocker, weiters auch Clonidin (Tab. 21). An die Akuttherapie muss sich eine Behandlung mit länger wirksamen Antihypertensiva, wie einem ACE-Hemmer oder Kalziumantagonisten, anschließen. Gibt es Hinweise für ein Hirnödem oder einen erhöhten intrakraniellen Druck, wird gewöhnlich Dexamethason (4–6 mg alle 6 Stunden) gegeben (8).

Hypertoniemanagement in der Schlaganfallprimärprävention

Aus jüngst publizierten Daten der Framingham-Studie geht hervor, dass, je höher der Blutdruck in einem nicht hypertensiven Individuum ist, desto größer ist das Risiko, einen Hochdruck zu entwickeln. 37% der Menschen unter 65 Jahren mit einem hoch-normalem Blutdruck (130–139 mmHg systolisch, 85–89 mmHg diastolisch) werden innerhalb von 4 Jahren Hochdruckpatienten.

Der etablierte Hochdruck ist Hauptrisikofaktor sowohl für den zerebralen ischämischen Infarkt wie auch für die intrazerebrale Blutung. Die Inzidenz des Schlaganfalls steigt mit der Größe des systolischen und des diastolischen Blutdrucks. Diese Beziehung ist direkt proportional.

Hoher Blutdruck, vor allem der systolische Blutdruck, steigt mit zunehmendem Alter. Erhöhte systolische Blutdruckwerte mit oder ohne begleitendem erhöhten diastolischen Blutdruck erhöhen das Schlaganfallrisiko.

Isolierter systolischer Hochdruck ist ein wichtiger Risikofaktor für Schlaganfall beim älteren Menschen (systolischer Blutdruck >160 mmHg und diastolischer Blutdruck <90 mmHg).

Nicht-pharmakologische Maßnahmen inkludieren Gewichtsabnahme, Reduktion von Salz- und Alkoholkonsum sowie Initiierung und Intensivierung von Bewegungsprogrammen.

Observations- sowie klinische Studien über den Zusammenhang zwischen Ernährung und Blutdruck unterstreichen, dass ein hoher Salzgehalt der Nahrung zu einem Blutdruckanstieg führt. Metaanalysen randomisierter Studien haben gezeigt, dass eine Natriumreduktion von etwa 80 mmol (1,8 g) pro Tag mit einer Senkung des systolischen und des diastolischen Blutdruckes von 4 bzw. 2 mmHg einhergeht. Die American Heart Association Guideline empfiehlt eine tägliche Salzzufuhr pro Tag von 6 g.

Seit mehr als 30 Jahren gibt es überzeugende Beweise, dass die pharmakologische Blutdrucktherapie nicht nur zur Vermeidung von Schlaganfällen, sondern auch zur Vermeidung von Schäden in anderen Organsystemen, wie z. B. Herz oder Nieren beiträgt. Antihypertensive Substanzen im Einsatz als Primärprävention beim Schlaganfall wurden bereits bei mehr als 50.000 Menschen in randomisierten kontrollierten Studien untersucht.

Eine Metaanalyse von 18 randomisierten kontrollierten Studien zeigte, dass die Betablockertherapie (relatives Risiko 0,71, 95%-Konfidenzintervall 0,59–0,86) und die Behandlung mit hoch dosierten Diuretika (relatives Risiko 0,49; 95%-Konfidenzintervall 0,38–0,62) sich in der Verhinderung von Schlaganfällen als effektiv erwiesen haben (9).

In den letzten 10 Jahren haben sich Studien besonders mit der Senkung der isolierten systolischen Hypertension auseinander gesetzt. In der SYST-EUR-Studie wurden 4695 Patienten mit isolierter systolischer Hypertension entweder zu Nitrendipin und Enalapril oder Chlorothiazid vs. Plazebo randomisiert.

Die Studie wurde gestoppt, als die Schlaganfallreduktion mehr als 42% in der aktiv behandelten Gruppe betrug.

Die SHEP-Studie zeigt eine 36%ige Reduktion der Inzidenz der Schlaganfallrate unter der Behandlung mit Chlorthalidon- oder Atenolol.

Rezente klinische Interventionsstudien zeigen, dass eine konsequente Behandlung und Kontrolle der Hypertonie bei Diabetikern eine signifikante Reduktion der Schlaganfallinzidenz erbringt (44% Risikoreduktion, bei mittleren Blutdruckwerten 144/82 vs. 154/87 mmHg).

Die HOPE-Studie zeigte in einer Subgruppe (3577 Patienten mit Diabetes mellitus unter Gabe des ACE-Hemmers Ramipril) eine 25%ige Risikoreduktion für den kombinierten Endpunkt Herzinfarkt, Schlaganfall und kardiovaskulärer Tod sowie eine 33%ige Risikoreduktion für den Schlaganfall. Dieser Benefit war auch bei Berücksichtigung der durch den ACE-Hemmer erzielten geringen Blutdrucksenkung nachweisbar, sodass ein spezifischer Effekt auf die Atherogenese angenommen werden muss (5). Diese neuen Studienergebnisse zeigen, dass die Kontrolle der Hypertension bei Diabetikern und die Behandlung mit dem ACE-Hemmer Ramipril zu einer Senkung der Schlaganfallinzidenz bei Diabetikern führen.

In der LIFE-Studie (10, 11) wurden Patienten im Alter zwischen 55 und 80 Jahren mit Hypertonie und im Ekg nachweisbaren Zeichen einer Linksherzhypertrophie aufgenommen. Patienten, die in den 6 Monaten zuvor einen Herzinfarkt oder Schlaganfall erlitten hatten, wurden ausgeschlossen. Alle Patienten erhielten zunächst 2 Wochen lang Plazebo.

Betrug der Blutdruck dann immer noch 160–200 mmHg systolisch oder 95–115 mmHg diastolisch, konnten die Patienten entweder in die Gruppe mit 50 mg Atenolol oder in die Gruppe mit 50 mg Losartan randomisiert werden. Der angestrebte Blutdruck betrug 140/90 mmHg oder niedriger, die Patienten wurden 4 Jahre lang nachverfolgt.

Der primäre Endpunkt der Studie war die Kombination von Schlaganfall, Myokardinfarkt und vaskulärer Tod. Der primäre Endpunkt kam bei 508 Patienten der Losartangruppe und bei 588 Patienten in der Atenololgruppe vor. 232 Patienten der Losartangruppe und 309 Patienten der Atenololgruppe erlitten einen tödlichen oder nicht-tödlichen Schlaganfall. Dies entspricht einem relativen Risiko von 0,75 (25%), der Unterschied war hoch-signifikant. Medikamentenbezogene Nebenwirkungen fanden sich bei 11% der Patienten in der Atenololgruppe und bei 6% in der Losartangruppe.

Hypertoniemanagement in der Schlaganfallsekundärprävention

Der absolute Nutzen einer blutdrucksenkenden Therapie ist bei Patienten mit einem TIA- oder Schlaganfallrezidivrisiko von über 10% im 1. Jahr besonders hoch.

Die INDANA-Projektgruppe hat 1997 eine Metaanalyse von 9 kontrollierten klinischen Studien veröffentlicht, in der insgesamt 6752 Patienten in Hinblick auf die Endpunkte »tödlicher und nicht-tödlicher Schlaganfall« untersucht wurden. Die Resultate zeigen einen signifikanten Benefit in der Verhinderung von Schlaganfallrezidiven durch eine Blutdruckmodifikation um 30%.

Die PROGRESS-Studie (12) ist die bisher größte Studie der blutdrucksenkenden Therapie in der Sekundärprävention des Schlaganfalles. 6105 Patienten wurden einerseits zu 4 mg Perindopril täglich (ACE-Hemmer) und dem Diuretikum Indapamid gegen Plazebo randomisiert.

Im Beobachtungszeitraum von mehr als 4 Jahren reduzierte Perindopril mit oder ohne Indapamid den systolischen Blutdruck um 9 mmHg, den diastolischen Blutdruck um 4 mmHg, das Auftreten eines Schlaganfalls um 28% und das Auftreten von kardiovaskulären Komplikationen um 26%.

Die relative Risikoreduktion war ähnlich bei hypertensiven wie bei nicht-hypertensiven Patienten, bei Menschen mit der Vorgeschichte eines ischämischen oder hämorrhagischen Schlaganfalles, ebenso bei Personen, die früh oder spät nach dem qualifizierten zerebrovaskulären Ereignis eingeschlossen wurden.

Fazit

Ein vernünftiger Zugang ist wohl der, eine blutdrucksenkende Therapie bei Personen zu beginnen oder zu intensivieren, die (2 Wochen bis 5 Jahre zuvor) eine TIA oder einen Schlaganfall hatten. Deren klinischer Zustand sollte stabil sein, es sollte auch keine Kontraindikation für eine blutdrucksenkende Therapie bestehen.

Der Zielblutdruck sollte ein Normalblutdruck von 130/95 mmHg sein. Um den Blutdruck zu normalisieren, ist meistens eine Kombinationstherapie notwendig.

Der Blutdruck sollte so gesenkt werden, dass eine Störung der Autoregulation der zerebralen Durchblutung vermieden wird. Deshalb sollten alle Patienten ultraschallmäßig an den supraaortalen Gefäßen gescreent werden, um supraaortale Stenosen oder Verschlüsse auszuschließen, bevor eine entsprechende blutdrucksenkende Therapiemaßnahme begonnen wird.

Systematische Reviews haben gezeigt, dass Diuretika und Betablocker als Firstline-Substanzen für die Behandlung jener Patienten infrage kommen, die noch keinen Schlaganfall erlitten haben. Diese Substanzen haben einen eindeutigen Benefit sowohl in der Reduktion der Morbidität wie auch der Mortalität aufgezeigt. Bisher bestand weitgehend Konsens darüber, dass alle blutdrucksenkenden Medikamente in der Prävention des Schlaganfalls und vaskulärer Ereignisse gleich gut wirksam sind. Die ALLHAT-Studie hat allerdings erstmals gezeigt, dass ein Alphablocker in der Schlaganfallprävention signifikant schlechter wirksam ist als ein Diuretikum. Die LIFE-Studie (10, 11) zeigt auf der anderen Seite, dass Losartan vor allem für die Schlaganfallprävention signifikant besser wirksam ist als ein Betablocker. Der relative Unterschied bei der Schlaganfallhäufigkeit von 25% und der absolute Unterschied von 2% ist auch klinisch bedeutsam. Da beide Substanzen eine identische Blutdrucksenkung erreichen, muss die protektive Wirkung von Losartan in Bezug auf das Schlaganfallrisiko einen anderen Mechanismus haben als den reinen Schutz der Gefäßendothelien.

Damit bestätigt die LIFE-Studie auch die Interpretation der HOPE-Studie, dass die ACE-Hemmer ihren Effekt nicht nur durch die Blutdrucksenkung, sondern auch durch einen spezifischen Effekt auf die Atherogenese erzielen. Das Design der LIFE-Studie kann als Muster angesehen werden, wie eine antihypertensive Therapie anzulegen ist. Die Kombination des ACE-Hemmers mit dem Hydrochlorothiazid hat nicht mehr Nebenwirkungen als Plazebo, liefert eine ähnliche Kardioprotektion wie Betablocker und vor allem einen größeren Schutz vor Schlaganfällen, mit dem Vorteil von noch weniger Nebenwirkungen.

Die Studien mit Losartan liefern zunehmend Hinweise, dass der positive Effekt der ACE-Hemmer durch Losartan, ohne den Preis zusätzlicher Nebenwirkungen, verdoppelt werden kann (13).

Für die Praxis

o In der Akutphase des ischämischen Insults empfiehlt sich eine vorsichtige Blutdrucksenkung ab Werten von 220/110 mmHg.

o Bei der intrakraniellen Blutung sind hoch-normale systolische Blutdruckwerte (140–180 mmHg) anzustreben; hypotone Werte sind sowohl hier als auch beim ischämischen Insult nach Möglichkeit zu vermeiden.

o Bei der hypertensiven Enzephalopathie hat die schnelle Blutdrucksenkung im Vordergrund zu stehen.

o Als wichtige Bestandteile der vaskulären Prävention sind nichtpharmakologische Maßnahmen (Initiierung bzw. Intensivierung regelmäßiger sportlicher Aktivitäten, Gewichtsreduktion, Absenkung des Salz- und des Alkoholkonsums) zu forcieren.

o Die höchsten Schlaganfallsreduktionsraten erreicht man durch den kombinierten Einsatz von Thrombozytenfunktionshemmern, Statinen und Losartan – diese Vorgehensweise ist allerdings mit einem hohen finanziellen Aufwand verbunden.

Literatur

1. Heid F, Hennes HJ, Steiner T. Schlaganfallversorgung in der Prähospitalphase. Intensivmed 2002; 39: 53–64.
2. Leonardi-Bee J, et al. Blood pressure and clinical outcomes in the international stroke trial. Stroke 2002; 33: 1315–1320.
3. Adams HP, del Zoppo GJ, von Kummer R. Management of Stroke: A practical guide for the prevention, evaluation, and treatment of acute stroke. New York: Professional Communications; 2002.
4. Berek K, Baumhackl U. Allgemeine Therapie des ischämischen Insultes. Neuropsychiatrie 1994; 8: 5–8.
5. The Heart Outcomes Prevention Evaluation Study Investigators. Effects of an angiotensin-converting-enzyme inhibitor, Ramipril, on cardiovascular events in high-risk patients. N Engl J Med 2000; 342: 145–153.
6. Glahn J, Busse O. Spezielle Therapie bei intrakranieller Blutung. Intensivmed 2002; 39: 467–477.
7. Adams HP jr., Love BB. Medical Management of Aneurysmal Subarachnoid Hemorrhage. In: Barnett HJM, et al., editors. Stroke: Pathophysiology, diagnosis, and Management. 2nd ed. New York: Churchill Livingstone; 1992. p. 1029–1054.
8. Adams RD, Victor M, Ropper AH. Prinzipien der Neurologie. Frankfurt am Main: McGraw-Hill; 1999.
9. Psaty BM, Smith NL, Siscoviich DS, et al. Health outcomes associated with anti-hypertensive therapies used as first-line agents: A systematic review and metaanalysis. JAMA 1997; 277: 739–745.
10. Lindholm LH, et al., for the LIFE study group. Cardiovascular morbidity and mortality in patients with diabetes in the Losarten Intervention For Endpoint reduction in hypertension study (LIFE): a randomised trial against atenolol. Lancet 2002; 359: 1004–1010.
11. Dahlöf B, et al., for the LIFE study group. Cardiovascular morbidity and mortality in the Losartan Intervention For Endpoint reduction in hypertension study (LIFE): a randomised trial against atenolol. Lancet 2002; 359: 995–1003.
12. PROGRESS Collaborative Group. Randomised trial of a perindopril-based blood-pressure-lowering regimen among 6 105 individuals with previous stroke or transient ischaemic attack. Lancet 2001; 358: 1033–1041.
13. Pitt B, et al., on behalf of ELITE Study Investigators. Randomised trial of losartan versus captopril in patients over 65 with heart failure (Evaluation of Losartan in the Elderly Study, ELITE). Lancet 1997, 349: 747–752.

10

Die arterielle Hypertonie aus der Sicht des Ophthalmologen

A. HAAS

Retinale mikrovaskuläre Abnormitäten, wie generalisierte oder fokale Arteriolenverengung, arteriovenöse Kreuzungsphänomene und Retinopathie, weisen auf einen kumulativen Gefäßschaden durch arterielle Hypertonie, Alter und andere Prozesse hin.

Epidemiologische Studien zeigten, dass diese Abnormitäten bei 2–15% der nichtdiabetischen Gesamtbevölkerung beobachtet werden können, und dass diese Veränderungen am häufigsten mit erhöhtem Blutdruck assoziiert sind. Generalisierte Arteriolenverengung und arteriovenöse Kreuzungsphänomene (an Kreuzungsstellen von Arteriolen und Venolen erscheinen die Venolen sanduhrartig verengt [GUNN-Zeichen] oder scheinen der Arteriole bogenförmig auszuweichen [SALUS-Zeichen]) bestätigten sich als irreversible Langzeitmarker einer Hypertonie, die nicht nur gegenwärtige, sondern auch vergangene Blutdruckwerte reflektieren (1).

Die retinale Arteriole, die sehr leicht und vor allem nicht-invasiv beurteilt werden kann, hat ähnliche anatomische und physiologische Eigenschaften wie die zerebralen und koronaren Gefäße (2). Aufgrund dieser gemeinsamen Eigenschaften wurde versucht, von retinalen Gefäßveränderungen Rückschlüsse auf den Zustand der zerebralen und koronaren Gefäße zu ziehen.

Terminologie

Unter retinalen Arteriolenveränderungen versteht man nur Abnormitäten in Bezug auf die retinalen Arteriolen, wie generalisierte und fokale Arteriolenverengung und arteriovenöse Kreuzungsphänomene. Der Ausdruck »retinale mikrovaskuläre Abnormitäten« ist dem Begriff »Retinopathie« gleichzusetzen und schließt alle mikrovaskulären Veränderungen, die nicht nur explizit die Arteriolen betreffen (retinale Blutungen, Mikroaneurysmen, Cotton-wool-Herde, harte Exsudate, Makulaödem und Papillenschwellung usw.) ein.

Historischer Überblick

Die Möglichkeit, die retinalen Gefäßveränderungen als Anzeichen einer kardiovaskulären Erkrankung zu verwenden, wurde erstmals von GUNN gegen Ende des 19. Jahrhunderts erkannt, der damals eine Verbindung zwischen retinalen mikrovaskulären Abnormitäten, arterieller Hypertonie und zerebrovaskulären Erkrankungen beschrieb (3).

KEITH, WAGENER und BARKER zeigten 1939 einen Zusammenhang zwischen dem Schweregrad der retinalen Gefäßveränderungen und der Mortalität von Patienten mit Hypertonie (4). Sie entwarfen damals eine Stadieneinteilung der hypertensiven Retinopathie, die in der Folge von SCHEIE weiterentwickelt wurde (5).

In den letzten Jahren hat das Interesse für diese retinalen Gefäßveränderungen aus unterschiedlichsten Gründen nachgelassen. Die Assoziation zwischen diesen retinalen Abnormitäten und kardiovaskulären Erkrankungen wurde zwar in früheren Studien gezeigt, konnte aber durch neuere Studien nicht eindeutig bewiesen werden (6–9); außerdem wurden die früheren Studien meist mit einer Population mit unbehandeltem Hypertonus durchgeführt. Die fortgeschrittenen Stadien der hypertensiven Retinopathie mit schweren Gefäßveränderungen sind aber bei Patienten mit kontrolliertem Blutdruck relativ selten zu finden.

Trotz aller Versuche einer besseren Stadieneinteilung hat sich bis heute auch noch keine standardisierte Klassifikation eindeutig durchsetzen können; darüber hinaus ist die Beurteilung dieser retinalen mikrovaskulären Abnormitäten mittels Ophthalmoskopie eine subjektive und nicht reproduzierbare Methode.

In der »Arteriosclerosis risk in communities Study« (ARIC) wurden die retinalen mikrovaskulären Abnormitäten mittels Fundusfotografien und einem standardisierten Klassifizierungsschema beurteilt (10). Zugleich wurde eine Quantifizierung der generalisierten retinalen Arteriolenverengung über die Messung der Gefäßdicke von digitalisierten Fundusaufnahmen versucht. Diese Klassifizierungsmethode hat sich als relativ zuverlässig erwiesen. In der ARIC-Studie zeigte sich, dass diese retinalen Gefäßveränderungen nicht nur mit gegenwärtigen, sondern auch mit vergangenen Blutdruckwerten streng korreliert sind (1).

Pathophysiologie der hypertensiven Retinopathie

Die hypertensiven Netzhautveränderungen sind nur ein Teil des pathologischen Prozesses am Auge; die Gefäße der Aderhaut und des Sehnervs sind meist auch mitbetroffen (11). Die retinalen mikrovaskulären Abnormitäten sind oft nicht nur auf einen erhöhten Blutdruck zurückzuführen, sondern sie sind zusätzlich arteriosklerotisch bedingt. Einige der Läsionen sind durch vorübergehende Perioden erhöhten Blutdrucks bedingt; andere sind bleibende strukturelle Schäden durch den ständig erhöhten Blutdruck.

Vasokonstriktive Phase

Erhöhter Blutdruck erzeugt durch die Autoregulation eine Erhöhung des Arteriolentonus, der zu einer generalisierten Verengung der retinalen Arteriolen führt. Diese generalisierte Verengung ist aber nur an Gefäßen ohne signifikante Arteriosklerose zu sehen. An Gefäßen mit mäßiger bis schwerer Arteriosklerose wechseln

Verengung (in Segmenten ohne Sklerose) und Dilatation (in sklerotischen Segmenten) gleichzeitig ab. Daher findet man eine generalisierte retinale Arteriolenverengung häufiger (trotz gleichem Schweregrad der Hypertonie) bei jüngeren als bei älteren Patienten.

Sklerotische Phase

Ein ständig erhöhter Blutdruck führt schließlich zur sklerotischen Phase, die sich pathologisch als Hyperplasie der Tunica media und als juvenile Degeneration der Arteriolenwand manifestiert. Klinisch zeigt sich das als generalisierte Arteriolenverengung, arteriovenöse Kreuzungsphänomene, fokale Arteriolenverengung, Veränderung des arteriolen Reflexes und eine vermehrte Schlängelung der Arteriolen. Diese Veränderungen entsprechen in der Klassifikation nach KEITH, WAGENER und BARKER den Stadien I und II der hypertensiven Retinopathie.

Exsudative Phase

Die exsudative Phase wird verursacht durch eine Schädigung der Blut-Retina-Schranke mit Degeneration der Gefäßwandmuskulatur und mit Nekrose von Endothelzellen. Weitere pathologische Veränderungen beinhalten die fibrinoide Nekrose der Arteriolenwand, eine Verengung des Gefäßlumens, die Verschlechterung des Blutflusses sowie Verschlüsse von Arteriolen (12). Ophthalmoskopisch zeigen sich diese Veränderungen als Mikroaneurysmen und retinale Blutungen, (streifig, wenn sie oberflächlich in der Nervenfaserschicht liegen; fleckförmig, wenn sie in den tieferen Schichten der Netzhaut liegen).

Durch den Austritt von Plasmalipoproteinen, Phosphorlipiden, Cholesterin und Triglyzeriden werden die harten Exsudate verursacht, durch den Verschluss von Arteriolen entwickeln sich Cotton-wool-Herde (13); zusätzlich kann in diesem Stadium auch ein Papillenödem auftreten. Diese Veränderungen entsprechen nach der Klassifizierung von KEITH, WAGENER und BARKER den Stadien III und IV der hypertensiven Retinopathie. Aufgrund der besseren Blutdruckeinstellung sind diese beiden Stadien im klinischen Alltag heute nur noch selten zu sehen.

Komplikationen

Durch die hypertoniebedingten Veränderungen der retinale Gefäßen können schwerwiegende Netzhautkomplikationen auftreten, die bis zur Erblindung führen können. Diese Komplikationen umfassen Verschlüsse der Zentralarterie oder eines ihrer Äste, Verschlüsse der Zentralvene oder eines ihrer Äste, retinale Makroaneurysmen, zystoide Makulaödeme und Infarkte im Sehnervbereich (vordere ischämische Optikusneuropathie).

Weiters hat sich gezeigt, dass die arterielle Hypertonie ein Risikofaktor für die Entwicklung der altersabhängigen Makuladegeneration, in der westlichen Welt die häufigste Erblindungsursache der Menschen > 60 Jahre, ist (14).

Leiden Diabetiker zusätzlich noch an einer unbehandelten Hypertonie, so kommt es zu einer rascheren Progression der diabetischen Retinopathie, vor allem zu einer Verschlechterung einer bereits existierenden Makulopathie, die dann auf eine Lasertherapie deutlich schlechter anspricht.

Stadieneinteilung

Eine strikte Trennung zwischen hypertensiven und arteriosklerotischen Arteriolenveränderungen, vor allem in den Frühphasen, ist oft unmöglich, da die Entwicklung von arteriosklerotischen Gefäßveränderungen durch eine arterielle Hypertonie stark beeinflusst werden kann; das sollte man berücksichtigen, wenn man Klassifizierungen von hypertensiven oder arteriosklerotischen Gefäßveränderungen verwendet.

Die KEITH-WAGENER-BARKER-Stadieneinteilung von 1939 basiert auf den unterschiedlichen Schweregraden von Netzhautveränderungen bei Patienten mit bekannter Hypertonie (4).

Stadium I:
Die retinalen Arteriolen sind minimal verengt und zeigen eine vermehrte Schlängelung. Diese Patienten leiden im Allgemeinen an einer sehr milden Hypertonie.

Stadium II:
Diese retinalen Abnormitäten schließen alle Veränderungen der Gruppe I ein, aber mit mehr fokalen Verengungen und arteriovenösen Kreuzungsphänomenen. Die Patienten in diesem Stadium sind im Allgemeinen asymptomatisch und haben keine oder nur eine minimale systemische Mitbeteiligung.

Stadium III:
Zusätzlich zu den anderen Veränderungen sind Netzhautblutungen und Exsudate zu finden. Vasospastische Veränderungen sind an fokalen Arteriolenverengungen und an Cotton-wool-Herden zu erkennen. Viele dieser Patienten haben erkennbare kardiale, zerebrale oder renale Funktionsstörungen (Abb. 34).

Stadium IV:
In diesem Stadium sind die zuvor aufgelisteten Abnormitäten stärker ausgeprägt; zusätzlich findet man ein Papillenödem. Auch die systemischen Veränderungen sind stärker ausgeprägt (Abb. 35).

Abb. 34
Fundusaufnahme, rechtes Auge:
Man sieht die generalisierte Engstellung der Arteriolen, die vermehrte Gefäßschlängelung und die typischen arteriovenösen Kreuzungsphänomene; zusätzlich ist eine streifige Blutung am oberen temporalen Gefäßbogen erkennbar. Dieses Bild entspricht den Stadien II–III nach KEITH, WAGENER und BARKER

Abb. 35
Fundusaufnahme vom Vollbild eines Stadiums IV nach KEITH, WAGENER und BARKER. Neben der für dieses Stadium typischen Papillenschwellung sind noch harte Exsudate, Cotton-wool-Herde und intraretinale Blutungen zu erkennen. Die Arteriolen sind stark verengt, die Venolen erscheinen dilatiert

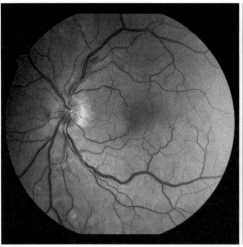
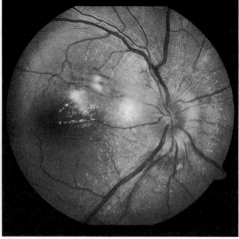

Eine ähnliche Klassifizierung hat SCHEIE 1953 vorgeschlagen (5).

Stadium 0:
Trotz diagnostiziertem Hypertonus sind keine sichtbaren retinalen mikrovaskulären vaskulären Abnormitäten vorhanden.

Stadium I:
Es zeigt sich eine diffuse (aber keine fokale) Arteriolenverengung.

Stadium II:
Die Arteriolenverengung ist stärker ausgeprägt; man findet auch fokal verengte Arteriolen.

Stadium III:
Sowohl fokale als auch diffuse Arteriolenverengungen sind stärker ausgeprägt; zusätzlich sind Netzhautblutungen zu sehen.

Stadium IV:
Sowohl die fokale als auch die generalisierte Verengung der Arteriolen ist stärker ausgeprägt; retinale Blutungen können auftreten.

Stadium V:
Alle vorher aufgelisteten Abnormitäten sind vorhanden; zusätzlich findet man ein Netzhautödem, harte Exsudate und ein Papillenödem.

Behandlungsmöglichkeiten und Kontrolle

Eine augenspezifische Therapie der hypertensiven Retinopathie existiert nicht. Die Behandlung der hypertensiven Retinopathie ist die Behandlung des erhöhten Blutdruckes. Sowohl vasoaktive als auch gerinnungshemmende Medikamente haben weder einen positiven Einfluss auf die Entwicklung hypertoniebedingter Gefäßveränderungen noch auf den Verlauf der hypertensiven Retinopathie gezeigt. Auch die prophylaktische Gabe dieser Medikamente gegen Komplikationen, wie z. B. Gefäßverschlüsse der Netzhaut, ist anzuzweifeln.

Prinzipiell sollte bei Diagnosestellung der Hypertonie ein augenärztlicher Ausgangsstatus erhoben werden. Weitere augenärztliche Kontrollen sollten bei gut eingestellten Hypertonikern jährlich erfolgen, bei schlecht eingestellten halbjährlich, nach hypertonen Krisen kurzfristig.

Für die Praxis

○ Die Therapie der hypertensiven Retinopathie ist die Behandlung der Hypertonie.

○ Es ist zulässig, Rückschlüsse vom Zustand der retinalen Gefäße auf den der zerebralen und koronaren Gefäße zu ziehen; davon ein Risiko für kardio- oder zerebrovaskuläre Erkrankungen abzuleiten, ist aber nicht möglich.

○ Es gilt zu beachten, dass vasoaktive und gerinnungshemmende Medikamente keinen Einfluss auf die Entstehung von hypertoniebedingten retinalen, mikrovaskulären Abnormitäten haben, auch nicht auf die Inzidenz von Spätkomplikationen.

○ Die Hypertonie ist als bedeutender Risikofaktor für Gefäßverschlüsse am Auge (Arterien- und Venenverschluss, vordere ischämische Optikusneuropathie) anzusehen.

○ Da bei Diabetikern ein nicht gut eingestellter Blutdruck zu einer rascheren Progression der diabetischen Retinopathie mit therapierefraktärer Makulabeteiligung führt, ist bei diesen Patienten die Behandlung der Hypertonie besonders wichtig.

Literatur

1. Wong TY, et al. Retinal microvascular abnormalities and blood pressure in older people: the Cardiovascular Health Study. Br J Ophthalmol 2002; 86: 1007–1013.

2. Goto I, et al. Pathological studies on the intracerebral and retinal arteries in cerebrovascular and noncerebrovascular diseases. Stroke 1975; 6: 263–269.

3. Gunn RM. Ophthalmoscopic evidence of (1) arterial changes associated with chronic renal diseases and (2) of increased arterial tension. Trans Ophthalmol Soc UK 1892; 12: 124–125.

4. Keith NM, Wagener HP, Barker NW. Some different types of essential hypertension: their course and prognosis. Am J Med Sci 1939; 197: 332–343.

5. Scheie HG. Evaluation of ophthalmoscopic changes of hypertension and arteriolar sclerosis. Arch Ophthalmol 1953; 49: 117–138.

6. Dimmitt SB, et al. Usefulness of ophthalmoscopy in mild to moderate hypertension. Lancet 1989; 1: 1103–1106.

7. Nakayama T, et al. A 15.5-year follow-up study of stroke in a Japanese provincial city. The Shibata Study. Stroke 1997; 28: 45–52.

8. Osullivan P, et al. Retinal artery changes correlated with other hypertensive parameters in a coronary heart disease case-history study. Br Heart J 1968; 30: 556–562.

9. Ralph RA. Prediction of cardiovascular status from arteriovenous crossing phenomena. Ann Ophthalmol 1974; 6: 323–326.

10. Hubbard LD, et al. Methods for evaluation of retinal microvascular abnormalities associated with hypertension/sclerosis in the Atherosclerosis Risk in Communities Study. Ophthalmology 1999; 106: 2269–2280.

11. Tso MOM, Abrams GW, Jampol LM. Hypertensive retinopathy, choroidopathy, and optic neuropathy: a clinical and pathophysiological approach to classification. In: Singerman LJ, Jampol LM, editors. Retinal and Choroidal Manifestations of Systemic Disease. Baltimore: Williams and Wilkins; 1991. p. 79–127.

12. Apple DJ, Naumann GO. Retina. In: Naumann GO, Apple DJ, editors. Pathology of the Eye. New York: Springer; 1986. p. 580–583.

13. Gree WR. Systemic diseases with retinal involvement. In: Spencer WR, editor. Ophthalmic pathology: an atlas and textbook. Philadelphia: WB Saunders Co; 1985. p. 1034–1047.

14. Spertuto RD, Hiller R. Systemic hypertension and age-related maculopathy in the Framingham Study. Arch Ophthalmol 1986; 104: 216–219.

11

Die arterielle Hypertonie aus der Sicht des Radiologen

H. LUGMAYR

Die hämodynamisch wirksame Nierenarterienstenose – verursacht durch Arteriosklerose oder fibromuskuläre Dysplasie – ist die häufigste Ursache einer renovaskulären Hypertonie. Der Anteil anderer Ursachen der renovaskulären Hypertonie wird mit < 5% angegeben (1).

Aufgabe des Radiologen ist es, die organisch-morphologische Ursache einer arteriellen Hypertonie aufzudecken oder auszuschließen. Er sollte die Morphologie nach Ätiologie und Schweregrad werten und aufgrund dieses Befundes zu einem interdisziplinären Therapiekonzept beitragen. Therapeutisch ist die Dilatation bzw. Stentimplantation an den Nierenarterien eine Domäne der interventionellen Radiologie.

Zur Darstellung der Nierenarterien und der Diagnostik von Nierenarterienstenosen stehen dem Radiologen mehrere bildgebende Verfahren zur Verfügung auf deren Stellenwert in dieser Arbeit eingegangen wird.

Der Nachweis einer Nierenarterienstenose bedeutet nicht zwangsläufig, dass sie die Ursache einer bestehenden Hypertonie ist. Die sichere Diagnose einer renovaskulären Hypertonie ist häufig nur retrospektiv zu stellen, wenn die Beseitigung der Stenose zur Heilung der Hypertonie geführt hat.

Die verschiedenen bildgebenden Verfahren

Farbduplexsonographie

Die Farbduplexsonographie der Nierenarterien bietet 3 Möglichkeiten:

- Die morphologische Darstellung der Nierenarterie im B-Bild.
- Die farbkodierte Darstellung des Blutflusses.
- Die Messung der Flussgeschwindigkeit.

Die Duplexsonographie ist die bildgebende Methode, die eine funktionelle Aussage erlaubt. Eine aussagekräftige Duplexsonographie der Nierenarterien im proximalen und mittleren Drittel ist bei 85–90% der Patienten möglich; bei 10–15% verhindern Adipositas und Darmgasüberlagerung die Untersuchung (2).

Zur Untersuchung wird ein 3,5-MHz-Schallkopf verwendet. Die Nierenarterien können von lateral oder von dorsal dargestellt werden, die Messung der Flussgeschwindigkeit erfolgt in transversaler Ebene. Die Farbkodierung ermöglicht es, die Nierenarterien einfacher zu lokalisieren.

Die diagnostische Aussage über eine Nierenarterienstenose kann aus 3 Parametern abgeleitet werden:

- Aus der maximalen systolischen Flussgeschwindigkeit.
- Aus der sog. »renal aortic ratio« (RAR).
- Aus dem POURCELOT-Index.

Bei angiographisch unauffälligen Nierenarterien wurde eine durchschnittliche maximale Flussgeschwindigkeit von 84,7 ± 13,9 cm/Sek. und eine enddiastolische Geschwindigkeit von 31,2 ± 7,8 cm/Sek. ermittelt. Direktes Kriterium einer Nierenarterienstenose ist eine maximale systolische Strömungsgeschwindigkeit von $X > 180$ cm/Sek. Unter diesem Kriterium hat die Farbduplexsonographie der Nierenarterien eine Sensitivität von 92% und eine Spezifität von 91%, verglichen mit der intraarteriellen digitalen Subtraktionsangiographie (2).

Ein weiterer Parameter ist das Verhältnis zwischen der maximalen systolischen Geschwindigkeit in der Nierenarterie und der maximalen systolischen Geschwindigkeit in der Bauchaorta. Dieser Quotient wird als »renal aortic ratio«, abgekürzt RAR, bezeichnet. Die normale RAR ist $<3,5$. Eine RAR $>3,5$ spricht für eine Nierenarterienstenose. Die diagnostische Treffsicherheit dieses Index wird – verglichen mit der Angiographie – mit 93% angegeben.

Ein indirekter Hinweis auf eine Nierenarterienstenose ist ein intrarenaler POURCELOT-Index von $<0,5$ oder eine einseitige Verminderung des POURCELOT-Index im Vergleich mit der Gegenseite um >5–10%. Dieser letztere Wert ist jedoch weniger verlässlich, da er von zahlreichen extra- und intrarenalen Faktoren abhängig ist.

Zu den Vorteilen der Farbduplexsonographie zählen die fehlende Invasivität und die relativ niedrigen Kosten. Nachteilig ist, dass die Untersuchung zeitaufwendig ist und die Qualität der Untersuchung stark von der Erfahrung des Untersuchers abhängt.

Computertomographie

Als 1991 der Spiraltomograph eingeführt wurde, war dies ein entscheidender Schritt zur Darstellung der Blutgefäße mittels CT. Die jüngste Weiterentwicklung ist die Einführung des Mehrschicht-CT, der erstmals 1998 vorgestellt wurde. Durch das gleichzeitige Auslesen von 4–16 Kanälen pro Rotation konnte die Scangeschwindigkeit deutlich gesteigert werden. Statt einer zweidimensionalen steht nun eine dreidimensionale Bildakquisition zur Verfügung. Diese führt zu einer deutlichen Verbesserung der Bildqualität und der Aussagekraft. Darüber hinaus ermöglicht die schnellere Akquisition der Bilddaten, die Kontrastmittelmenge zu reduzieren und Atemartefakte zu vermeiden (3).

Zur Darstellung der Nierenarterien mittels Computertomographie wird ein jodhältiges, wasserlösliches, nicht-ionisches Kontrastmittel i.v. im Bolus appliziert. Simultan zur früharteriellen Phase werden sehr dünne Schnittbilder in Höhe der Nierenarterien angefertigt. Mit verschiedenen Algorithmen können aus diesen Schnittbildern zwei- oder dreidimensionale Bilder der Nierenarterien errechnet werden (leistungsfähige Rechner können aus einer Vielzahl von Daten die

Nierenarterien sehr exakt und eindrucksvoll darstellen).

Der Vorteil dieser Methode ist die Möglichkeit, wenig-invasiv ein Screening durchzuführen. Im Gegensatz zur Sonographie und zur MR-Tomographie können Kalkplaques exakt dargestellt werden. Dies ist für die Beurteilung und Therapieplanung einer Nierenarterienstenose von entscheidender Bedeutung. Atemartefakte können die Beurteilung der Nierenarterien erschweren oder unmöglich machen. Eine ausreichende Kooperation des Patienten ist bei dieser Methode also unbedingt erforderlich.

Nachteile dieser Methode sind die relativ hohe Strahlenbelastung und die Notwendigkeit, ziemlich hohe Kontrastmittelmengen zu applizieren. Die Nierenarterien können bis in den Bereich des Nierenhilus beurteilt werden; eine ausreichende Darstellung intrarenaler Gefäße ist nicht mehr möglich.

Die morphologische Darstellung der Nieren zur Diagnostik nicht-vaskulärer Pathologie kann in derselben Sitzung durchgeführt werden.

Magnetresonanzangiographie

Anfang der 90er-Jahre des 20. Jahrhunderts wurde die dreidimensionale kontrastverstärkte MR-Angiographie eingeführt. Seither hat sich diese Methode durch Fortschritte bei der Software und durch die Einführung neuer bildberechnender Algorithmen so weit entwickelt, dass es heute möglich ist, die Nierenhauptarterien, akzessorische Nierenarterien und Segmentarterien darzustellen (Abb. 36). Als Kontrastmittel werden Gadoliniumverbindungen verwendet, die i.v. appliziert werden.

Gadoliniumsalze galten bisher als weniger nephrotoxisch als jodhältige Kontrastmittel. Gerade beim Nierenversagen wird daher der MR-Angiographie der Nierenarterien häufig der Vorzug gegeben. Neuere Studien diskutieren allerdings die Nephrotoxizität von Gadoliniumsalzen kritisch (4); die eigene Erfahrung zeigt, dass auch Gadoliniumsalze bei vorgeschädigter Niere ein akutes Nierenversagen herbeiführen können.

Abgesehen davon, dass die Toxizität von Gadolinium nicht restlos geklärt ist, ist die MR-Angiographie ein wenig-invasives Verfahren ohne ionisierende Strahlung.

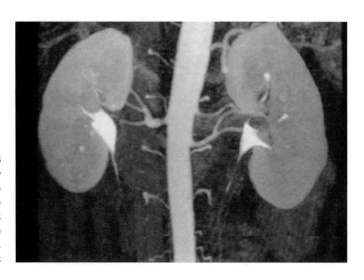

Abb. 36
MR-Angiographie der Nierenarterien: Stenose der rechten Nierenarterie im aortennahen Abschnitt der Arterie. Die linke Niere wird von 2 Nierenarterien versorgt

Die Kenntnisse über die Wirkung von Magnetfeldern auf den menschlichen Körper sind bis heute gering.

Moderne Geräte erreichen eine Sensitivität zwischen 93% und 100% und eine Spezifität zwischen 71% und 90%, Stenosen mit einem Stenosegrad von ≥50% an den Nierenarterien zu diagnostizieren (5). Die dreidimensionale Datenakquisition erlaubt die Berechnung zahlreicher Projektionen, wie sie im Rahmen der digitalen Subtraktionsangiographie nicht möglich ist.

Digitale Subtraktionsangiographie

Die intraarterielle digitale Subtraktionsangiographie ist der »Goldstandard« in der Diagnostik der Nierenarterienstenose. Bei der arteriellen Angiographie wird ein dünner Katheter über die A. femoralis communis, die A. brachialis oder die A. axillaris in die abdominelle Aorta eingebracht. Über den Katheter wird wasserlösliches, jodhältiges, nicht-ionisches Kontrastmittel injiziert.

Simultan zur Injektion werden mit einem speziellen Röntgengerät Bilder aufgenommen und im Computer gespeichert. Der Hintergrund (Knochen) wird auf dem Bild elektronisch subtrahiert, sodass die Arterien überlagerungsfrei zur Darstellung kommen.

Beim Angiogramm der Nierenarterien wird zunächst eine Aufnahme der abdominellen Aorta angefertigt. Diese zeigt die Topographie und die Zahl der Nierenarterien. Anschließend wird jede einzelne Nierenarterie (1–6 pro Seite) selektiv sondiert und dargestellt. Die digitale Subtraktionsangiographie ermöglicht eine exakte Darstellung der arteriellen Strombahn von der Aorta bis zu den Aa. arcuatae und den Aa. interlobulares.

Über den Katheter kann der arterielle Druck in der Nierenarterie und in der Aorta gemessen werden. So können die Gradienten des systolischen Drucks und des Mitteldrucks festgestellt werden. Die gespeicherten Aufnahmen können nachbearbeitet werden (sog. Postprocessing). Im Rahmen dieser Nachbearbeitung kann unter anderem der Stenosegrad geometrisch (Vergleich der Querschnittsfläche vor und in der Stenose) oder densitometrisch (Vergleich der Kontrastmitteldichte vor und in der Stenose) gemessen werden.

Neben der exakten Beurteilung der Stenosemorphologie erlaubt die Darstellung der intrarenalen Arterien eine Aussage über sekundäre Gefäßerkrankungen, wie sie im Rahmen einer Hypertonie oder einer diabetischen Nephrosklerose vorkommen. Die intrarenale Gefäßmorphologie ist für den Erfolg oder Misserfolg einer lumeneröffnenden Therapie von wesentlicher Bedeutung.

Bei der Angiographie ist die Nephrotoxizität der jodhältigen Kontrastmittel zu beachten. Eine primär eingeschränkte Nierenfunktion erfordert daher besondere Beachtung, da sie, kombiniert mit unzureichender Hydratation des Patienten, die Gefahr eines akuten Nierenversagens birgt.

Radiologisch-interventionelle Therapie der Nierenarterienstenose

Die Ballondilatation und die Implantation von Metallstents sind derzeit die am häufigsten angewendeten Methoden zur Behandlung von Nierenarterienstenosen. Bei beiden wird ein arterieller Zugang über die Leiste (seltener über die Arteria axillaris oder die Arteria brachialis) gewählt. Nach Einbringen einer Schleuse wird die stenosierte Nierenarterie selektiv sondiert und die Stenose mit einem Führungsdraht passiert. Im Rahmen dieses Manövers kann der Blutdruck vor und nach der Stenose gemessen und der Druckgradient exakt berechnet werden.

Unter Schienung des Führungsdrahtes wird ein Ballon oder ein Metallstent, der auf einem Ballon montiert ist, in der Stenose platziert. Der Ballon wird mit hohem Druck entfaltet, sodass die Stenose gedehnt bzw. der Stent entfaltet und in die Wand der Arterie gedrückt wird. Der übliche Durchmesser einer Nierenarterie beträgt 5–7 mm. Bei der Ballondilatation kommt es zu kontrollierten Einrissen der Intima. Das Stenosematerial wird in diese Risse gequetscht. Im Lauf von mehreren Wochen heilt die Intimaläsion mit Ausbildung einer sog. Neointima aus. Nach Stentimplantation werden die Metallfilamente im Lauf von 4–6 Wochen ebenfalls von einer Neointima überzogen, die sich zum Teil aus Endothelnestern zwischen den Filamenten regeneriert.

Die klinische Indikation zur Revaskularisation sind Stenosen oder Verschlüsse, die zur Hypertonie oder Niereninsuffizienz führen.

Angiographische Kriterien:

○ Eine Lumeneinengung >70%.
○ Die poststenotische Dilatation der Nierenarterie.
○ Hypertrophierte Kollateralgefäße aus Lumbal- oder Kapselarterien.
○ Eine Schrumpfniere mit verspäteter Parenchymanfärbung und Ausscheidung (6).

Die Wahl der Methode – Ballondilatation oder Stentimplantation wird durch die Morphologie der Stenose bedingt.

Die Ballondilatation ist die Methode der Wahl für konzentrische Stenosen, die im Verlauf der Nierenarterie sitzen und vom Ostium einen Abstand von zumindest 5 mm haben. Der technische Erfolg ist dann gegeben, wenn die Reststenose nach Dilatation <20% beträgt, der Fluss signifikant verbessert ist und keine wesentliche Morbidität vorliegt (7). Der technische Erfolg wird vom Untersucher, vom Kathetermaterial und der Morphologie und Beschaffenheit der Stenose beeinflusst; er wird bei Stenosen im Rahmen einer fibromuskulären Dysplasie mit 85–100% angegeben. Eine klinische Besserung der Hypertonie wird bei 86–96% der Patienten angegeben, eine Normalisierung des Blutdrucks bei 35–65%.

Bei abgangsfernen arteriosklerotischen Stenosen wird die technische Erfolgsrate mit 75–94% angegeben. Klinisch wird bei etwa 80% der behandelten Patienten eine Besserung des Blutdrucks erzielt, davon bei 30% eine Normalisierung des Blutdrucks. Der Primärerfolg der Dilatation von Transplantatnierenarterien wird mit 70–80%, der klinische Erfolg nach einem Jahr mit $\geq 67\%$ angegeben (8).

Rezidivstenosen nach Ballondilatation sind bei 10–15% der Patienten zu erwarten und treten vor allem im ersten Jahr auf. Komplikationen, die einen chirurgischen Eingriff erfordern, treten bei 2–5% auf, die Inzidenz des akuten Nierenversagens wird mit 5–10% angegeben; die Mortalität liegt bei 1–2% (8).

Exzentrische, plaqueförmige Stenosen, Ostiumstenosen und chronische Nierenarterienverschlüsse sind die Indikationen für die Implantation von Metallstents. Grundsätzlich ist die Implantation selbstexpandierbarer und ballonmontierter Stents möglich. Die primäre Implantation neuer ballonexpandierbarer Stents (Abb. 37 und 38) wird heute aufgrund mehrerer Vorteile bevorzugt: Ballonexpandierbare Stents können exakt platziert werden und verfügen über eine hohe Radialkraft.

Die Frühthrombose im ersten Monat und die Intimahyperplasie sind die limitierenden Faktoren nach Stentimplantation. Die Frühthrombose kann heute durch neue Thrombozytenaggregationshemmer wie Ticlopidin und Clopidogrel weitgehend vermieden werden. Die Restenose durch Intimahyperplasie ist weiterhin ein ungelöstes Problem.

Die intraluminale Brachytherapie und die Beschichtung von Stents mit zytostatischen Substanzen sind hoffnungsvolle Lösungsansätze. Beide Methoden sind für die Dimension normalkalibriger Nierenarterien derzeit noch nicht verfügbar. Der

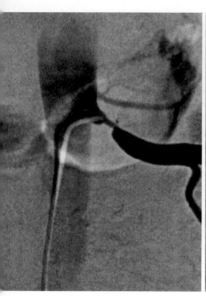
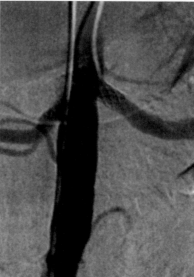

Abb. 37
Die digitale intraarterielle Subtraktionsangiographie zeigt eine Stenose der linken Nierenarterie

Abb. 38
Intraarterielle digitale Subtraktionsangiographie der linken Nierenarterie nach Stentimplantation. Die Stenose ist ohne Reststenose beseitigt

Primärerfolg – gerade bei komplexen Läsionen oder ungünstiger Lokalisation – kann durch Stentimplantation verbessert werden.

Der technische Erfolg bei der Behandlung der Nierenarterienstenosen schwankt zwischen 95% und 100%. Beim Nierenarterienverschluss liegen zu wenige Daten vor, um gesicherte Angaben machen zu können. Die Komplikationsrate ist niedrig. Die schwerste Komplikation, die Frühthrombose, wurde vor Anwendung der neuen Thrombozytenaggregationshemmer mit 1,5% angegeben und hat sich nach Anwendung von Clopidogrel und Ticlopidin weiter verringert. Die Restenoserate innerhalb des ersten Jahres wird mit 10–36% angegeben.

Für die Praxis

○ Die arteriosklerotisch bedingte Nierenarterienstenose ist die häufigste Ursache einer renovaskulären Hypertonie.

○ Die Farbduplexsonographie, die Mehrschichtcomputertomographie und die Magnetresonanzangiographie sind gleichwertige Methoden zum Screening einer Nierenarterienstenose.

○ Die digitale Subtraktionsangiographie ist der »Goldstandard« in der Diagnostik der Nierenarterienstenose.

○ Die Entscheidung »Ballondilatation oder Stentimplantation« richtet sich nach der Morphologie der Stenose.

○ Die Ballondilatation ist die Methode der Wahl bei im Verlauf der Nierenarterie lokalisierten konzentrischen Stenosen, die einen Abstand von mindestens 5 mm zum Ostium haben.

○ Die Angioplastie mit oder ohne Stent ist die Methode der Wahl zur Behandlung einer Nierenarterienstenose.

Literatur

1. Neuerburg J, Ingrisch H, Günther RW. Ballonangoplastie der Nierenarterien. In: Günther RW, Thelen M, Hrsg. Interventionelle Radiologie. 2. Aufl. Stuttgart-New York: Thieme; 1995. S. 98–111.
2. Schäberle W. Ultraschall in der Gefäßdiagnostik. Berlin-Heidelberg-New York: Springer; 1998.
3. Kopp AF, et al. Mehrschicht-Computertomographie: Grundlagen und klinische Anwendungen. Electromedica 2000; 68: 94–105.
4. Nyman U, et al. Are Gadolinium-based contrast media really safer than iodinated media for digital subtraction angiography in patients with azotemia? Radiology 2002; 223: 311–318.
5. Mallouhi A, et al. 3D MR angiography of renal arteries: comparison of volume rendering and maximum intensity projection algorithms. Radiology 2002; 223: 509–516.
6. Lammer J. Perkutane transluminale Angioplastie (PTA). In: Lammer J, Schreyer H, Hrsg. Praxis der interventionellen Radiologie. Stuttgart: Hippokrates; 1991. S. 24–31.
7. Standards of Practice Committee of the Society of Cardiovascular and Interventional Radiology: Guidelines for percutaneous transluminal angioplasty. Radiology 1990; 177: 619–626.
8. Günther RW, Neuerburg J, Vorwerk D. Nierenarterienstentung. In: Günther RW, Thelen M, Hrsg. Interventionelle Radiologie. 2. Aufl. Stuttgart-New York: Thieme; 1995. S. 177–180.

12

Die arterielle Hypertonie aus der Sicht des Intensivmediziners

M. M. Hirschl

Aus der Sicht des Notfall- und Intensivmediziners manifestiert sich die arterielle Hypertonie sehr häufig in Form der hypertensiven Krise. Diese Patienten bilden einen erheblichen Anteil am Gesamtkollektiv der Notfallpatienten und der stationären Patienten (1). Die hypertensive Krise kann sich in jeder Altersklasse manifestieren und ist – im Gegensatz zu kardiovaskulären Erkrankungen – in beiden Geschlechtern gleich häufig zu beobachten. Die Ursachen für den hypertensiven Notfall sind vielfältig (Tab. 22). Die Hauptursache ist allerdings die insuffiziente Behandlung eines schon länger bestehenden Hypertonus, entweder durch eine unzureichende Medikation (hinsichtlich Dosis und Dosierungsintervall) oder durch fehlende Compliance des Patienten.

Definitionen

Grundsätzlich sind hypertensive Notfälle in solche mit Organmanifestation und solche ohne Organmanifestation einzuteilen.

Der hypertensive Notfall mit Organmanifestation ist sowohl durch eine krisenhafte Erhöhung des Blutdruckes als auch den Zeichen eines reversiblen oder irreversiblen Endorganschadens charakterisiert. Mögliche Endorganschäden betreffen das Herz (Linksherzinsuffizienz, akutes koronares Syndrom), das Gehirn (hypertensive Enzephalopathie, Ischämie, Hämorrhagie), die Aorta (akute Dissektion) und die Niere (akutes Nierenversagen).

Inadäquate Therapie einer diagnostizierten Hypertonie Non-Compliance des Patienten Insuffiziente Therapie durch den Arzt	**Monoamino-Oxidasehemmer in Kombination mit tyraminhältiger Nahrung** **Drogen** Kokain
Psychische Belastung Präoperative Hypertonie Familiäre Stress-Situationen	Amphetamine LSD Trizyklische Antidepressiva
Akute Schmerzen Perioperative Hypertension Postoperative Hypertension Abdominelle Erkrankungen (Pankreatitis, Ileus, Peritonitis) Akutes koronares Syndrom Verbrennungen Trauma	**Immunologische Erkrankungen** Vaskulitis Sklerodermie Systemischer Lupus erythematodes **Hyperaktivität des autonomen Nervensystems** GUILLAIN-BARRÉ-Syndrom Rückenmarkläsion oberhalb C6
Phäochromozytom-Krise	
CONN-Syndrom	**Renal** Hypervolämie bei chronischer Niereninsuffizienz
CUSHING-Syndrom	Abstoßungsreaktion nach Nierentransplantation
Schwangerschaft Präeklampsie Eklampsie	Akute Glomerulonephritis Nierentrauma Embolischer oder thrombotischer Verschluss der Nierenarterie
Plötzliches Absetzen von Medikamenten Clonidin Betablocker	Reninproduzierende Tumoren Nierenarterienstenose (renovaskuläre Hypertonie)

Tab. 22
Ursachen der hypertensiven Krise

Der Schweregrad der klinischen Manifestation wird durch die absolute Höhe des Blutdrucks (systolischer Blutdruck > 220 mmHg, diastolischer Blutdruck > 120 mmHg), durch die Zeit bis zum Erreichen der Blutdruckspitze und durch die Differenz zwischen Blutdruck vor dem hypertensiven Notfall und der Akutsituation bestimmt.

Der hypertensive Notfall ohne Organmanifestation ist definiert durch eine diastolische Blutdruckerhöhung auf > 120 mmHg. Es finden sich keinerlei Organmanifestationen, sondern nur unspezifische Symptome, wie Kopfschmerzen, Palpitationen, Unwohlsein, Abgeschlagenheit oder allgemeines Krankheitsgefühl.

Differenzierung

Die Unterscheidung der beiden Formen der hypertensiven Krise hat diagnostische und therapeutische Konsequenzen. Grundsätzlich sollte bei allen Patienten, die sich mit einem hypertensiven Notfall präsentieren, von einem hypertensiven Notfall mit Organmanifestation ausgegangen werden. Durch eine adäquate Anamnese und eine rasche und einfache Diagnostik (Abb. 39) ist eine Differenzialdiagnose zwischen diesen beiden Manifestationen innerhalb kurzer Zeit möglich (2). Die Diagnose einer Organmanifestation im Rahmen eines hypertensiven Notfalls hat Auswirkungen auf Art und Geschwindigkeit der Blutdrucksenkung (Tab. 23).

Organmanifestationen

Die in Tab. 22 zusammengefassten Ursachen können zu unterschiedlichen klinischen Manifestationen der hypertensiven Krise führen (Tab. 24). Der Schweregrad der hypertensiven Krise wird nicht von der absoluten Höhe des Blutdruckes bestimmt, sondern vom Ausmaß der Funktionseinschränkung des betroffenen Organs. Diese Funktionseinschränkungen sind bei effektiver Blutdrucksenkung zumindest teilweise reversibel. Die systolischen Blutdruckwerte sind in der Regel > 220 mmHg und die diastolischen >120 mmHg.

Der ischämische Insult

Der ischämische Insult ist eine der häufigsten Komplikationen der chronischen Hypertonie und ist zu mehr als 90% mit einer akuten Erhöhung des Blutdruckes assoziiert.

Grundsätzlich werden thrombotische und embolische Ursachen für den ischämischen Insult unterschieden. Die thrombotischen Verschlüsse der intrakraniellen Gefäße sind überwiegend durch vorbestehende atherosklerotische Veränderungen bedingt.

80–90% der thrombotisch bedingten ischämischen Insulte ereignen sich ohne jegliche Warnsymptome. Bei 10–20% der Betroffenen gehen dem ischämischen Insult ein oder mehrere transitorisch ischämische Attacken (TIA) voraus. Der embolisch bedingte ischämische Insult präsentiert sich ohne jegliche Warnsymptomatik und hat sein maximales neurologisches Defizit zum Zeitpunkt der Embolisierung. Tab. 25 fasst die wesentlichsten Ursachen des ischämischen Insults zusammen. Neben der embolischen und thrombotischen Ursache können auch noch Vasospasmen, z. B. im Gefolge einer Subarachnoidalblutung, zu einem ischämischen Insult führen.

Bevorzugte Lokalisationen im intrakraniellen arteriellen Stromgebiet sind die A. cerebri media, der proximale Teil der A. cerebri anterior, die A. basilaris und die Aufzweigungen der intrakraniellen Arterien. Die Lokalisation des thrombotischen oder embolischen Verschlusses bestimmt die Symptomatik des ischämischen Insults.

Grundsätzlich ist zu sagen, dass die Frage »Was ist die optimale antihypertensive Therapie im Rahmen des akuten ischämischen Insults?« aufgrund fehlender Daten nicht beantwortet werden kann. Der folgende Abschnitt behandelt die Pro- und Kontra-Argumente zur antihypertensiven Therapie.

Antihypertensive Therapie – Pro und Kontra

Die Österreichische Schlaganfall-Konsensus-Konferenz empfiehlt eine Blutdrucksenkung ab systolischen Blutdruckwerten > 220 mmHg bzw. diastolischen Blutdruckwerten >120 mmHg. Ausnahme sind Patienten, die im Rahmen des ischämischen Insults noch eine weitere Organmanifestation, wie Linksherzinsuffizienz oder akute koronare Ischämie, aufweisen; bei ihnen ist eine Blutdrucktherapie bei systolischen Werten >200 mmHg und diastolischen Werten >100 mmHg indiziert (3).

Die American Heart Association empfiehlt eine antihypertensive Therapie bei systolischen Blutdruckwerten > 220 mmHg oder bei einem arteriellen Mitteldruck >130 mmHg.

Die Deutsche Liga gegen Bluthochdruck schlägt eine Blutdrucksenkung ab Blutdruckwerten von >200/100 mmHg vor.

Grundlagen für diese Richtlinien sind:

○ Die Annahme, dass der zerebrale Blutfluss im ischämischen Areal ausschließlich vom systemischen Blutdruck determiniert wird, da die Autoregulation in diesem vulnerablen Bereich gestört ist (Abb. 40). Eine Reduktion des Blutdrucks bewirkt somit auch eine Reduktion des ohnehin schon eingeschränkten zerebralen Blutflusses im ischämischen Areal und konsekutiv eine Vergrößerung des Insultareals. Vor allem werden durch eine solche Blutdrucksenkung jene Areale betroffen, die sich in der Randzone des Insults befinden (»Penumbra«) und deren Ischämie prinzipiell noch reversibel ist (4, 5).

○ Weil es bei der Mehrzahl der Patienten zu einer Normalisierung des Blutdruckes innerhalb von 12-72 Stunden nach Einlieferung in das Krankenhaus kommt (Abb. 41).

○ Die derzeit noch fehlenden wissenschaftlichen Daten, die einen positiven Effekt einer forcierten Blutdrucksenkung auf das neurologische Outcome der Patienten beweisen würden.

Befindet sich der Blutdruck oberhalb der empfohlenen Richtwerte, so sind Medikamente zu bevorzugen, die in ihrer Wirkung gut steuerbar sind und einen möglichst geringen Effekt auf zerebralen Blutfluss und intrakraniellen Druck ausüben. Urapidil und Labetalol sind daher die Medikamente der Wahl bei Patienten mit zerebralem ischämischem Insult und hypertensiver Entgleisung.

Ein wichtiger Aspekt, der für die Einleitung einer antihypertensiven Therapie spricht, ist die Tatsache, dass ein Weiterbestehen des erhöhten Blutdruckes auch das Risiko von Komplikationen, wie z. B. die sekundäre hämorrhagische Transformation, die hypertensive Enzephalopathie, die kardiale Insuffizienz, die Myokardischämie oder ein Hirnödem, nach sich zieht.

Kandidaten für eine antihypertensive Therapie sind Patienten, die in den ersten Stunden nach dem ischämischen Insult ein kontinuierliches Ansteigen des Blutdrucks zeigen. Ein kontinuierlich hoher Blutdruck erhöht das Risiko für eine frühe Progression des ischämischen Insults. Auch jene Patienten, die die Zeichen einer akuten koronaren Ischämie bzw. einer akuten kardialen Dekompensation aufweisen, bedürfen einer antihypertensiven Therapie.

Die antihypertensive Therapie wird auch befürwortet, um das Risiko für die Entstehung eines cerebralen Ödems zu minimieren. Das prinzipielle Management des Blutdrucks bei Patienten mit ischämischem Insult muss vorsichtig und zurückhaltend hinsichtlich der Geschwindigkeit und des Ausmaßes der Blutdrucksenkung sein.

Der hämorrhagische Insult

Dem hämorrhagischen Insult geht im Regelfall eine krisenhafte Erhöhung des Blutdrucks voraus. Im Rahmen der hypertensiven Krise kommt es zur Ruptur kleiner intrakranieller arterieller Gefäße. Die zerebrale Blutung per se führt zu einer Aufrechterhaltung der hypertensiven Kreislaufsituation, wobei das Ausmaß der Hypertension von der Lokalisation der Blutung abhängig ist. Blutungen im Bereich des Pons, des Putamens und des Thalamus sind mit besonders hohen Blutdruckwerten assoziiert.

In Tab. 26 sind die wichtigsten Ursachen der intrakraniellen Blutung zusammengefasst. Die am häufigsten betroffenen Lokalisationen für eine intrakranielle Blutung sind das Putamen und die angrenzende Capsula interna, der Thalamus, das Zerebellum und der Pons. Blutungen in diesen Bereichen sind fast immer durch eine spontane Ruptur eines kleinen arteriellen Gefäßes bedingt. Die Gefäße in diesen typischen Lokalisationen sind besonders anfällig für den durch die Hypertonie verursachten Endothelschaden. Blutungen in anderen Bereichen sollten

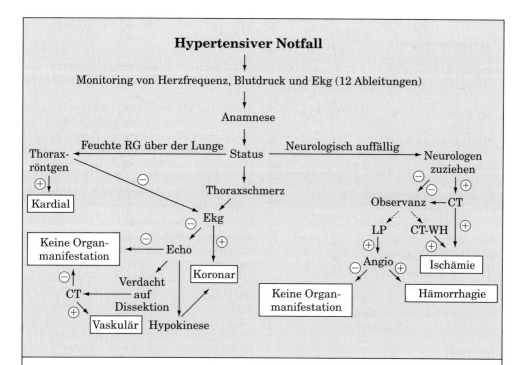

Diagnostisches Vorgehen bei einem hypertensiven Notfall:

Bei einem neurologisch auffälligen Patienten empfiehlt sich sowohl bei negativem neurologischem Status als auch bei primär negativer Computertomographie eine Observanz. Kommt es zu einem Verschwinden der Symptomatik, so ist der Patient nach Rücksprache mit dem Neurologen ohne weitere Untersuchung entlassbar. Besteht die Symptomatik nach der Observanz weiter oder ist es zu einer Verschlechterung der Symptomatik gekommen, so ist nach Rücksprache mit dem Neurologen eine neuerliche Computertomographie und/oder eine Lumbalpunktion durchzuführen.

RG = Rasselgeräusche; CT-WH = Wiederholung der Computertomographie innerhalb von 24–72 Stunden; LP = Lumbalpunktion; ANGIO = Angiographie der Hirngefäße; ⟶ = fakultative Untersuchung

	Hypertensiver Notfall	
	mit Organ-manifestation	ohne Organ-manifestation
Zeit bis zum Erreichen des Therapiezieles	30–60 Minuten	Mehrere Stunden
Ausmaß der Blutdrucksenkung	25–30% des Ausgangswertes	Blutdruckniveau vor der Krise
Applikationsform	Intravenös	Oral, sublingual, intravenös

Abb. 39 Differenzialdiagnose der hypertensiven Krise

Tab. 23 Unterschiede in der Behandlung des hypertensiven Notfalls mit und ohne Organmanifestation

Ophthalmologisch
- Retinale Blutungen (KEITH-WEGENER-Stadien III und IV)
- Verschluss der Arteria centralis retinae

Zerebral
- Ischämischer Insult
- Hämorrhagischer Insult
- Subarachnoidalblutung
- Hypertensive Enzephalopathie

Hals-Nasen-Ohren-Bereich
- Epistaxis

Koronar
- Instabile Anigna pectoris
- Akuter Myokardinfarkt

Kardial
- Akute Linksherzinsuffizienz (»hypertensives Lungenödem«)

Vaskulär
- Aortendissektion

Renal
- Akutes Nierenversagen

Tab. 24
Organmanifestationen bei hypertensiver Krise

immer Anlass sein, andere Ursachen, wie Tumor oder Antikoagulation, in Erwägung zu ziehen.

Die meisten intrakraniellen Blutungen entwickeln sich über einen Zeitraum von 30–90 Minuten. Ist die Blutung einmal zum Stillstand gekommen, tritt in der Regel keine Nachblutung ein. Die Symptomatik der intrakraniellen Blutung ist durch ein plötzliches fokales neurologisches Defizit gekennzeichnet, das sich typischerweise über 30–90 Minuten verschlechtert.

Das Ziel der Blutdrucksenkung bei Patienten mit intrakranieller Blutung ist die Verhinderung von Rezidivblutungen sowie die Minimierung des perifokalen Ödems. Studien haben gezeigt, dass ein niedrigerer Blutdruck zum Zeitpunkt der Hospitalisierung mit einer geringeren Morbidität und Mortalität korreliert (6).

Grundsätzlich verbieten sich in dieser Situation alle Medikamente, die den intrakraniellen Druck signifikant erhöhen, wie dies für praktisch alle Vasodilatatoren (Nifedipin, Natrium-Nitroprussid) bewiesen wurde (Abb. 42). Speziell Nifedipin führt bei Patienten mit bereits erhöhtem intrakraniellem Druck zu einer überproportionalen Steigerung des Hirndrucks. Auch bei Patienten mit intrakranieller Blutung oder Subarachnoidalblutung sind Medikamente mit guter Steuerbarkeit der Wirkung und raschem Wirkungseintritt zu bevorzugen. Mittel der Wahl sind Urapidil, Labetalol und Enalaprilat.

Die Subarachnoidalblutung

Ursachen der Subarachnoidalblutung sind Rupturen von Aneurysmen im Bereich der Bifurkationen der großen intrakraniellen Arterien. Ungefähr 85% aller Aneurysmen finden sich im Bereich der anterioren zerebralen Zirkulation, am häufigsten im Bereich des Circulus Willisii.

Die üblichen Lokalisationen sind:

- A. communicans anterior – A. cerebri anterior;
- A. communicans posterior – A. carotis interna;
- Bifurkation der A. cerebri media;
- A. basilaris;
- A. basilaris – A. cerebelli superior;
- A. basilaris – A. cerebelli anterior inferior;
- A. vertebralis – A. cerebelli posterior inferior.

Die meisten Aneurysmen rupturieren ohne vorherige Warnsymptome. Gelegentlich finden sich Prodromi (im Sinne eines lokalen Schmerzes im Auge), Verlust des Lichtreflexes der Pupille, Visuseinschränkungen oder Kopfschmerzen. Manche Aneurysmen rupturieren in Form kleinster Blutungen in den Subarachnoidalraum (»warning leaks«). Diese »leaks« sind begleitet von plötzlich auftretenden heftigen Kopfschmerzen und sollten Anlass zu einer intensiven Diagnostik sein, da eine ausgedehnte Blutung häufig unmittelbar bevorsteht.

Im Moment der Ruptur kommt es zu einem plötzlichen Anstieg des intrakraniellen Drucks und u. U. zum Auftreten kurzfristiger generalisierter Vasospasmen. Diese Ereignisse verursachen einen vorübergehenden Bewusstseinsverlust bei ungefähr 50% aller Patienten mit Subarachnoidalblutung. Nach dem Wiedererlangen des Bewusstseins sind heftigste Kopfschmerzen, begleitet von Erbrechen, typische Beschwerdebilder.

Hypertensive Enzephalopathie

Die hypertensive Enzephalopathie ist die Konsequenz einer langdauernden, massiven hypertonen Kreislaufregulation. Die Erkrankung war bis zur Einführung effizienter und gut verträglicher oraler Antihypertensiva eine häufige und potenziell lebensbedrohliche Komplikation der Hypertonie. Durch Verbesserungen der Diagnostik und Therapie von Hypertonikern hat die Frequenz der Patienten mit hypertensiver Enzephalopathie deutlich abgenommen.

Die klinischen Zeichen der hypertensiven Enzephalopathie sind:

○ Schwere generalisierte Kopfschmerzen.
○ Unruhe.
○ Neurologische Defizite im Sinne von Verwirrtheit und Somnolenz.
○ Erbrechen.
○ Sehstörungen.

Die hypertensive Enzephalopathie muss von anderen neurologischen Erkrankungen, wie dem hämorrhagischen oder ischämischen Insult, unterschieden werden. Das einzige diagnostische Kriterium für die hypertensive Enzephalopathie ist die prompte Verbesserung der neurologischen Symptomatik durch eine suffiziente Blutdrucksenkung. Die Symptome verschwinden durchschnittlich 1–12 Stunden nach suffizienter Blutdrucksenkung.

Tab. 25
Ursachen des ischämischen Insults

Thrombose
○ Atherosklerose
○ Vaskulitis (Polyarteriitis nodosa, WEGENER-Granulomatose, TAKAYASU-Arteriitis)
○ Arterielle Dissektion (A. carotis, A. vertebralis, intrakranielle Gefäße und der Schädelbasis) als Folge eines Taumas oder spontan
○ Hämatologische Erkrankungen: Polycythaemia vera, Thrombozytose, thrombotisch-thrombozytopenische Purpura, disseminierte intravasale Gerinnung, Sichelzellanämie
○ Fibromuskuläre Dysplasie
○ M. BINSWANGER

Embolie
○ Kardiale Emboliequelle
○ Atherosklerotisch-thrombotische arterielle Emboliequellen: Bifurkation der A. carotis communis, Karotis-Siphon, distale A. vertebralis und Aortenbogen
○ Unbekannte Emboliequelle bei Hyperkoagulabilität im Rahmen von Tumoren, Eklampsie, Faktor-C- oder Faktor-S-Mangel, Lupus erythematodes

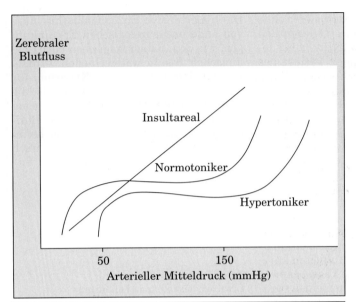

Abb. 40
Schematische Darstellung der zerebralen Autoregulation bei Normotonikern, Hypertonikern und Patienten mit akutem zerebralem Insult

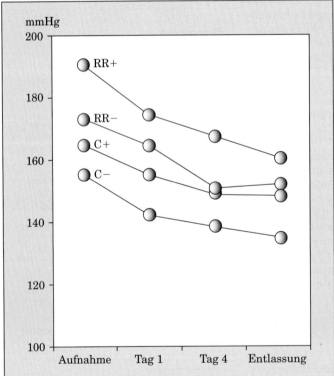

Abb. 41
Blutdruckverlauf bei Patienten mit und ohne zerebralen Insult innerhalb von 72 Stunden nach Spitalsaufnahme (RR+: Hypertoniker mit zerebralem Insult; RR−: Normotoniker mit zerebralem Insult; C+: Kontrollgruppe Hypertoniker; C−: Kontrollgruppe Normotoniker)

Das akute koronare Syndrom

Die koronare Herzkrankheit stellt eine wesentliche Komplikation der Hypertonie dar. Im Rahmen der hypertensiven Krise kommt es zu einer Zunahme des linksventrikulären enddiastolischen Drucks und zu einer Erhöhung der linksventrikulären Wandspannung. Daraus resultiert eine Zunahme des myokardialen Sauerstoffverbrauchs. Die Folge dieses überproportional angestiegenen Sauerstoffbedarfs ist das Auftreten einer myokardialen Ischämie. Diese tritt umso früher auf, je ausgeprägter der vorbestehende atherosklerotische Schädigungsgrad der Koronarien ist. Die klinische Symptomatik umfasst retrosternales Druckgefühl (u. U. mit Ausstrahlung des Schmerzes in den linken Arm, in das Epigastrium, in das Unterkiefer oder in den Rücken), Übelkeit, Vernichtungsgefühl und fehlende Nitrosensibilität.

Die Diagnose »akutes koronares Syndrom« wird durch die klinische Symptomatik, dem Ekg und den biochemischen Parametern bestätigt. Im Ekg finden sich je nach Ausmaß und Lokalisation der myokardialen Schädigung unterschiedliche Veränderungen:

- ST-Streckenhebungen (akuter transmuraler Infarkt).
- ST-Streckensenkungen.
- Negative T-Wellen.
- Linksschenkelblock.

Typische Ekg-Veränderungen im Rahmen des hypertensiven Notfalls sind ST-Streckensenkungen im Bereich der lateralen Ableitungen V4–V6. Diese bilden sich nach Blutdrucksenkung innerhalb weniger Stunden zurück. Allerdings sind diese Veränderungen bei etwa 50% aller Patienten mit einer Erhöhung von Troponin T oder Troponin I assoziiert.

Das vordringlichste therapeutische Ziel ist die Reduktion des myokardialen Sauerstoffbedarfs. Nitroglyzerin ist das Mittel der Wahl bei Patienten mit akutem koronarem Syndrom und hypertensiver Entgleisung. Durch Senkung der Nachlast (in höherer Dosierung auch der Vorlast) erfüllt Nitroglyzerin alle therapeutischen Voraussetzungen in dieser klinischen Situation.

Eine Alternative ist die Verabreichung von Esmolol, speziell bei Patienten mit gleichzeitig bestehender Tachykardie. Durch die Reduktion der Herzfrequenz und des Schlagvolumens kommt es zu einer Blutdrucksenkung und zu einer Reduktion

---

Spontane intrakranielle Blutung
- Hypertonie
- Amyloidose

Ruptur eines Aneurysmas
- Atherosklerotisch
- Mykotisch

Ruptur einer arteriovenösen Malformation

Drogen
- Kokain
- Amphetamine

Trauma

Blutung in einen vorbestehenden Hirntumor

Hämorrhagische Transformation eines ischämischen Insults

Antikoagulation
- Heparin
- Cumarinderivate (Dicumarol)

Tab. 26
Ursachen der intrakraniellen Blutung

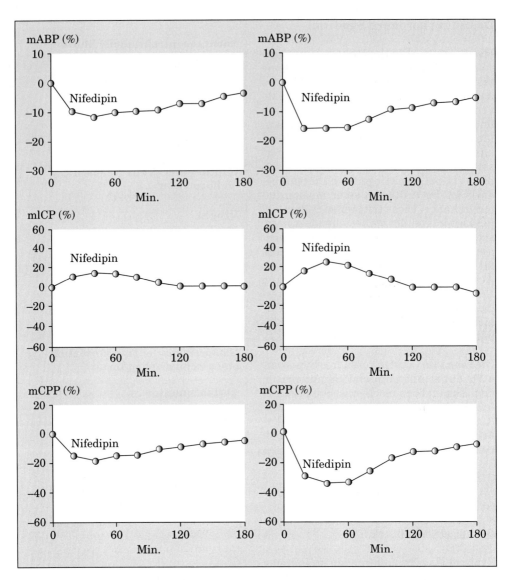

Abb. 42
Effekt von Nifedipin auf den intrakranialen Druck und den mittleren arteriellen Blutdruck in der Kontrollgruppe (links) und bei Patienten mit hämorrhagischem Insult (rechts)

mABP = durchschnittliche Änderung des mittleren arteriellen Blutdrucks
mICP = durchschnittliche Änderung des intrakraniellen Drucks
mCPP = durchschnittliche Änderung des zerebralen Perfusionsdrucks

des myokardialen Sauerstoffbedarfs. Medikamente wie Hydralazin oder Nifedipin, die zu einer Tachykardisierung bzw. zu einer reflektorischen Zunahme des Herzzeitminutenvolumens führen, sind in dieser Situation kontraindiziert.

Akute Linksherzinsuffizienz (»hypertensives Lungenödem«)

Die akute Linksherzinsuffizienz manifestiert sich typischerweise im höheren Lebensalter und kann die Folge einer akuten hypertensiven Entgleisung sein. Prädisponierende Faktoren für eine im Rahmen des hypertensiven Notfalls auftretende Linksherzinsuffizienz sind in Tab. 27 zusammengefasst.

Die akute Linksherzinsuffizienz ist durch folgende klinische Symptome charakterisiert:

○ Dyspnoe.
○ Tachypnoe.
○ Zyanose.
○ Tachykardie.

- Alter > 65 Jahre
- Koronare Herzkrankheit (Zustand nach Myokardinfarkt)
- Linksventrikelhypertrophie
- Kardiomyopathie
- Insuffizient eingestellte Hypertonie
- Aortenstenose
- Mitralinsuffizienz

Tab. 27
Prädisponierende Faktoren für die akute Linksherzinsuffizienz

Die Diagnose des Lungenödems wird primär durch das klinische Bild und den Auskultationsbefund gestellt. Im Auskultationsbefund der Lunge finden sich mittel- bis grobblasige Rasselgeräusche über beiden Lungen. Die Blutgasanalyse zeigt typischerweise eine Hypoxämie und Zeichen der Azidose (erniedrigter pH-Wert, negativer Basenüberschuss). Außerdem findet sich im Labor häufig ein erhöhtes Serumlaktat. Im Lungenröntgen sind die Zeichen eines alveolären Lungenödems zu erkennen.

Die akute Linksherzinsuffizienz kann durch 2 unterschiedliche Mechanismen ausgelöst werden:

1. Es kommt primär zu einer Erhöhung des peripheren Widerstands (d. h. Blutdruckerhöhung), was zu einer zunehmenden Belastung des linken Ventrikels führt. Wenn der periphere Widerstand die Kontraktilität des linken Ventrikels übersteigt, kommt es zu einem Rückstau von Blut in den kleinen Kreislauf. Dies führt zur Ausbildung eines Lungenödems mit nachfolgender Hypoxämie und weiterer Abnahme der linksventrikulären Kontraktilität.

2. Es besteht primär eine koronare Ischämie, die über eine Sympathikusaktivierung zu einer Zunahme des peripheren Widerstands führt. Diese bewirkt eine Verstärkung der myokardialen Ischämie, da der linke Ventrikel gegen einen höheren peripheren Widerstand das Herzminutenvolumen aufrechterhalten muss. Durch die weitere Zunahme der myokardialen Ischämie kommt es zu einer Abnahme der myokardialen Kontraktilität mit Rückstau des Blutes in den kleinen Kreislauf und zur Ausbildung eines Lungenödems.

Die gemeinsame pathophysiologische Endstrecke, nämlich das Lungenödem, ist bei beiden Mechanismen gleich. Eine adäquate antihypertensive Therapie bewirkt unabhängig von der Genese eine Verbesserung der respiratorischen Situation des Patienten, da eine signifikante Korrelation zwischen Ausmaß der Blutdrucksenkung

	Differenz präklinisch und nach Hospitalisierung	
	(systolischer Blutdruck)	(diastolischer Blutdruck)
pO_2	r = 0,28; p = 0,004	r = 0,37; p = <0,001
pH-Wert	r = 0,38; p = <0,001	r = 0,55; p = <0,001
Basisüberschuss	r = 0,29; p = 0,003	r = −0,44; p = <0,001
Serumlaktat	r = 0,42; p = <0,001	r = 0,60; p = <0,001

Tab. 28 Korrelation (r) zwischen Ausmaß der Blutdrucksenkung und Verbesserung der respiratorischen und metabolischen Parameter bei Patienten mit akuter hypertensiv bedingter Linksherzinsuffizienz

einerseits und respiratorischen Parametern andererseits besteht (Tab. 28) (7). Als Antihypertensiva der Wahl sind Urapidil und Nitroglyzerin zu nennen. Begleitende therapeutische Maßnahmen umfassen die Verabreichung von Schleifendiuretika (Furosemid intravenös) und Opiaten (subkutan).

Aortendissektion

Die Aortendissektion wird durch einen zirkumferent verlaufenden, seltener durch einen transversalen Einriss der Intima verursacht. Die Prädilektionsstellen für einen solchen Einriss sind die rechte laterale Wand der Aorta ascendens und die Aorta descendens unterhalb des Lig. arteriosum. Der pulsatile Fluss der Aorta führt zur Zerstörung der Intima und zu einer Dissektion der Media. Es entsteht ein falsches Lumen, das sich sowohl proximal als auch nach distal fortsetzen kann, wodurch es distal zu einer neuerlichen Ruptur der Intima und zu einem Wiedereintritt des Blutes vom falschen Lumen in das ursprüngliche Lumen der Aorta kommem kann. Prädispositionsfaktoren für die Dissektion der Aorta sind in Tab. 29 zusammengefasst.

Die charakteristische Symptomatik der Aortendissektion:

- Plötzlich einsetzender heftiger Schmerz im Rücken.
- Synkope.
- Dyspnoe.
- Retrosternaler Schmerz.
- Schwächegefühl.
- Taubheit oder Lähmung in den unteren Extremitäten.
- Pulsdifferenz zwischen oberer und unterer Extremität.

Die akute Aortendissektion erfordert eine sofortige und effiziente Blutdrucksenkung. Die antihypertensive Therapie beruht auf 2 wesentlichen Prinzipien:

1. Effektive Blutdrucksenkung durch Reduktion des peripheren Widerstands.

2. Reduktion des Herzminutenvolumens und konsekutiv der Steilheit der Pulskurve in der Aorta; d. h. Verringerung der aortalen Wandspannung und Reduktion der Rupturgefahr.

Besonders geeignet für die Therapie der Hypertonie bei Aortendissektion ist die Kombination aus Esmolol und Nitroglyzerin bzw. Natrium-Nitroprussid. Esmolol bewirkt eine Abnahme des Herzminutenvolumens durch eine negative Chronotropie und eine Reduktion der myokardialen Kontraktilität. Zusätzlich verhindert der Einsatz von Esmolol die Reflextachykardie, die als Folge des Einsatzes von Vasodilatatoren, wie Nitroglyzerin oder Natrium-Nitroprussid, auftreten kann (8).

Ist eine effektive und vor allem rasche Blutdrucksenkung durch den alleinigen Einsatz von Esmolol nicht zu erzielen, so ist die Gabe eines Vasodilatators wie Nitroglyzerin oder Natrium-Nitroprussid indiziert.

In Tab. 30 sind die zur Behandlung der verschiedenen Organmanifestationen geeigneten bzw. kontraindizierten Medikamente zusammengefasst.

- Hypertonie
- Zystische Medianekrose
- MARFAN-Syndrom
- Bikuspidale Aortenklappe
- »Coarctatio aortae«

Tab. 29
Prädispositionsfaktoren für die Aortendissektion

Therapie der hypertensiven Krise ohne Organmanifestation

Generell wird eine Blutdrucksenkung über 24–48 Stunden empfohlen. Besteht bei einem Patienten keine Nachsorgemöglichkeit, sollte die Blutdrucksenkung

Tab. 30
Therapie des hypertensiven Notfalls mit Organmanifestation

Organmanifestation	Mittel der Wahl	Kontraindiziert
Zerebral-ischämisch	Urapidil, Labetalol	Nitroprussid, Nifedipin, Nitroglyzerin
Zerebral-hämorrhagisch	Labetalol, Urapidil, Enalapril	Nitroprussid, Nefedipin, Nitroglyzerin
Hypertensive Enzephalopathie	Labetalol, Urapidil	Nitroprussid, Nifedipin, Nitroglyzerin
Akutes koronares Syndrom	Nitroglyzerin, Esmolol	Hydralazin, Nifedipin
Akute Linksherzinsuffizienz	Nitroglyzerin, Urapidil	Hydralazin, Nifedipin
Akute Aortendissektion	Esmolol, Nitroprussid, Nitroglyzerin, Urapidil	Nifedipin, Hydralazin
Eklampsie	Urapidil, Hydralazin	Enalapril, Nitroprussid

in einem kürzeren Zeitraum erfolgen und noch während seines Aufenthaltes in der Aufnahmestation erreicht werden. In Abhängigkeit von dieser Situation werden entweder orale oder intravenöse Medikamente empfohlen.

Die Entscheidung, ob eine orale oder intravenöse Substanz zum Einsatz kommt, ist davon abhängig, ob ein Follow-up, d. h. die Nachkontrolle des Blutdrucks innerhalb der nächsten 12 Stunden, gesichert ist oder nicht (9):

○ Gerade in Aufnahmestationen oder Notfallaufnahmen ist ein solches Follow-up häufig n i c h t gesichert, sodass eine suffiziente Blutdrucksenkung noch in der Notfallaufnahme erfolgen sollte.

○ Ist die Möglichkeit eines Follow-up gegeben, so ist eine orale antihypertensive Therapie empfehlenswert. In diesem Fall kann der Patient trotz erhöhter Blutdruckwerte entlassen werden, da das orale Antihypertensivum eine ausreichende Blutdrucksenkung für die nächsten 12 Stunden gewährleistet.

Dieses Schema wird derzeit an der Universitätsklinik für Notfallmedizin in Wien für die Behandlung von Patienten mit hypertensivem Notfall ohne Organmanifestation angewendet. Die für die Behandlung des hypertensiven Notfalls infrage kommenden Medikamente sind in Tab. 31 zusammengefasst.

Der Stellenwert kurzwirksamer Kalziumantagonisten (vor allem von Nifedipin)

Nifedipin ist ein Kalziumantagonist der Dihydropyridin-Gruppe, der sowohl in einer rasch wirksamen Kapsel- bzw. Sprayform als auch intravenös zur Behandlung

Tab. 31
Substanzen für die Behandlung der hypertensiven Krise ohne Organmanifestation

Substanz	Dosierung (mg)	Wirkeintritt (Min.)	Wirkdauer (Std.)
Follow-up möglich			
Captopril (p.o., s.l.)	12,5–25	30–60	6–8
Clonidin (p.o.)	0,1–0,2	30–60	2–6
Amlodipin (p.o.)	5–10	60–90	> 12
Atenolol (p.o.)	25–50	30–60	6–8
Follow-up nicht möglich			
Urapidil (i.v.)	12,5–25	10–15	4–6
Labetalol (p.o., i.v.)	i.v.: 20–80 p.o.: 100–300	10–15	2–6

	Intrakranieller Druck vor Gabe von Nifedipin	
	20–40 mmHg	> 40 mmHg
Intrakranieller Druck nach Gabe von Nifedipin	+ 10–35%	+ 38–64%
Zerebraler Perfusionsdruck	– 20–32%	– 40–54%

Tab. 32
Effekt von 10 mg Nifedipin auf den intrakraniellen Druck und den zerebralen Perfusionsdruck bei Patienten mit mittelgradig (20–40 mmHg) oder stark (> 40 mmHg) erhöhtem Hirndruck

hypertensiver Notfälle zur Verfügung steht. Nifedipin zählt zu den am häufigsten verwendeten Substanzen bei der Behandlung von Patienten mit hypertensivem Notfall (10); es wird nicht nur im Spitalsbereich, sondern auch prähospital eingesetzt.

In den letzten Jahren mehrten sich allerdings die kritischen Berichte zur Anwendung von sublingualem Nifedipin. Das nachfolgende Kapitel schildert den aktuellen Wissensstand über diese Substanz und beurteilt ihren Stellenwert in der Behandlung von Patienten mit hypertensivem Notfall.

Antihypertensive Effektivität von Nifedipin

Nifedipin bewirkt über eine periphere Vasodilatation eine Blutdruckreduktion. Die in diesem Zusammenhang auftretende Reflextachykardie übertrifft üblicherweise die milden negativ-inotropen und negativ-chronotropen Effekte. Die blutdrucksenkende Wirkung von Nifedipin tritt 5–10 Minuten nach Applikation ein und erreicht ihren maximalen Effekt durchschnittlich nach 30–60 Minuten. Die Wirkdauer der Substanz liegt zwischen 2 und 6 Stunden.

Nifedipin und zerebrale Perfusion

Nifedipin führt zu einer Dilatation der zerebralen Gefäße und konsekutiv zu einer Reduktion der zerebralen Perfusion. Dieser Effekt wird allerdings von einem deutlichen Anstieg des intrakraniellen Drucks begleitet. In einer Studie von Patienten mit erhöhtem intrakraniellem Druck kam es zu einem überproportionalen Anstieg des intrakraniellen Drucks nach Gabe von Nifedipin (Tab. 32) (11).

Die Auswirkungen von Nifedipin auf den intrakraniellen Druck sind abhängig vom Ausgangswert des Hirndrucks. Je höher der Hirndruck vor einer Nifedipingabe ist, desto stärker wird der Hirndruck nach Applikation von Nifedipin ansteigen. Neben dem Effekt auf den intrakraniellen Druck kann Nifedipin durch den raschen Blutdruckabfall zu einer Verstärkung bestehender neurologischer Symptome führen. Gerade bei Patienten mit langjähriger Hypertonie ist die Kurve der zerebralen Autoregulation nach links verschoben, sodass ein (z. B. durch Nifedipin verursachter) plötzlicher und ausgeprägter Blutdruckabfall eine zerebrale Minderperfusion mit entsprechender neurologischer Symptomatik verursachen kann.

Nifedipin und koronare Perfusion

Die generalisierte Vasodilatation durch Nifedipin birgt das Risiko des sog. »Steal-Phänomens« in sich. Steal-Phänomen bedeutet, dass durch die Vasodilatation vermehrt Blut in den Bereich gesunder Gefäßabschnitte fließt und der Blutfluss in atherosklerotisch veränderten Gefäßgebieten abnimmt. Patienten mit einer koronaren Herzkrankheit bzw. Patienten mit einer akuten myokardialen Ischämie sind besonders anfällig für eine solche Umverteilung des Blutes. Zudem kommt es durch Nifedipin zu einer Reflextachykardie, die wiederum den myokardialen Sauerstoffbedarf erhöht. Die Kombination aus Reflextachykardie und Reduktion des Blutflusses im Bereich atherosklerotisch bedingter Gefäßareale kann zu einer Aggravierung einer vorbestehenden myokardialen Ischämie führen (12).

Nifedipin und Katecholamine

Nach Applikation von Nifedipin kommt es aufgrund der generalisierten Vasodilatation zu einer reflektorischen Aktivierung des sympathiko-adrenalen Nervensystems. Ausdruck dieser Aktivierung ist die nach der Gabe von Nifedipin zu beobachtende Reflextachykardie. In mehreren Untersuchungen wurde gezeigt, dass Nifedipin zu einer Zunahme der Freisetzung von Katecholaminen und Vasopressin führt.

Bemerkenswert ist auch, dass die Gabe von Nifedipin zu einer verstärkten myokardialen Frei-

Abb. 43
Verlauf des Blutdrucks nach Applikation von Nifedipin (linkes Diagramm) bzw. Urapidil (rechtes Diagramm) zur Behandlung von Patienten mit hypertensivem Notfall

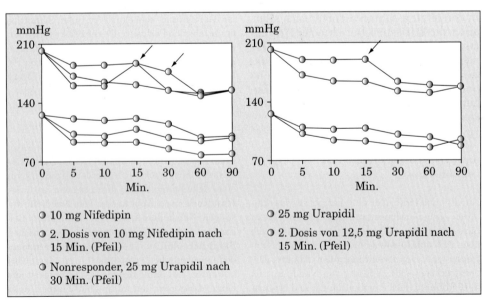

○ 10 mg Nifedipin
○ 2. Dosis von 10 mg Nifedipin nach 15 Min. (Pfeil)
○ Nonresponder, 25 mg Urapidil nach 30 Min. (Pfeil)

○ 25 mg Urapidil
○ 2. Dosis von 12,5 mg Urapidil nach 15 Min. (Pfeil)

setzung von Noradrenalin führt. Inwieweit diese Aktivierung des sympathischen Nervensystems und die Zunahme der zirkulierenden Katecholamine Ursachen für die ungünstigen Effekte von Nifedipin am Herzen sind, ist (nach wie vor) umstritten.

Nifedipin im Vergleich zu anderen Antihypertensiva

Direkt vergleichende Untersuchungen zwischen Nifedipin und anderen Antihypertensiva sind selten. Nifedipin wurde mit Urapidil, Captopril oder Enalaprilat zur Behandlung von Patienten mit hypertensivem Notfall verglichen. Der blutdrucksenkende Effekt von Nifedipin war mit jener von Urapidil vergleichbar (Abb. 43). Allerdings war die Responserate in der Nifedipingruppe (70%) signifikant geringer als in der Urapidilgruppe (92%) (13). Nach einer repetitiven Gabe von weiteren 10 mg Nifedipin sublingual zeigten immer noch 14% der Patienten eine unzureichende Blutdrucksenkung. Diese Daten wurden in einer weiteren Studie auch für die Sprayform von Nifedipin bestätigt (14). Auch hier sprachen 70% der Patienten auf die initiale Dosis von 10 mg Nifedipin sublingual an.

Nifedipin zeigte im Vergleich zu Enalaprilat eine ähnliche Responserate (70%). Allerdings war der blutdrucksenkende Effekt in der Nifedipingruppe deutlich stärker als in der Enalaprilatgruppe (Blutdruck nach 45 Minuten: systolisch: 160 ± 12 versus 179 ± 11 mmHg; diastolisch: 90 ± 8 mmHg versus 94 ± 10 mmHg) (15). Sublinguales Nifedipin und sublinguales Captopril hatten einen ähnlichen blutdrucksenkenden Effekt, allerdings war die Verträglichkeit von Captopril signifikant besser als die von Nifedipin sublingual. Während in der Captoprilgruppe keine Nebenwirkungen auftraten, kam es bei 6 von 24 Patienten der Nifedipingruppe zu einer Flush-Symptomatik, Tachykardie oder zu Kopfschmerzen (16).

Abschließend ist zu bemerken, dass – trotz zahlreicher kritischer Berichte über die Sicherheit von sublingualem Nifedipin – diese Substanz nach wie vor sehr häufig zum Einsatz kommt. In Anbetracht der ungenügenden Responserate, vor allem im Vergleich zu anderen Antihypertensiva, ist der Einsatz von sublingualem Nifedipin bei Patienten mit hypertensiver Krise als obsolet zu bezeichnen. Hinzu kommt, dass diese Substanz eine Reihe von Nebenwirkungen hat, die beim individuellen Patienten nicht vorhersehbar sind. Nifedipin ist daher nicht mehr als Mittel der Wahl in der Therapie der hypertensiven Krise zu bezeichnen.

Für die Praxis

○ Da die Hauptursache für den hypertensiven Notfall Behandlungsfehler sind (z. B. bei der Wahl der Medikamente, ihre Dosierung bzw. Intervalle; was wiederum zu Compliancedefiziten führt), ist auf diesen Aspekt besonders großer Wert zu legen.

○ Es ist zwischen den beiden Hauptgruppen »hypertensiver Notfall ohne Organmanifestation« und »hypertensiver Notfall mit Organmanifestation« zu unterscheiden.

○ Bei allen Patienten, die mit einem hypertensiven Notfall eingeliefert werden, ist von einem solchen »mit Organmanifestation« auszugehen.

○ Für und Wider einer antihypertensiven Therapie sind sorgfältig abzuwägen.

○ Bei jeder Entscheidung sind etwaige Komplikationen und die Risiken auf Folgeschäden zu bedenken.

○ Beim Einsatz von Medikamenten ist auf deren spezifische Vor- und Nachteile zu achten!

Literatur

1. Zampaglione B, et al. Hypertensive urgencies and emergencies. Prevalence and clinical presentation. Hypertension 1996; 27: 144–147.

2. Hirschl MM. Der hypertensive Notfall. Bremen-London-Boston: Unimed; 2001.

3. Brainin M. Antihypertensive therapy in stroke: acute therapy, primary and secondary prevention. Acta Med Austriaca 1995; 22: 54–57.
4. Hossmann KA. The hypoxic brain. Insights from ischemia research. Adv Exp Med Biol 1999; 474: 155–169.
5. Goldstein LB. Should antihypertensive therapies given to patients with acute ischemic stroke? Drug Saf 2000; 22: 13–18.
6. Terayama Y, et al. Prognostic value of admission blood pressure in patients with intracerebral hemorrhage. Keio Cooperative Stroke Study. Stroke 1997; 28: 1185–1188.
7. Schreiber W, et al. The nitura study – effect of nitroglycerin or urapidil on hemodynamic, metabolic and respiratory parameters in hypertensive patients with pulmonary edema. Intensive Care Med 1998; 24: 557–563.
8. Hirschl MM. Die Therapie der hypertensiven Krise. Med Welt 1998; 49: 318–324.
9. Hirschl MM, et al. Course of blood pressure within the first 12 hours of hypertensive urgencies. J Hypertens 1998; 16: 251–255.
10. Editorial. Hypertensive emergencies. Lancet 1991; 338: 220–221.
11. Hirose S, et al. Effects of antihypertensive drugs on intracranial hypertension. Zentralbl Neurochir 1991; 52: 69–75.
12. Sleight P. Calcium antagonists during and after myocardial infarction. Drugs 1996; 51: 216–225.
13. Hirschl MM, et al. Intravenous urapidil versus sublingual nifedipine in the treatment of hypertensive urgencies. Am J Emerg Med 1993; 11: 653–656.
14. Kürkciyan I, et al. A new preparation of nifedipine for sublingual application in hypertensive urgencies. Angiology 1994; 45: 629–635.
15. Hirschl MM, et al. Efficacy of different antihypertensive drugs in the emergency department. J Hum Hypertens 1996; 10 (Suppl 3): S143–146.
16. Ceyhan B, et al. Comparison of sublingual captopril and sublingual nifedipine in hypertensive emergencies. Jpn J Pharmacol 1990; 52: 189–193.

Die Abbildungen 39–44 stammen aus: »Der hypertensive Notfall« von M. M. HIRSCHL, Unimed, Bremen.

Autor und Verlag danken wir
für die Nachdruckgenehmigung.

13

Die arterielle Hypertonie aus der Sicht des Anästhesisten

ANDREA AMEGAH-SAKOTNIK

Der Anteil älterer Menschen, die sich einer Operation unterziehen, steigt stetig und somit auch die Zahl der Patienten mit kardiovaskulären Vorerkrankungen. Die arterielle Hypertonie gilt als die derzeit häufigste Erkrankung aus diesem Formenkreis. Für Hypertoniker sind operative Eingriffe mit einem deutlich erhöhten Risiko verbunden, wobei die Narkose dieser zumeist multimorbiden Patienten für Anästhesisten heute zur alltäglichen Herausforderung wird. Neben allgemeinchirurgischen Erkrankungen sind im Zusammenhang mit einem langjährigen, nicht bzw. insuffizient therapierten Hypertonus auftretende Folgeerkrankungen – wie z. B. Stenosen arterieller Gefäße – bei diesem Patientengut eine zunehmend häufigere Indikation für operative Eingriffe. Hypertoniker benötigen sowohl in der perioperativen Phase als auch in Narkose eine besonders sorgfältige Observanz.

Im Folgenden möchte ich auf das perioperative Management im Rahmen elektiver Operationen sowie auf die Besonderheiten der Narkoseführung bei nicht-kardiochirurgischen hypertensiven Patienten eingehen.

Perioperatives Management

Das perioperative Komplikationsrisiko eines hypertensiven Patienten hängt in besonderem Maße von der Höhe des Blutdrucks, der Dauer und Qualität der antihypertensiven Therapie, dem Ausmaß der bereits aufgetretenen Endorganschäden sowie der Art des chirurgischen Eingriffs ab (1).

Bei der präoperativen anästhesiologischen Untersuchung, welche erfahrungsgemäß zugleich der – zumeist erst am Vortag des operativen Eingriffs stattfindenden –

Erstkontakt zwischen Anästhesisten und Patienten ist, besteht der erste Schritt im gezielten Herausfiltern der Hypertoniker. Dies sollte mittels wiederholter Blutdruckmessungen in der präoperativen Ambulanz sowie in Form einer allfälligen 24-Stunden-Messung erfolgen (2).

In der Folge muss häufig abgewogen werden, ob zusätzliche Untersuchungen bzw. eine oft mehrere Tage in Anspruch nehmende Abklärung beim Kardiologen erforderlich sind und die elektive Operation daher verschoben werden muss. Diese Entscheidung fällt der Anästhesist in der Praxis zumeist am Nachmittag oder am Abend vor der geplanten Operation.

Das korrekte Handeln des Anästhesisten wird dadurch erheblich erschwert, da zu diesem Zeitpunkt die meisten Untersuchungen nicht mehr durchgeführt werden können. Wünschenswert wäre daher der Erstkontakt mit den Patienten im Rahmen einer präoperativen Ambulanz bereits einige Tage vor der geplanten Operation, wo das perioperative Risiko durch eine optimale Vorbereitung – dazu gehört die Einleitung einer adäquaten bzw. Optimierung einer bereits laufenden antihypertensiven Therapie – gesenkt werden könnte.

Die Anzahl bislang nicht erkannter bzw. nicht ausreichend therapierter Hypertoniker im nicht-kardiochirurgischen Patientenkollektiv einer präoperativen Ambulanz ist erstaunlich hoch, wobei es sich im Allgemeinen bei der überwiegenden Zahl der Hypertoniker um Patienten mit einer essenziellen Hypertonie handelt. Patienten mit einer bislang noch nicht entdeckten sekundären Hypertonie, etwa im Rahmen einer endokrinologisch oder renal bedingten Erkrankung, finden sich in der präoperativen Ambulanz selten. Da es sich hierbei meist um Patienten mit einem ausgeprägten arteriellen Hypertonus handelt, ist vor einer elektiven Operation eine ausführliche Abklärung notwendig, die jedoch dem Spezialisten vorbehalten bleiben sollte.

Bezüglich der Einteilung der arteriellen Hypertonie und dem daraus resultierenden anästhesiologischen Vorgehen wird in den Richtlinien zur perioperativen kardiovaskulären Evaluation für nicht-kardiochirurgische Patienten des American College of Cardiology bzw. der American Heart Association von 2002 (3) empfohlen:

Ein milder bzw. moderater Hypertonus (systolischer Wert <180 mmHg und diastolischer Wert <110 mmHg) ohne Hinweis auf Begleiterkrankungen stellt kein unabhängiges Risiko für perioperative kardiovaskuläre Komplikationen dar. Geplante Operationen müssen bei diesen Patienten nicht notwendigerweise verschoben werden. Bei milder Hypertonie ist ein Therapiebeginn unmittelbar präoperativ nicht zielführend, da dieser häufig zu einer intraoperativen Instabilität von Herzfrequenz und Blutdruck führt. Bei ausgeprägter Hypertonie (systolischer Blutdruck ≥180 mmHg, diastolischer Wert ≥110 mmHg) werden engmaschige ambulante Kontrollen der Blutdruckwerte bzw. die Einleitung einer adäquaten Therapie notwendig. Die elektive Operation ist in diesem Falle zu verschieben.

Der Stellenwert einer ausreichenden antihypertensiven Therapie wurde bereits 1971 in einer Arbeit von PRYS-ROBERTS et al. (4) verdeutlicht: Bei Patienten mit nicht bzw. inadäquat therapiertem ausgeprägtem Hypertonus zeigten sich intraoperativ eine verstärkte Labilität des Blutdrucks, Arrhythmien sowie elektrokardiographisch nachweisbare Ischämien. Im Gegensatz dazu entsprach das intraoperative Blutdruckverhalten gut therapierter Hypertoniker dem normotensiver Patienten.

Bei der exakten Medikamentenanamnese im Rahmen der präoperativen Untersuchung sind mögliche Interaktionen mit den in der perioperativen Phase zur Anwendung kommenden Präparaten zu bedenken; die Therapie bzw. die Form der Anästhesie ist entsprechend zu modifizieren. Die bereits zitierten Richtlinien lassen keinen Zweifel darüber zu, dass die antihypertensive Medikation perioperativ fortzuführen ist. Dennoch wird im klinischen Alltag wiederholt die Frage gestellt, ob die antihypertensive Medikation auch am Morgen des Operationstages (von den dann nüchternen Patienten) eingenommen werden soll.

Aus diesem Grunde möchte ich im Folgenden die Besonderheiten einiger antihypertensiver Substanzklassen aus anästhesiologischer Sicht erörtern.

Betablocker
Betablocker haben sich in der perioperativen Phase als besonders wertvolle Medikation bei Patienten mit erhöhtem kardialem Risiko erwiesen. In den zahlreichen diesbezüglichen Untersuchungen profitierte diese Patientengruppe von einer perioperativen Betablockade auch dann, wenn diese Therapie erst präoperativ begonnen wurde (5). Bei Hypertonikern kommt es intraoperativ unter Betablocker-Therapie zu geringeren Blutdruckschwankungen sowie zu einer Verminderung der Häufigkeit koronarischämischer Episoden (6–8).

Grundsätzlich gilt, dass bei Patienten mit Verdacht auf eine koronare Herzkrankheit unter Betablockade sowohl die perioperative Mortalität gesenkt als auch die Anzahl kardiovaskulärer Ereignisse im Rahmen des Spitalsaufenthalts verringert wird (9, 10).

Die im Zusammenhang mit der intraoperativen Gabe von Opioiden, Muskelrelaxanzien und Betablockern auftretenden Bradykardien werden in der Regel gut toleriert (11). Weiters tritt unter laufender Betablocker-Therapie postoperativ seltener Vorhofflimmern auf (12).

Im Gegensatz zu zahlreichen anderen Medikamenten ist das präoperative Absetzen dieser Medikamente für die Risikopatienten sogar potenziell schädlich: Tachykardien, Arrhythmien sowie eine perioperative hypertensive Blutdruckentgleisung im Rahmen des Betablocker-»Entzugssyndroms« können die Folge sein (11). Der Betablocker soll folglich auch am Morgen des Operationstages wie gewohnt eingenommen werden.

Kalziumantagonisten
Die perioperative Fortführung der antihypertensiven Therapie mit Kalziumantagonisten wird grundsätzlich als sinnvoll erachtet (13). Obwohl keine perioperativ protektive Wirkung für den Hypertoniker gezeigt werden konnte, ist das Absetzen eines Kalziumantagonisten aufgrund des potenziellen reaktiven Blutdruckanstieges zu vermeiden (11). Vorsicht ist außerdem bei der gleichzeitigen Verabreichung von Lokalanästhetika – besonders von Bupivacain – geboten, da die bei Lokalanästhetika auftretenden kardiotoxischen Nebenwirkungen durch Kalziumantagonisten verstärkt werden können.

Weiters kann unter dieser Medikation die neuromuskuläre Blockade verstärkt werden, besonders dann, wenn zugleich Substanzen wie Magnesium, volatile Anästhetika oder Clindamycin verabreicht werden (11). Ein perioperatives neuromuskuläres Monitoring ist unter diesen Umständen unbedingt notwendig.

ACE-Hemmer
Aufgrund der unter laufender ACE-Hemmer-Therapie ausgeschalteten gegenregulatorischen Mechanismen kann es im Rahmen der Narkoseeinleitung – vor allem in Kombination mit einer rückenmarksnahen Regionalanästhesie – zu einer ausgeprägten hypotonen Kreislaufdysregulation kommen, die eine Gabe von Vasopressoren bzw. Volumenersatz notwendig macht.

Die perioperative Fortführung der Therapie mit ACE-Hemmern wird aufgrund der immer wieder zu beobachtenden ausgeprägten intraoperativen Hypotonie kontroversiell diskutiert. Stehen jedoch Operationen mit zu erwartenden größeren Blutverlusten bevor bzw. ist eine Kombination einer Allgemeinnarkose mit einer rückenmarksnahen Regionalanästhesie geplant, sollte der ACE-Hemmer abgesetzt werden (11).

Angiotensin-II-Rezeptor-Blocker
Obgleich keine entsprechenden Untersuchungen vorliegen, gelten für die Angiotensin-II-Rezeptor-Blocker – wohl aufgrund der ähnlichen Wirkungsweise – die gleichen Überlegungen wie für ACE-Hemmer (11).

Alpha-2-Rezeptor-Agonisten
Die perioperative Fortsetzung einer Medikation mit Alpha-2-Rezeptor-Agonisten, wie zum Beispiel Clonidin, hat sich auf unterschiedliche Weise als sinnvoll erwiesen. Einerseits senkt Clonidin die Inzidenz postoperativer Myokardischämien bei Patienten mit kardialem Risiko (14), andererseits werden sowohl der intraoperative Anästhetikabedarf als auch der postoperative Bedarf an Analgetika verringert. Aus diesem Grund sowie aufgrund der Möglichkeit eines Blutdruckanstiegs nach dem Absetzen ist die perioperative Fortführung der Therapie mit Alpha-2-Rezeptor-Agonisten indiziert.

Diuretika
Aufgrund der langdauernden Wirkung der Diuretika können diese am Operationstag abgesetzt werden, wobei unter einer Diuretikadauertherapie mit einer Hypovolämie sowie gegebenfalls mit einer Hypokaliämie gerechnet werden muss (2). Eine perioperative Fortführung wird bei bestehender Hypervolämie bzw. beim Vorliegen einer chronischen Niereninsuffizienz notwendig (11).

Dem gezielten Fahnden nach bereits vorhandenen Schäden an den Endorganen Herz, Gehirn und Nieren kommt bei der Abschätzung des perioperativen Risikos eines Hypertonikers ein hoher Stellenwert zu. Im Rahmen der präoperativen Abklärung soll ein besonderes Augenmerk auf das Vorhandensein von Zeichen der Herzinsuffizienz, einer arteriellen Verschlusserkrankung bzw. einer koronaren Herzerkrankung gerichtet werden (15).

Durch eine ausführliche Anamnese sowie eine eingehende körperliche Untersuchung unter Berücksichtigung typischer Symptome, wie Einfluss-Stauung, Ödeme, fehlende Pulse etc., können nicht selten bereits ohne weiterführende Diagnostik entsprechende Erkrankungen festgestellt werden.

Für den Anästhesisten gilt darüber hinaus folgender Grundsatz: Liegt eine arterielle Hypertonie vor, muss so lange eine begleitende koronare Herzkrankheit angenommen werden, bis das Gegenteil bewiesen ist (16); d. h., eine ausführliche Anamnese zur Diagnose einer möglichen koronaren Herzkrankheit ist zielführend, eine weitere apparative Abklärung dagegen häufig überflüssig. Langwierige Untersuchungsreihen sind gerade bei erhöhter Dringlichkeit der Operation (z. B. bei Tumoroperationen) zu vermeiden.

Hypertoniepatienten zeigen intraoperativ eine vermehrte Labilität des Blutdrucks (2). Zahlreiche Anzeichen weisen darauf hin, dass diese intraoperativen Blutdruckschwankungen mit einer im Ekg nachweisbaren Myokardischämie assoziiert sein könnten (7). Da intraoperativ auftretende Ischämien postoperativ mit erhöhter kardialer Morbidität korrelieren (17), ist eine Optimierung der antihypertensiven Therapie perioperativ bzw. eine balancierte Narkoseführung mit stabilem Blutdruckverlauf unerlässlich.

Zerebrale Veränderungen im Rahmen einer arteriellen Hypertonie, wie Störungen der Autoregulation bzw. zerebrale Atherosklerose, sind schwer fassbar und in ihrem Ausmaß kaum abschätzbar. Bezüglich der zerebralen Autoregulation gilt, dass Hochdruckpatienten schon bei geringem Absinken des Blutdrucks mit einer Ischämie bzw. einer verminderten zerebralen Perfusion reagieren, wobei zu bedenken ist, dass sich dieser Effekt auch nach langfristiger Therapie nicht (bzw. noch nicht) normalisiert hat (1).

Als klinische Faustregel gilt, daß bei Abfall des mittleren arteriellen Blutdrucks um 55% eine symptomatische Hypoperfusion im Gehirn zu erwarten ist (1). Zur

Abklärung möglicher zerebrovaskulärer Veränderungen sind Anamnese, Klinik bzw. eine eventuelle Duplexsonographie der extrakraniellen Hirngefäße hilfreich.

Patienten mit bekannter Schädigung der Nieren entwickeln nach intraoperativen Blutdruckabfällen postoperativ häufiger eine Niereninsuffizienz (1). Eine weiterführende nephrologische Abklärung ist bei klinischem bzw. laborchemischem Verdacht auf eine bestehende Nierenschädigung zielführend.

Ein weiterer unabhängiger Faktor für die Entwicklung perioperativer Komplikationen ist die Art des chirurgischen Eingriffs. So steigt die Inzidenz einer postoperativen hypertensiven Blutdruckentgleisung nach Operationen an der Aorta bzw. der A. carotis, aber auch nach neurochirurgischen Eingriffen, wie z. B. im Bereich der hinteren Schädelgrube (1).

Narkose von Hypertoniepatienten

Obgleich derzeit keine durch Studien gesicherte Daten über bestimmte Narkoseformen mit besonders niedrigem Risiko für kardiovaskuläre Komplikationen bei Hochdruckpatienten vorliegen, sollten die folgenden allgemeinen Grundsätze zur Anwendung gelangen:

○ Bereits bei der Prämedikation ist eine ausreichenden Anxiolyse (in erster Linie mit Benzodiazepinen) anzustreben, da eine Aktivierung des Sympathikus bei Hypertonikern häufig zu außerordentlichen Blutdruckanstiegen führt.

○ In der Phase der Narkoseeinleitung muss – gerade während der Laryngoskopie bzw. Intubation – mit einer hypertensiven Reaktion gerechnet werden.

○ Selbst wenn die ausreichend tiefe Narkose zu diesem Zeitpunkt wünschenswert ist, sollte eine Überdosierung der Anästhetika mit den Folgen eines Blutdruckabfalls vermieden werden.

Hilfreich scheint in dieser Situation die laryngotracheale Applikation von Lidocain vor der Intubation bzw. die rasche Intubation innerhalb von weniger als 15 Sekunden (16). Kommt es jedoch im Rahmen der Intubation zu einer ausgeprägten Blutdruckerhöhung, wird die Gabe von Esmolol empfohlen, das aufgrund seiner kurzen Wirksamkeit in Bezug auf die mögliche Blutdrucksenkung nicht mit den zur Aufrechterhaltung der Narkose verwendeten Anästhetika konkurriert (18).

Für die intravenöse Einleitung der Narkose können alle erhältlichen Hypnotika in Erwägung gezogen werden. Ketamin ist aufgrund möglicher hypertensiver Reaktionen n i c h t zu empfehlen.

Das intraoperative Monitoring richtet sich in erster Linie auf eine engmaschige Überwachung hämodynamischer Parameter. Neben einer diskontinuierlichen (mit der Manschette durchgeführten) bzw. einer kontinuierlichen invasiven Blutdruckmessung stellt das Ekg, das beim Risikopatienten nicht auf die Exträmitätenableitungen beschränkt sein sollte (zumindest 1 präkordiale Ableitung zusätzlich), den Eckpfeiler des perioperativen Ischämiemonitorings dar (19).

Spezielle Verfahren, wie die transösophageale Echokardiographie bzw. das Setzen eines Pulmonaliskatheters, können unter bestimmten Umständen, abhängig von der Schwere des operativen Eingriffs (z. B. großer Blutverlust) bzw. Zustand des Patienten (z. B. Herzinsuffizienz), erforderlich sein.

Bei der intraoperativen Führung von Hochdruckpatienten kommt einem konstanten Blutdruckverlauf eine übergeordnete Bedeutung zu. Vor allem die Vermeidung tachykarder sowie hypotensiver Episoden bei vermuteter bzw. diagnostizierter koronarer Herzkrankheit nimmt dabei einen besonderen Stellenwert ein (15).

Pathophysiologisch wird für die in diesem Zusammenhang beobachtete Myokardischämie eine verminderte Koronarperfusion eines bereits adaptierten, hypertrophierten Ventrikels im Rahmen eines Blutdruckabfalls angenommen (18). Als Richtgröße für den intraoperativen Blutdruck kann der Ausgangsblutdruck gewählt werden, wobei Abweichungen bis zu 20% tolerabel sind (15). Die gewünschte balancierte Narkose soll vor allem mit volatilen Anästhetika erreicht werden, wobei durch rasche Erhöhung der alveolären Konzentration das durch chirurgische Stimuli aktivierte sympathische Nervensystem am besten unterdrückt werden kann (16).

Erhebliche Blutdruckanstiege sind intraoperativ außerdem durch eine Erhöhung der Infusionsrate von Remifentanyl sowie der intravenösen Gabe rasch wirksamer Vasodilatatoren, wie Nitroglycerin, Urapidil, aber auch Esmolol, beherrschbar (2).

Die engmaschige Überwachung und die Korrektur hämodynamischer Parameter müssen postoperativ fortgeführt werden. Besonders eine perioperativ zumeist stumm verlaufende Myokardischämie kann den postoperativen Verlauf verkomplizieren, was bei entsprechenden Risikopatienten eine intensivmedizinische Betreuung unabdingbar macht. Zur Vermeidung hypertensiver Entgleisungen im Rahmen der Narkoseausleitung bzw. in der unmittelbar postoperativen Phase muss neben der Vermeidung von Stress auf eine ausgeglichene Körpertemperatur sowie (und vor allem!) auf eine ausreichende Analgesie geachtet werden. Kommt es trotz optimaler Schmerztherapie zu einer hypertensiven Entgleisung, wird diese mit den gleichen vasodilatatorischen Substanzen wie in Narkose therapiert.

Zusammenfassend sei erwähnt, dass die Eckpfeiler in der Behandlung eines Hypertoniepatienten die ausführliche Anamnese, die klinische Untersuchung inklusive Abschätzung möglicher Endorganschäden und eine balancierte Narkoseführung ohne wesentliche Blutdruckschwankungen sind. Obgleich der klinische Alltag das sorgfältige Handeln erschwert, erfordern das perioperative Management sowie die Narkose eines Hypertoniepatienten immer die besondere Aufmerksamkeit und Sorgfalt des Anästhesisten (Tab. 33).

Tab. 33
Anästhesiologisches Management
(mod. nach 16)

Präoperative Evaluation

- Ist der arterielle Blutdruck adäquat behandelt?
- Begutachtung/Modifikation der antihypertensiven Therapie – ambulante Abklärung/Optimierung notwendig?
- Nachweisbare Endorganschäden (kardial, renal, ZNS)?

Narkoseeinleitung

- Hypertone Blutdruckentgleisung sehr häufig – rechtzeitig reagieren
- Rasche Intubation (direkte Laryngoskopie für weniger als 15 Sekunden)

Aufrechterhaltung der Narkose

- Volatile Anästhetika zur intraoperativen Blutdruckkontrolle
- Erweitertes Ekg-Monitoring: auf Ischämiezeichen achten!

Postoperatives Management

- Ausreichende Analgesie!
- Hypertensive Blutdruckentgleisung rechtzeitig erkennen und therapieren
- Auf stumme Myokardischämien achten!

Für die Praxis

○ Durch eine optimale antihypertensive Therapie bereits präoperativ ist eine Senkung des perioperativen Risikos anzustreben.

○ Auch am Operationstag sollte die antihypertensive Therapie fortgeführt werden (Ausnahme: ACE-Hemmer, wenn größere Blutverluste zu erwarten sind bzw. bei der Kombination Allgemeinanästhesie mit rückenmarksnaher Regionalanästhesie).

○ Eine arterielle Hypertonie ist als Marker für eine mögliche koronare Herzkrankheit anzusehen.

○ Bei vermuteter oder verifizierter koronarer Herzkrankheit ist der Betablocker perioperativ der »Goldstandard«.

○ Intraoperativ ist ein stabiles Blutdruckprofil mit Abweichungen um maximal 20% vom Ausgangsblutdruck anzustreben.

○ Postoperativ ist eine engmaschige Überwachung der hämodynamischen Parameter fortzuführen.

Literatur

1. Domino KB. Perioperative Hypertension. Annual Refresher Course Lectures of the American Society of Anaesthesiologists 1995.
2. Larsen R. Anästhesie. 6. Aufl. München: Urban & Schwarzenberg; 1998. S. 317–320.
3. Eagle KA, et al. ACC/AHA Guideline Update for Perioperative Cardiovascular Evaluation for Noncardiac Surgery – Executive Summary. Circulation 2002; 105: 1257–1267.
4. Prys-Roberts C, Meloche R, Foex P. Studies of anaesthesia in relation to hypertension. I: cardiovascular response of treated and untreated patients. Br J Anaesth 1971; 43: 122–137.
5. Wallace A, et al., for McSpi Research Group. Prophylactic atenolol reduces postoperative myocardial ischemia. Anesthesiology 1998; 88: 7–17.
6. Stone JG, et al. Myocardial ischemia in untreated hypertensive patients: effect of a single small oral dose of a beta-adrenergic blocking agent. Anesthesiology 1988; 68: 495–500.
7. Stone JG, et al. Risk of myocardial ischemia during anaesthesia in treated and untreated hypertensive patients. Br J Anaesth 1988; 61: 675–679.
8. Magnusson J, et al. Haemodynamic effects of pretreatment with metoprolol in hypertensive patients undergoing surgery. Br J Anaesth 1986; 58: 251–260.
9. Mangano DT, et al. Effect of atenolol on mortality and cardiovascular morbidity after noncardiac surgery. Multicenter Study of perioperative ischemia Research group. N Engl J Med 1996; 335: 1713–1720.
10. Poldermans D, et al., for the Dutch Echocardiographic Cardiac Risk Evaluation Applying Stress Echocardiography Study Group. The effect of bisoprolol on perioperative mortality and myocardial infarction in high-risk patients undergoing vascular surgery. N Engl J Med 1999; 341: 1789–1794.
11. Roth A, Angster R, Forst H. Begleitmedikation. Anaesthesist 1999; 48: 267–283.
12. Jakobsen CJ, et al. Perioperative metoprolol reduces the frequency of arterial fibrillation after thoracotomy for lung resection. J Cardiothorac Vasc Anesth 1997; 11: 746–751.
13. Smith MS, Muir H, Hall R. Perioperative management of drug therapy. Clinical considerations. Drugs 1996; 51: 238–259.
14. Stühmeier KD, et al. Small oral dose of clonidine reduces the incidence of intraoperative myocardial ischemia in patients having vascular surgery. Anesthesiology 1996; 85: 706–712.
15. Buhre W. Perioperative arterielle Hypertonie. Refresher Course des DAC 27. Heidelberg: Springer; 2001. S. 53–62.
16. Stoelting RK, Miller DR. Basics of Anesthesia. 4th ed. Edinburgh: Churchill Livingstone 2000. p. 261–263.
17. Raby KE, et al. Detection and significance of intraoperative and postoperative myocardial ischemia in peripheral vascular surgery. JAMA 1992; 268: 222–227.
18. Ricksten SE. Management of perioperative hypertension. Refresher Course Lectures. 5th Annual Meeting of the European Society of Anästhesiologists 1997. p. 183–190.
19. Metzler H. Der Koronarpatient. In: List WF, Metzler H, Pasch T, Hrsg. Monitoring in Anästhesie und Intensivmedizin. 2. Aufl. Heidelberg: Springer; 1998. S. 601–629.

14

Die arterielle Hypertonie aus kardiochirurgischer Sicht

H. Mächler, P. Bergmann und M. Anelli-Monti

Der Risikofaktor »arterielle Hypertonie« im Rahmen kardialer Ereignisse und seine Auswirkung bei einem herzchirurgischen Eingriff ist seit Jahrzehnten wohl bekannt. Die Inzidenz des Risikofaktors »Hypertension« bestand laut der europäischen Euro-SCORE-Database bei insgesamt 19030 herzchirurgischen Patienten bei 43% des Patientenkollektivs (1).

Trotzdem scheint der suffizienten Therapie dieser Erkrankung entweder zuwenig Bedeutung beigemessen zu werden, oder unser Gesundheitssystem ist diesbezüglich insuffizient. Skinner et al. (2) zeigten, dass 5 Jahre nach einer koronaren Bypassoperation, wobei 34% der Patienten präoperativ an Hochdruck litten, 28% der Patienten medikamentös behandelt wurden. 12% der Patienten hatten einen diastolischen Blutdruck von >95 mmHg, bei 34% betrug er 90 mmHg, 19% hatten einen systolischen Blutdruck von >160 mmHg.

Auf die therapeutische Vielfalt der Hypertonie im Rahmen des perioperativen Eingriffs soll hier nicht weiter eingegangen werden, da es sich meist um eine nur wenige Tage andauernde Akuttherapie handelt, bis der Patient wieder in die therapeutischen Hände des rehabilitierenden Internisten übergeben wird.

Hypertonie als chirurgischer Risikofaktor

Der Effekt der präoperativen Gabe von Betablockern beim isolierten koronarchirurgischen Eingriff wurde an 629877 Patienten, welche zwischen 1996 und 1999 in 497 nordamerikanischen Zentren herzchirurgisch versorgt wurden, hinsichtlich ihrer assoziierten Mortalität untersucht. Das Kollektiv, welches präoperativ mit Betablockern behandelt wurde (55%), hatte eine 30-Tages-Mortalität von 2,8%; bei dem Kollektiv, wo jene nicht verabreicht wurden, waren es 3,3%. Besonders von Vorteil war der Einsatz von Betablockern bei Frauen, älteren Personen, bei Patienten mit chronischen Lungenerkrankungen, Diabetikern und bei mäßig reduzierter linksventrikulärer Funktion. Bei einer linksventrikulären Funktion unter 30% war jedoch die Moralität erhöht (3, 4). Neuere Studien zeigen allerdings, dass beim Vorliegen einer schwer reduzierten Ventrikelfunktion zwischen der dilatativen und der ischämischen Kardiomyopathie unterschieden werden muss.

Zur Hospitalmortalität wurden 1593 Patienten bezüglich der präoperativen Gabe von Nitraten versus Betablocker verglichen, dabei wurde die Gabe von Nitraten mit einer Mortalität von 3,8% assoziiert, die Gabe von Betablockern mit 0,4%.

Die präoperativen Verabreichungen von Kalziumantagonisten, ACE-Hemmern, Acetylsalicylsäure oder Warfarin waren hinsichtlich der Hospitalmortalität effektlos. Zwischen der Hospitalmortalität und dem präoperativen Hochdruck selbst besteht in anderen Publikationen kein signifikanter Zusammenhang, obwohl bis zu 65% der Patienten am Hochdruck litten.

Bei nicht-kardiochirurgischen Operationen besteht kein Effekt der chronischen Betaadrenozeptor-Blockade auf postoperative stumme Myokardischämien, jedoch war deren Inzidenz auch hier bei der alleinigen Gabe von Kalziumkanalblockern erhöht. Bei den nicht-herzchirurgischen Eingriffen waren es aber wieder die Faktoren »Hypertension« und »gefäßchirurgischer Eingriff«, welche das Outcome entscheidend beeinflussten.

Da bei der älteren Generation die Hypertension und das Rauchen primäre Determinanten der Karotiserkrankung sind, sollten bei der Koronarangiographie bei Hypertonikern und Rauchern immer die Halsgefäße mituntersucht werden, um eine spätere additive Diagnostik mit zusätzlichen Kosten zu vermeiden.

Auch nach einem isolierten koronarchirurgischen Reeingriff ist bezüglich des Langzeitüberlebens der Hochdruck (zusammen mit dem fortgeschrittenen Alter und der schlechten linksventrikulären Funktion) der wichtigste Risikofaktor nach einem isolierten koronarchirurgischen Eingriff.

GEHANI et al. (5) führten an 10 000 Patienten eine interessante Studie durch. Patienten mit einem Myokardinfarkt und einer normalen Koronarangiographie wurden mit Patienten ohne Myokardinfarkt, aber mit einem schweren Grad der koronaren Herzerkrankung in der Angiographie verglichen. Bei Patienten mit einem Myokardinfarkt trotz einer normalen Angiographie war das Rauchen der Hauptrisikofaktor, bei den Patienten mit einer schweren koronaren Herzkrankheit, aber ohne Myokardinfarkt war es der Diabetes. Das könnte die These unterstützen, dass die Risikofaktoren für die Ätiologie der stabilen und der instabilen Angina pectoris unterschiedlich sind.

Es ist zu diskutieren, ob die Hypertonie oder vielmehr die hypertone Krise der entscheidene Faktor sein könnte, wodurch eine instabile Plaque zum Strömungshindernis wird und zum Myokardinfarkt führt. Da aber gerade die rechtzeitige Therapie der hypertonen Krise ein logistisches Problem darstellt, ist die Compliance des Patienten hier entscheidend.

Hypertonie als Risikofaktor bei Eingriffen an den Herzklappen

Die Hypertension ist auch in diesem Kollektiv ein unabhängiger Prädiktor der Hospitalmortalität, vor allem nach einem Aortenklappenersatz. Es ist wichtig zu erkennen, dass die Kombination »Klappenersatz und Hochdruckerkrankung« das Risiko genauso erhöht wie ein zusätzlicher Diabetes oder ein Re-Klappeneingriff, wobei eine reduzierte linksventrikuläre Funktion sogar ein geringerer Risikofaktor ist (6).

Hypertonie in der perioperativen Phase

Der unerwünschte Effekt des Ansteigens des koronaren Gefäßwiderstandes in der Reperfusionsphase nach dem Aufgehen der Aortenklemme besteht vor allem bei Patienten mit einer Hypertension in der Vorgeschichte. Dieser Gefäßwiderstand ist mit Nitroglycerin teilweise reversibel, wobei vor allem Patienten mit einer schweren linksventrikulären Hypertrophie und dem Risiko eines postoperativen Low-Cardiac-Output-Syndroms von einer Therapie profitieren können.

Das konsequente Monitoring und das strikte Management des erhöhten Blutdruckes sind nach herzchirurgischen Eingriffen nicht nur bei einer chronischen Hämodialyse selbstverständlich, um beispielsweise Nachlastveränderungen, welche mit Bluthochdruck kombiniert sein können, rasch zu therapieren.

HOEKSEL et al. (7) zeigten, dass die computerkontrollierte und computergesteuerte medikamentöse Therapie des Hochdrucks effektvoller ist als die manuelle Messung und die Gabe der Antihypertonika durch den Anästhesisten. Dies bedeutet, dass die s o f o r t i g e Reaktion auf einen Hypertonus (die ein naturgemäß n i c h t ständig vor dem Intensivbett anwesender Intensivmediziner nicht erbringen k a n n) entscheidend ist (8).

Auch intellektuelle, zerebrale Störungen zum Zeitpunkt der Entlassung sind mit schlecht monitorisiertem Blutdruck assoziiert.

Die Hypertension ist auch dann ein präexistenter Prädiktor für die Hospitalmortalität, wenn der mittlere arterielle Druck perioperativ <50 mmHg beträgt, wenn der Hämatokritwert niedrig oder die Dauer des extrakorporalen Zirkulation verlängert ist. Interessant ist auch, dass der erhöhte intraoperative diastolische Druck ein signifikanter Prädiktor für das Risiko darstellt.

Erwähnenswert ist, dass präoperative Blutdruckmessungen und deren präoperative diesbezügliche Behandlungen wenig Einfluss auf die Entwicklung eines intraoperativen Hochdrucks haben, denn bei einem chirurgischen Eingriff entsteht der Bedarf zur therapeutischen Intervention durch intraoperative Handlungen, wie das Abklemmen der Aorta oder eine Aktivierung adrenerger Mechanismen.

Vergleicht man andererseits die kardialen und die nicht-kardialen Todesfälle in einer Post-mortem Studie nach herzchirurgischen Eingriffen, so zeigt sich, dass bezüglich der Hypertension kein signifikanter Unterschied zwischen beiden Gruppen bestand (9).

Hypertonie und Nierenfunktion

Die Hypertension ist bei herzchirurgischen Eingriffen ein Risikofaktor für das Entstehen eines Nierenversagens mit einer Kreatininclearance von <40 ml/Min.; allerdings sind das postoperative Low-Cardiac-Output-Syndrom, Reeingriffe, ein Alter >65 Jahre, Diabetes und eine schlechte linksventrikuläre Funktion wesentlich stärkere Risikofaktoren für unerwünschte Ereignisse hinsichtlich der Nierenfunktion (10).

Die Kombination »Diabetes, Hochdruck und präoperative renale Dysfunktion« ist für die Ätiologie einer postoperativen renalen Dysfunktion besonders risikobehaftet.

Hypertonie und Gehirn

Es besteht eine signifikante Korrelation zwischen dem nach einem koronarchirurgischen Eingriff aufgetretenem Schlaganfall und dem Hypertonus ($p < 0,001$). Ein positiver Prädiktor für schwere kognitive Verschlechterungen 6 Monate nach einem herzchirurgischen Eingriff waren sowohl die vorangegangene Hochdruckerkrankung als auch ein niederer PaO_2 bei der Ankunft in der Intensivstation. Als protektiv gegen kognitive Dysfunktionen stellte sich ein höherer Bildungsgrad heraus.

Die Kombination einer hämodynamisch wirksamen Karotisstenose mit einem Hypertonus hat weitreichende Konsequenzen. Studien zeigten nämlich, dass Carotis-interna-Stenosen von 50–90% bzw. 80–90% das Risiko eines zerebralen Insults auf das 5fache bzw. 24fache erhöhen, wenn sie mit einer Hypertension und mit einer peripheren Verschlusserkrankung kombiniert sind (11–13). Daraus kann abgeleitet werden, dass beim Vorliegen einer signifikanten Karotisstenose samt zugehöriger Klinik der kardiochirurgische und der gefäßchirurgische Eingriff simultan erfolgen sollten.

Auch arteriosklerotische Veränderungen der aszendierenden Aorta sind bei einer der zusätzlichen Hochdruckerkrankung ein weiterer Risikofaktor ($p = 0{,}0001$), da durch eine zerebrale Atheroembolisation Mortalität und Morbidität erhöht werden (14). Daher sollte in der präoperativen Diagnostik eine etwaige extensive Aortensklerose identifiziert werden, um elektiv Variationen der chirurgischen Behandlung (z. B. »Off-pump-Eingriff« oder mechanische Anastomosendevices) vornehmen zu können.

Flimmerarrhythmie und Hypertonie

Die Inzidenz eines Vorhofflimmerns zeigt in einer Univarianzanalyse, dass das Alter, eine geringe postoperative gemischt-venöse Sauerstoffsättigung und der Hochdruck Prädiktoren des postoperativen Vorhofflimmerns sind (15), andere Studien zeigen jedoch eine Vielzahl anderer intraoperativer Faktoren auf, welche für die Entwicklung des postoperativen Vorhofflimmerns verantwortlich sein sollen – ein Zustand, welcher 8–30% der postoperativen Patienten, wenn auch nur temporär, treffen kann.

Auswirkungen der Hypertonie auf eine Aorta

Die Akuttherapie von hypertensiven Krisen und des Hypertonus gehört zu den Grundfesten der Behandlung der akuten Aortendissektionen, da jene mit der Ätiologie der Aortenpathologie unmittelbar in Zusammenhang zu bringen sind.

Die Erfahrung zeigt, dass die meisten Patienten beim Eintreffen in eine kardiochirurgische Einrichtung hinsichtlich des Blutdrucks nicht konsequent genug therapiert wurden.

Wie delitär sich der Hochdruck nach herzchirurgischen Eingriffen auswirken kann, zeigt sich auch daran, dass 72% der Patienten mit Spätdissektion der Aorta nach konventionellen herzchirurgischen Eingriffen einen ungenügend therapierten Hochdruck hatten (16). Aber auch nach »Off-pump Eingriffen« wurde eine erhöhte Inzidenz der Dissektionen beobachtet.

Den Auswirkungen des Hochdrucks auf Patienten mit dem MARFAN-Syndrom oder auf marfanoide Patienten vor allem bei der Kombination mit einer bikuspiden Aortenklappe kann gar nicht genug Aufmerksamkeit geschenkt werden. Auch ein erwachsener Patient nach einer Korrektur einer Aortenisthmusstenose (erhöhte Inzidenz der später auftretenden Aortenektasie) oder ein Patient mit einer ERDHEIM-GSELL-Aorta, welche leider immer erst postoperativ diagnostiziert wird, stellen ein besonderes Kollektiv dar. Sogar bei Patienten mit einer lediglich bikuspiden Aortenklappe, die im Lauf der Jahre mit einer Aortenektasie vergesellschaftet sein kann, ist bei Bluthochdruck auf eine Einstellung desselben mit Antihypertonika größter Wert zu legen.

Inwieweit eine Erhöhung des Herzzeitvolumens und damit verbundene erhöhte Wandspannungen der Aorta im Rahmen einer sportlichen Tätigkeit die beschriebenen Aortenpathologien bei diesem ganz speziellen Patientenkollektiv verstärken, ist noch weitgehend unbekannt. Nachdenklich stimmt, dass (zumindest im Tierversuch) der Hochdruck n i c h t die zwingende Voraussetzung für die Entwicklung einer rasch fortschreitenden Atherosklerose ist; auch die Therapie des Hochdrucks (ebenfalls im Tierversuch) schützte nicht vor der Entstehung von aortalen Aneurysmen.

Sonstiges

○ Die Hyperhomozysteinämie kann (hoch-signifikante Wahrscheinlichkeit) mit einer Hochdruckerkrankung assoziiert sein.

○ Die Hypertension ist auch ein Riskofaktor für das Adult-Respiratory-Distress-Syndrom (ARDS) nach herzchirurgischen Eingriffen. Auch für eine reduzierte Erholung der Inotropie nach einer Myokardischämie sind ausschließlich der Hochdruck und das Alter Prädiktoren (dies wurde zumindest an humanen atrialen Zellen gemessen).

○ In Zukunft sollte vielleicht auch die Rolle der Mikroalbuminurie als Marker der frühen kardialen strukturellen und funktionellen Veränderung bei essenzieller Hypertonie bzw. der prognostische Wert der Mikroalbuminurie bei essenzieller Hypertension in Hinblick auf kardiochirurgische Eingriffe beachtet werden.

Für die Praxis

○ Der Risikofaktor »arterielle Hypertonie«, der einen hohen Prozentsatz der herzchirurgischen Patienten betrifft, ist bereits seit langem bekannt.

○ Eine ebenfalls nicht neue Erkenntnis ist die signifikante Korrelation zwischen herzchirurgischen Eingriffen bzw. Nierenfunktionsstörungen und der Hypertension.

○ In der Praxis zeigt sich allerdings, dass einer suffizienten Behandlung der arteriellen Hypertonie immer noch zuwenig Bedeutung beigemessen wird.

○ Es liegt an uns Ärzten, den Betroffenen eine optimale Therapie anzubieten.

○ Diese Therapie ist zu jedem Zeitpunkt konsequent zu kontrollieren, um durch einen optimalen Langzeitverlauf sowohl Morbidität als auch Mortalität senken zu können.

○ Bei allen Maßnahmen sollten wir den Wert der Patientencompliance nicht unterschätzen.

○ Ob die Rolle der Mikroalbuminurie als Marker bzw. prognostischer Effekt für den Praktiker Relevanz besitzt, wird die Zukunft zeigen.

Literatur

1. Roques F, et al. Risk factors and outcome in European cardiac surgery: analysis of the EuroSCORE multinational database of 19030 patients. Eur J Cardiothorac Surg 1999; 15: 816–823.
2. Skinner S, et al. Risk factor control five years after coronary bypass grafting. J R Coll Physicians Lond 1996; 30: 136–141.
3. Erdmann E. The management of heart failure – an overview. Basic Res Cardiol 2000; 95 (Suppl 1): 13–17.
4. Weightman WM, et al. Drug therapy before coronary artery surgery: nitrates are independent predictors of mortality and beta-adrenergic blockers predict survival. Anesth Analg 1999; 88: 286–291.
5. Gehani AA, et al. Myocardial infarction with normal coronary angiography compared with severe coronary artery disease without myocardial infarction: the crucial role of smoking. J Cardiovasc Risk 2001; 8: 1–8.
6. Jamieson WR, et al. Risk stratification for cardiac valve replacement. National Cardiac Surgery Database. Database Committee of The Society of Thoracic Surgeons. Ann Thorac Surg. 1999; 67: 943–951.

7. Hoeksel SA, et al. Automated infusion of vasoactive and inotropic drugs to control arterial and pulmonary pressures during cardiac surgery. Crit Care Med 1999; 27: 2792–2798.

8. Vuylsteke A, et al. Perioperative blood pressure control: a prospective survey of patient management in cardiac surgery. J Cardiothorac Vasc Anesth 2000; 14: 269–273.

9. Goodwin AT, et al. Clinical versus actual outcome in cardiac surgery: a post-mortem study. Eur J Cardiothorac Surg 2000;17: 747–751.

10. Suen WS, et al. Risk factors for development of acute renal failure (ARF) requiring dialysis in patients undergoing cardiac surgery. Angiology 1998; 49: 789–800.

11. Almassi GH, et al. Stroke in cardiac surgical patients: determinants and outcome. Ann Thorac Surg 1999; 68: 391–398.

12. Hill AB, et al. Hemispheric stroke following cardiac surgery: a case-control estimate of the risk resulting from ipsilateral asymptomatic carotid artery stenosis. Ann Vasc Surg 2000; 14: 200–209.

13. Wolman RL, et al. Cerebral injury after cardiac surgery: identification of a group at extraordinary risk. Multicenter Study of Perioperative Ischemia Research Group (McSPI) and the Ischemia Research Education Foundation (IREF) Investigators. Stroke 1999; 30: 514–522.

14. Davila-Roman VG, et al. Atherosclerosis of the ascending aorta is an independent predictor of long-term neurologic events and mortality. J Am Coll Card 1999; 32: 423–429.

15. Svedjeholm R, Hakanson E. Predictors of atrial fibrillation in patients undergoing surgery for ischemic heart disease. Scand Cardiovasc J 2000; 34: 516–521.

16. Stanger O, et al. Late dissection of the ascending aorta after previous cardiac surgery: risk, presentation and outcome. Eur J Cardiothorac Surg 2002; 21: 453–458.

15

Die arterielle Hypertonie aus der Sicht des Gynäkologen und Geburtshelfers

C. J. GRUBER und J. C. HUBER

»Gender specific medicine«, die geschlechtsspezifische Medizin, hat in die heutige Gynäkologie Einzug gehalten, und so sieht sich auch der Frauenarzt zunehmend mit Störungen konfrontiert, die über seinen traditionellen Tätigkeitsbereich hinausgehen. Will der Frauenarzt heutzutage tatsächlich als »Hausarzt für die Frau« gelten, so ist er gezwungen, sich in andere Fächer der Medizin zu vertiefen bzw. interdisziplinär zu denken. Die arterielle Hypertonie der Frau ist ein epidemiologisch wichtiges Beispiel, in dem die Kooperation zwischen Frauenarzt und Internist fruchtbar erscheint. In der täglichen Praxis wird der Frauenarzt sowohl in seiner Eigenschaft als Geburtshelfer in der Schwangerenbetreuung als auch als Endokrinologe in der Behandlung menopausaler Störungen auf die Hypertonie treffen. Im Folgenden wird auf diese Problematik eingegangen.

Die geburtshilfliche Sicht

Unter dem Sammelbegriff »hypertensive Schwangerschaftserkrankungen« versteht der Geburtshelfer all jene Schwangerschaftsstörungen, die durch das gemeinsame Symptom der Hypertonie gekennzeichnet sind. Dementsprechend spricht man von einem Schwangerschaftshypertonus, wenn der systolische Wert bei ≥ 140 mmHg und der diastolische Wert bei ≥ 90 mmHg liegt bzw. bei einem systolischen Anstieg von ≥ 30 mmHg und einem diastolischen von ≥ 15 mmHg.

Differenzialdiagnostisch ist es wichtig zu unterscheiden, ob im Rahmen einer Gravidität nun eine vorbestehende chronische Hypertonie vorliegt oder ob es sich um eine schwangerschaftsinduzierte Hypertonie handelt (Tab. 34). Die Bezeichnung »Präklampsie« ersetzt dabei den vormals verwendeten Begriff »EPH-Gestose«, wobei »E« für »edema« (Ödem), »P« für »Proteinurie« und »H« für »Hypertonie« stand.

Prognostisch für den Verlauf der Schwangerschaft ist die in Tab. 34 getroffene Unterscheidung zwischen isolierter Hypertonie und Präklampsie (oder Propfpräeklampsie) entscheidend. Während die isolierte Hypertonie – sei sie vorbestehend oder schwangerschaftsinduziert – so gut wie immer benigne verläuft und gut kontrollierbar ist, stellt die Präklampsie, sowohl für den mütterlichen wie auch den fetalen Organismus, eine ernstzunehmende Bedrohung dar. Nach Thromboembolien, Hämorrhagien und Infektionen ist die Präklampsie die vierthäufigste mütterliche Todesursache. Vor allem die schwere Präklampsie ist mit hoher maternaler und fetaler Morbidität und Mortalität verbunden.

Die vorbestehende isolierte Hypertonie ist meist vorbehandelt; sie kann bereits vor der 20. Schwangerschaftswoche beobachtet werden und persistiert nach Ende der Schwangerschaft mindestens 40 Tage lang. Die Gestationshypertonie hingegen tritt erst nach der 20. Schwangerschaftswoche auf und sollte sich post partum innerhalb von 10 Tagen normalisieren. Tritt zusätzlich eine Proteinurie ein, so entwickelt sich das Krankheitsbild der Präeklampsie, welches sich nach den Kriterien des »National High Blood Pressure Education Program« der »Working Group on High Blood Pressure in Pregnancy, 2002« in mehrere Schweregrade unterteilen lässt:

I. Milde Präeklampsie:
Hypertonie: Blutdruck ≥ 140 und/oder ≥ 90 mmHg, Beginn nach der 20. SSW
und
Proteinurie: ≥ 0,3 g/24 Stunden, + im Harnstreifen (Combur) = 0,3 g/l.

II. Schwere Präeklampsie:
Hypertonie: Blutdruck ≥ 160 und/oder ≥ 110 mmHg, Beginn nach der 20. SSW
und/oder
Proteinurie: > 5 g/24 Stunden, 3+/4+ im Harnstreifen (Combur) = 5 g/l.

III. Schwere Präeklampsie:
Hypertonie: Blutddruck 140–155 und 90–105 mmHg, Beginn nach der 20. SSW
und
Proteinurie: > 5 g/24 Stunden.

IV. Schwere Präeklampsie:
Hypertonie: Blutdruck 140–155 und 90–105 mmHg
und
Proteinurie: 0,3–5 g/24 Stunden
zusätzlich
Kriterien wie Thrombozytenzahl < 100 000/μl, erhöhte Transaminasen, Oligurie < 500 ml/24 Stunden, Lungenödem, epigastrische Schmerzen, zerebrale oder visuelle Störungen, fetale Wachstumsretardierung.

Tab. 34
Hypertonieformen in der Gravidität

Präexistierende, chronische Hypertonie

- Primäre bzw. sekundäre Hypertonie
- Hypertonie mit additiver, neu aufgetretener Proteinurie (Pfropfpräklampsie)

Schwangerschaftshypertonie

- Transiente Hypertonie ohne Proteinurie
- Hypertonie mit Proteinurie (Präklampsie)

V. »Superimposed« Präeklampsie (»Pfropfpräeklampsie«)
Chronische Hypertonie
u n d
○ neu aufgetretene Proteinurie,
○ plötzlicher Anstieg einer bestehenden Proteinurie,
○ plötzlicher Blutdruckanstieg,
○ Zusatzkriterien der schweren Präeklampsie,
○ Entwicklung eines HELLP-Syndroms.

Frauen, welche Risikofaktoren wie eine vorbestehende Hypertonie, Zustand nach schwangerschaftsinduzierter Hypertonie, Zustand nach Präeklampsie mit oder ohne Eklampsie, Zustand nach einem HELLP-Syndrom, Antiphospholipid-Antikörper-Syndrom, Nierenerkrankungen oder einen Diabetes mellitus aufweisen, sind dabei als High-risk-Gruppe für die Entwicklung einer hypertensiven Schwangerschaftserkrankung einzustufen.

Nulliparität, Bodymass-Index >27 vor Eintritt der Schwangerschaft, Alter >35 Jahre, Primipaternalität oder afro-asiatische Abstammung hingegen sind Low-risk-Faktoren.

Die Abschätzung der Risikosituation einer Schwangeren sollte möglichst frühzeitig evaluiert werden; das Management der Schwangerschaft ist darauf abzustimmen – idealerweise erfolgt die Betreuung in Risikokonstellationen durch Spezialambulanzen. Präeklampsie-Patientenaufklärung und Blutdruck-Selbstüberwachung sind in jedem Fall von großer Bedeutung.

Während bereits einige prädisponierende Faktoren für die Entwicklung einer hypertensiven Schwangerschaftserkrankung bekannt sind, bleibt die eigentliche Ursache der Präeklampsie nach wie vor ungeklärt (1).

Gegenstand der Forschung sind vor allem jene immunologischen Prozesse, die zwischen dem maternalen Immunsystem und den nicht HLA-kompatiblen Fremdproteinen des Schwangerschaftsprodukts ablaufen und vermutlich gestört sind (2). Weiters gibt es genetische Konstellationen, sog. »single nucleotide polymorphisms«, die die Trägerin zur Entwicklung einer Gestose prädisponieren. Polymorphismen (also genetische Varianten) in den Genen für den Plasminogen-Aktivator-Inhibitor Typ I (PAI I) oder den Mineralkortikoidrezeptor sind Beispiele hierfür. Polymorphismen in den Genen für die endotheliale »nitric oxide«-Synthase und das Angiotensin sind in diesem Zusammenhang ebenfalls von Relevanz.

Pathophysiologisch steht die Ischämie des Trophoblasten im Vordergrund. Dieser ist aufgrund einer Implantationsstörung nur ungenügend von Spiralarterien durchwandert, die nicht ausreichend dilatieren können. Endothelschaden und Freisetzung toxischer Metaboliten sind die Folge, die die Kapillaren und Arteriolen (3) verschiedener maternaler Organsysteme schädigen.

Die Präeklampsie wird daher als Krankheit angesehen, die in 2 Stufen abläuft: Zuerst die Minderperfusion und Ischämie der Plazenta, danach das Auftreten maternaler Symptome.

Über das Ineinanderübergehen dieser beiden Stufen ist weniger bekannt, zumal Plazentaischämien auch bei anderen regelwidrigen Schwangerschaftszuständen gesehen werden, ohne dass sich das Bild der Präeklampsie entwickelt.

Vielfach kommt es zu einer verbrauchsindizierten Thrombozytopenie. Eine verminderte Freisetzung vasorelaxierender Mediatoren, wie Stickoxide (4) oder Prostazyklin, und die Aktivierung des Gerinnungssystems im Sinne einer Verbrauchskoagulopathie werden ebenso beobachet wie die Bildung von Mikrothromben in der Endstrombahn. In der Plazenta führt diese Kaskade zu einer Hypoperfusion des intervillösen Raums mit der Gefahr der Bildung von Plazentainfarkten und vorzeitiger Plazentalösung. Eine weitere Folge ist die Wachstumsretardierung des Feten. Auf maternaler Seite führt die entstandene Mikroangiopathie schlimmstenfalls zum Multiorganschaden; die Proteinurie, die Ödembildung und die Hypertonie scheinen durch sie jedenfalls erklärbar zu sein.

In diesem Zusammenhang wird das Zusammentreffen von vermindertem »nitric oxide« und exzessivem Peroxynitrit (ONOO⁻) diskutiert, eine Konstellation, die den Blutdruckanstieg, die erhöhte glomeruläre Filtrationsrate, die Proteinurie, die Thrombozytendysfunktion, das erhöhte Thromboxan und Endothelin und das verminderte Prostacyclin erklären könnte. Auch die Rolle des Serotonins ist derzeit Gegenstand der einschlägigen Forschung (5).

Die Serotoninfreisetzung in der Präeklampsie ist erhöht – und dies ist vor allem durch eine verstärkte Thrombozytenaktivität bedingt. Serotonin-1- und -2-Rezeptoren erfüllen im gesamten Organismus, so auch in der Plazenta, spezifische Funktionen hinsichtlich des Gefäßtonus.

In Tab. 35 sind jene Veränderungen der Laborwerte angeführt, auf die besonders zu achten ist. Bei einer in der Schwangerschaft neu aufgetretenen Hypertonie ist somit zum Ausschluss eines progredienten Krankheitsbildes eine große Laborabklärung erforderlich.

Die Behandlung hypertensiver Schwangerschaftserkrankungen sollte heute standardisiert erfolgen und sich nach dem Schweregrad der Erkrankung richten. Ultima Ratio ist die Schwangerschaftsbeendigung. Indikationen hierfür sind die nicht beherrschbare Hypertonie, die persistierende Oligurie (<100 ml in 4 Stunden), Thrombozyten <100 000 mit fallender Tendenz, zervixwirksame Wehen und fetaler Distress sowie neurologische Auffälligkeiten. In der hypertensiven Krise ist der Ca-Antagonist Nifedipin *(Buconif,* 2 Hübe, oder *Adalat 10 mg Kapseln,* 1–2 Kapseln) in der Dosierung von 2 Hüben, der Alpha-Beta-Blocker Labetalol *(Trandate,* 20 mg i.v., 40 mg, 80 mg nach jeweils

Tab. 35
Veränderungen der Laborwerte
bei schwerer, hypertensiver Erkrankung
während der Schwangerschaft

	Schwere Präeklampsie	**HELLP-Syndrom**	**Akute Fettleberhepatitis**
Harnsäure	↑		↑
Indirektes Bilirubin		↑	
GOT	↑	↑	↑↑
GPT	↑	↑	↑↑
LDH		↑	
Thrombozyten	↓	↓	
Alkalische Phosphatase			↑
Blutzucker			↓

10 Minuten, maximal 300 mg) oder der Alpha-Blocker Urapidil *(Ebrantil* 6,25 bis 12,5 mg i.v. über 2 Minuten) zu empfehlen.

Während die isolierte, leichte Gestationshypertonie meist nicht behandlungsbedürftig ist, sollte bei schwerer, isolierter Hypertonie und selbstverständlich bei Präeklampsie interveniert werden (6, 7). Folgende Schritte werden empfohlen: Stationäre Aufnahme, Blutdrucküberwachung, Dauerkatheter, Flüssigkeitsbilanz, Laborabklärung und Harneiweiß (aus dem 24-Stunden-Harn). Weiters hat der Geburtshelfer die Durchführung einer Kardiotokographie und eines geburtshilflichen Ultraschalls zu veranlassen. Ist eine Schwangerschaftsbeendigung absehbar, sollte die Lungenreifung induziert werden.

Bezüglich antihypertensiver Therapie und Prophylaxe des eklamptischen Anfalls liegen folgende, in Tab. 36 zusammengefasste Möglichkeiten vor.

Im Krampfanfall können 10 mg *Valium* langsam i.v. verabreicht werden; Diuretika sind bei massiven Ödemen oder Zeichen der Herzinsuffizienz indiziert. Heparin sollte nur während einer parenteralen Therapie (niedermolukelares Heparin, z. B. *Lovenox, Fragmin)* appliziert werden.

Nach Ende einer von hypertensiven Schwangerschaftserkrankungen gekennzeichneten Gravidität ist stets eine internistische Abklärung zu veranlassen.

Gynäkologisch-endokrinologische Aspekte

Den Gynäko-Endokrinologen interessieren in diesem Zuammenhang vor allem jene Vorgänge innerhalb des Gefäßsystems, die durch die in der Postmenopause entstehenden Defizite an Sexualsteroiden beeinflusst werden. Frauen im reproduktiven Alter weisen im Vergleich zu Männern eine niedrigere Inzidenz akuter kardiovaskulärer Erkrankungen auf, auch ist das Intervall zwischen den ersten Symptomen und dem Ausbruch der Erkrankung wesentlich länger. Das Herz-Kreislauf-System unterliegt somit einer »gender-specificity«; als Schutzfaktor für die Frau wird das Östrogen herangezogen.

Experimentell (und auch klinisch) weiß man, dass Östrogen das LDL-Cholesterol senkt und vasodilatatorisch wirkt und somit theoretisch ein ähnliches Wirkungsprofil auf das kardiovaskuläre System ausübt wie Nitropräparate, Fibrate oder

---

Antihypertensive Therapie

Labetalol *(Trandate)*

Infusiomat: 30 ml/Std. (maximal 50 ml/Std.) über Infusiomat (10 Ampullen à 100 mg *Trandate* + 300 ml RINGER-Lösung), bei Werten von < 160/110 mmHg auf orale Medikation umsteigen

Anfallsprophylaxe

Magnesiumsulfat

Initialdosis: 4 g i.v. über 30 Minuten

Erhaltungsdosis: Infusiomat:
1. Wahl: 25 ml/Std. (maximal 50 ml/Std.) (2 Ampullen à 10 g + 300 ml RINGER-Lösung)
2. Wahl: 125 ml/Std. (maximal 250 ml/Std.) (10 Ampullen *Cormagnesin* à 400 mg + 300 ml RINGER-Lösung)

Fortführung der Therapie 24–48 Stunden bzw. bis 24 Stunden post partum

Tab. 36
Antihypertensive Therapie und Prophylaxe des eklamptischen Anfalls

Kalziumantagonisten. Bestätigt werden diese Beobachtungen durch neue, molekularbiologische Erkenntnisse.

Östrogenregulierte Gene mit Relevanz zum kardiovaskulären System werden immer zahlreicher beschrieben. Beispiele hierbei wären die Gene für Prostaglandinsynthasen, eNOS, iNOS, Endothelin-1, Kollagen, MMP-2, VEGF und für diverse Adhäsionsmoleküle. Hinsichtlich der vasodilatatorischen Wirkung des Östrogens sind vor allem die Stickoxidmoleküle (NO, vormals »endothelium derived relaxing factor«) und Prostazyklin maßgeblich. Östradiol wirkt hier als freisetzendes Agens, und zwar vor allem durch non-genomische, in Sekundenbruchteilen erfolgende Signaltransduktionswege, die erst seit kurzem bekannt sind (8). Dies steht im Widerspruch zur früheren Annahme, dass Östrogene nur über genomische Signaltransduktionswege wirken könnten.

Östrogene sind außerdem imstande, den Tonus von vaskulären, glatten Muskelzellen herabzusetzen, indem spezifische Kalziumkanäle über einen zyklischen Guanosin-Monophosphat-Weg geöffnet werden. Dementsprechend gibt es Publikationen über Östrogenrezeptoren auch in humanen Endothelzellen und glatten Gefäßmuskelzellen verschiedener Organsysteme.

Auch andere (die Blutfette betreffende) Alterungsprozesse im Gefäßsystem sind bereits seit längerem bekannt. Das Cholesterolentsorgungsprotein HDL bleibt über die Lebensjahrzehnte mehr oder weniger konstant, während die Triglyzeride, das Cholesterol und das LDL konstant zunehmen. Die Folge ist einerseits eine Energieverarmung der Zellen selbst, andererseits aber ein Anstieg der Fette im Blut, mit der Tendenz, sich an die Gefäßwände anzulagern.

Östrogene wirken diesem Mechanismus entgegen. Sie induzieren die im Alter geschwächte Expression der hepatischen LDL-Rezeptoren und verbessern damit die Cholesterolaufnahme in die Zellen. Zusätzlich schützen Östrogene verschiedene Blutfette vor oxidativen Veränderungen und bewirken durch verstärkte Leberinduktion die vermehrte Bildung des HDL-Proteins.

Auch dem Progesteron kommt ein antiatherogener Effekt zu, indem es die Proliferation glatter Muskelzellen in der Media hemmt. Dies wird vor allem durch eine Supprimierung der für den Zellzyklus wichtigen Zykline A und E mediiert. Östrogene wiederum inhibieren die Migration glatter Muskelzellen von der Media in den subendothelialen Bereich und hemmen dort auch die Deposition von extrazellulärer Matrix.

Es ist ein Faktum, dass in der Postmenopause und im Senium mit dem Wegfall weiblicher Sexualsteroide diese Protektion entfällt. Ob die Applikation von Östrogenen im Rahmen einer Hormonersatztherapie zu einer Senkung des Blutdrucks führt oder nicht, hängt primär von der Dosis, der Art der Zufuhr wie auch von der individuellen genetischen Situation einer Frau, den spezifischen »single nucleotide polymorphisms«, ab.

Schon lange ist bekannt, dass sowohl natürliche Östrogene wie auch orale Kontrazeptiva bei suszeptiblen Frauen zu einer hypertonen Reaktion führen können, vor allem dann, wenn diese oral zugeführt werden (9). Im Gegensatz dazu wurde beobachtet, dass transdermal zugeführtes Östrogen bei bestehender arterieller Hypertonie blutdrucksenkend und somit benefiziell wirkt (10). Generell kann gesagt werden, dass die Mehrzahl der klinischen Versuche eine, wenn auch kleine, Senkung des arteriellen Blutdrucks gezeigt hat und somit die Hypertonie keine Kontraindikation zur postmenopausalen Hormonersatztherapie darstellt (11).

Allerdings ist der Nachweis der klinischen Signifikanz dieses Sachverhalts in der Zukunft noch näher zu erforschen, denn die Nützlichkeit der Östrogensubstitution hinsichtlich des kardiovaskulären Systems wird nach den Ergebnissen der HERS-Studie (12) heutzutage kontroversiell beurteilt.

Die Schwierigkeiten in der Interpretation der vorliegenden Ergebnisse liegt aber vor allem darin, dass Studien dieser Art eine nur begrenzte zeitliche Dimension aufweisen sowie in der unreflektierten Art der Patientenauswahl und der standardisierten Präparatewahl mit fraglicher Berücksichtigung der individuellen Anamnese.

In der Praxis aber steht eine Vielzahl von Hormonpräparaten und möglichen Applikationswegen zur Verfügung, deren individuelle Kombination den wahren Vorteil für die Patientin mit sich bringt. Die moderne Polymorphismusdiagnostik wird maßgeblich zur Individualisierung der Hormonersatztherapie beitragen. Damit sollte es einerseits möglich werden, jene Patientinnen zu definieren, deren essenzielle Hypertonie durch Applikation von Sexualsteroiden gebessert werden könnte. Andererseits könnte die Entscheidung, welchen Frauen man aus kardiovaskulären Gründen eine Hormonersatztherapie besser vorenthält, erleichtert werden.

Für die Praxis

o Für einen Frauenarzt, der ein »Hausarzt für die Frau« sein will, ist es unerlässlich, in interdisziplinären Maßstäben zu denken.

o Der Problemkreis »Hypertonie« ist ein gutes Beispiel dafür; denn einmal ist der Frauenarzt als »Geburtshelfer« damit konfrontiert, ein anderes Mal als »Endokrinologe«.

o Für den »Geburtshelfer« ist z. B. die Unterscheidung zwischen einer chronischen und einer schwangerschaftsinduzierten Hypertonie von großer Bedeutung.

o Den »Endokrinologen« werden alle jene Vorgänge interessieren, die mit den Defiziten an Sexualsteroiden in der Postmenopause zusammenhängen.

o Generell ist zu sagen, dass durch die ständig zunehmende Anzahl von Präparaten und Applikationsformen mit den sich daraus ergebenden Kombinationsmöglichkeiten immer besser auf die individuellen Bedürfnisse der jeweiligen Patientin eingegangen werden kann.

Literatur

1. Roberts JM. Preeclampsia: what we know and what we do not know. Semin Perinatol 2000; 24: 24–28.
2. O'Brien M, et al. Analysis of the role of HLA-G in preeclampsia. Hum Immunol 2000; 61: 1126–1131.
3. VanWijk MJ, et al. Vascular function in preeclampsia. Cardiovasc Res 2000; 47: 38–48.
4. Lowe DT. Nitric oxide dysfunction in the pathophysiology of preeclampsia. Nitric Oxide 2000; 4: 441–458.
5. Bolte AC, van Geijn HP, Dekker GA. Pathophysiology of preeclampsia and the role of serotonin. Eur J Obstet Gynecol Reprod Biol 2001; 95: 12–21.
6. Norwitz ER, Repke JT. Preeclampsia prevention and management. J Soc Gynecol Investig 2000; 7: 21–36.
7. Norwitz ER, Hsu CD, Repke JT. Acute complications of preeclampsia. Clin Obstet Gynecol 2002; 45: 308–329.
8. Gruber CJ, et al. Production and Action of Estrogens. N Engl J Med 2002; 346: 340–352.
9. Crane MG, Harris JJ, Winsor W. Hypertension, oral contraceptive agents, and conjugated estrogens. Ann Intern Med 1971; 74: 13–21.
10. Mercuro G, et al. Effects of acute administration of transdermal estrogen on postmenopausal women with systemic hypertension. Am J Cardiol 1997; 80: 652–655.
11. Mashchak CA, Lobo RA. Estrogen replacement therapy and hypertension. J Reprod Med 1985; 30 (Suppl 10): 805–810.
12. Hulley S, et al. Randomized trial of estrogen plus progestin for secondary prevention of coronary heart disease in postmenopausal women. JAMA 1998; 280: 605–613.

16

Die arterielle Hypertonie aus der Sicht des Pädiaters

L. B. ZIMMERHACKL, THERESE C. JUNGRAITHMAYR
und ANTJE KIRCHHOFF-MORADPOUR

Die arterielle Hypertonie ist einer der wichtigsten kardiovaskulären Risikofaktoren für koronare Herzerkrankung, Herzinsuffizienz und Schlaganfall im Erwachsenenalter; als Ursache wird dabei meistens eine sog. essenzielle, primäre (genetische?) Hypertonie angeschuldigt.

Im Säuglings-, Kindes- und Adoleszentenalter sind die Ursachen der arteriellen Hypertonie vielschichtig. Da meistens sekundäre Ursachen für eine Hypertonie vorliegen, sollten die altersabhängigen Differenzialdiagnosen subtil erwogen und diese genau abgeklärt werden. Renoparenchymatös und -vaskulär bedingte hormonelle Veränderungen sind in der Mehrzahl für die Erhöhung des Blutdrucks verantwortlich. Dennoch geht man heute davon aus, dass auch die essenzielle Hypertonie bereits im Kindesalter vorhanden ist (1, 2). Ein besonderes Augenmerk sollte also bereits bei den Vorsorgeuntersuchungen auf die Überprüfung des arteriellen Blutdrucks (und des Harnstatus) gelegt werden. Auch eine genetische Beratung bzw. Visite sollte bei Verdacht veranlasst werden (1–4).

Die Messung des arteriellen Blutdrucks ist leider besonders bei Säuglingen und kleinen Kindern – vor allem in der Ambulanz oder ärztlichen Praxis – mitunter eine echte Herausforderung. Einfache kostengünstige Methoden sollten die Messung des Blutdrucks ermöglichen.

Messung des arteriellen Blutdrucks

Normal ist der arterielle Blutdruck, wenn die gemessenen Werte unterhalb der 90. Perzentile für das Alter liegen. Als »Borderline« (hoch-normal) wird der Wert zwischen der 90. und der 95. Perzentile eingestuft, ein erhöhter Blutdruck wird bei Werten über der 95. Perzentile diagnostiziert.

Die Wahl der Messmethode ist abhängig vom Alter. Bei Neugeborenen und Säuglingen hat sich die Messung durch automatisierte Systeme vom Typ *Dinamap* als verlässlich durchgesetzt. Ab einem Lebensalter von etwa 3 Jahren kann eine Messung mittels Quecksilber-Sphygmomanometer und Auskultation vorgenommen werden. Diese Messung kann auch beim Säugling durchgeführt werden, wobei aufgrund technischer Schwierigkeiten oft nur der systolische Blutdruck gemessen werden kann. Die Messung sollte wenn möglich beim sitzenden Patienten (beim Säugling in liegender Position) durchgeführt werden. Vor der Messung sollte eine etwa 5 Minuten lange Ruhezeit eingehalten werden.

Erwünscht und standardisiert ist die Messung am rechten Arm, wobei die Manschette altersentsprechend ausgewählt werden muss (für Kinder und Jugendliche sind 3 Manschettengrößen vorhanden). Etwa ⅔ des Oberarms sollten bedeckt werden. Übliche Manschettenbreiten sind 6 cm für Säuglinge, für Kinder 6–8 cm und für Jugendliche 12–14 cm (zur Bestimmung des arteriellen Blutdrucks mittels *Dinamap* werden auch kleinere Manschetten für Neugeborene angeboten).

Die Auskultation der KOROTKOW-Geräusche über der A. brachialis wird zur Bestimmung des arteriellen Blutdrucks herangezogen. Die Manschette sollte etwa 20 mmHg über den zu erwartenden Wert aufgepumpt werden. Der systolische Blutdruck ist durch den Beginn der KOROTKOW-Geräusche definiert, der diastolische Blutdruck durch das Sistieren der Geräusche (5. KOROTKOW-Ton). Es ist zu beachten, dass die bei Säuglingen oft angewendete Messung des Blutdrucks am Bein aufgrund des Phänomens der »dikroten Welle« zu erhöhten Werten führt.

Für die Diagnose einer Hypertonie ist der Nachweis eines erhöhten Blutdrucks an 3 verschiedenen Tagen notwendig. Hierbei sollte auch der Einfluss der Untersuchungssituation berücksichtigt werden (white-coat hypertension).

Die immer weiter verbreitete Messung des arteriellen Blutdrucks mittels Manschetten für das Handgelenk ist leider bei Kindern nicht möglich, da die bisher verwendeten Algorithmen nur für Erwachsene geeignet sind.

Da diese Geräte mittlerweile deutlich weniger kosten als die halbautomatischen Messgeräte für den Oberarm, sollten der Patient bzw. die Eltern auf diesen Umstand hingewiesen werden.

Die Verordnung eines Blutdruckmessgerätes ist prinzipiell möglich. Da dies jedoch nicht zu den Regelleistungen der meisten Krankenkassen gehört, ist vorher die Zustimmung der zuständigen Regionalvertretung anzuraten. Vor allem bei Säuglingen mit einer schweren Hypertonie ist die Verordnung eines oszillometrischen Gerätes (Typ *Dinamap*) zu erwägen (1–5). Bei Neugeborenen und Säuglingen sind die besonderen Blutdruckgrenzen zu beachten (2, 6).

Langzeitblutdruckmessung

Die Langzeitblutdruckmessung (24 Stunden) gibt einen ausführlichen Hinweis auf das Blutdruckprofil während des Tages und der Nacht. Da diese Methode jedoch aufwendig ist und für den Patienten belastend sein kann, sollte sie erst in 2. Linie für die Bestimmung des arteriellen Blutdrucks herangezogen werden. Da sie jedoch problemlos (etwa ab dem 3. Lebensjahr) auch zu Hause (ambulant) durchgeführt werden kann (und sollte), eignet sie sich sowohl zur Überprüfung der Diagnose »Hypertonie« als auch zur Therapieüberwachung von Patienten mit schwerer arterieller Hypertonie. Mit ihr kann vor allem eine fehlende Tag-/Nacht-Rhythmik, welche besonders bei renalen Hypertonieformen auftritt, nachgewiesen werden. Bei der Auswertung der automatisierten Blutdruckmessungen sollte auf den altersentsprechenden Normwert geachtet werden; auch die körperliche Aktivität während der Zeit der Messungen ist zu berücksichtigen (2, 5).

Gelegenheitsmessungen zu Hause

Bei Erwachsenen setzt sich als Ersatz für die automatisierte Blutdruckmessung zunehmend die gelegentliche Messung des arteriellen Blutdrucks zu Hause durch. Auch im Kindes- und Jugendalter sind diese Messungen wertvoll. Besonders bei der Therapieüberwachung sollten die Ergebnisse der häuslichen Gelegenheitsmessung herangezogen werden. Bei langfristiger Behandlung des Blutdrucks sollten diese Werte durch regelmäßige automatische Blutdruckmessungen ergänzt werden.

Die Zeitabstände der Überprüfung des Blutdrucks durch automatisierte Blutdruckmessungen sollten von der Schwere der Blutdruckerhöhung und der Begleiterkrankungen abhängen, wobei auch die Compliance zu berücksichtigen ist. In unserer Klinik betragen diese Abstände 3–12 Monate (1).

Behandlungsstrategien

Ziel einer Behandlung des arteriellen Bluthochdrucks sollte eine dauerhafte Einstellung unterhalb der 90. (95.) Perzentile sein. Es sollte allerdings berücksichtigt werden, dass bei Erwachsenen eine Absenkung auf die 50. Perzentile eine bessere Langzeitprognose bedeutet. Von besonderem Interesse ist hierbei auch die Überwachung von sekundären Folgen der Hypertonie, wie der Überprüfung der Durchblutungsverhältnisse des Augenhintergrundes und der kardialen Komplikationen. Bei regelhaft erhöhtem Blutdruck – aber auch bei mangelnder Compliance – sollte auch eine hypertensive Enzephalopathie in Betracht gezogen werden.

Bei Erwachsenen liegen bei erhöhtem Blutdruck häufig zusätzliche Risikofaktoren, wie Adipositas, Diabetes mellitus, Bewegungsmangel, Stress oder Nikotinabusus vor. Zu Beginn einer Behandlung ist daher zunächst zu versuchen, den Einfluss dieser Risikofaktoren zu minimieren. Liegen sekundäre Schädigungen von Organen durch den erhöhten Blutdruck vor, so sollte umgehend eine medikamentöse Therapie begonnen werden (1, 2, 5, 7).

Indikation zur medikamentösen Therapie

Die Indikation der medikamentösen (Dauer-)Therapie:

○ Wenn die Werte bei leicht- bis mittelgradig erhöhtem Blutdruck ohne Medikamente nicht in den normotensiven Bereich zu bekommen sind.

○ Wenn die Patienten bereits bei der initialen Messung eine schwere Hypertonie aufweisen.

○ Wenn die Patienten bereits Endorganschäden aufweisen oder klinisch symptomatisch sind (7).

Medikamentöse Therapie

Derzeit werden 8 verschiedene Stoffklassen zur Langzeitbehandlung genutzt: Diuretika, Betablocker, ACE-Hemmer bzw. Angiotensin-Rezeptorantagonisten (AT1-Rezeptor), Ca^{++}-Kanalblocker, Alphablocker, zentral wirksame Antihypertensiva und periphere Vasodilatatoren. Bei den meisten Antihypertensiva ist eine Zulassung für das Kindesalter nicht gegeben (vor allem bei Neugeborenen und Säuglingen ist die Wahl der Medikation eingeschränkt).

Da die meisten Antihypertensiva seit langem eingeführt sind und für viele auch gut belegbare Untersuchungen der Wirksamkeit und Nebenwirkungshäufigkeit vorliegen, sollte einer Therapie auch bei fehlender Zulassung im Sinne eine »off-license use« nichts im Wege stehen. Allerdings sollten die Nebenwirkungen, die bei Erwachsenen eine wichtige Rolle spielen, auch bei Jugendlichen nicht unterschätzt werden (z. B. Neigung zur Adipositas durch Betablocker, Hemmung der Libido durch zentral wirksame Antihypertensiva und Betablocker).

Mit dem Nebenwirkungsspektrum sollte man als behandelnder Arzt ausreichend vertraut sein, um die besonderen Nöte der Kinder und Jugendlichen zu verstehen (Zunahme von Zahnfleischwucherungen durch CA^{++}-Antagonisten, Hypertrichose und Minoxidil u. ä.) (1–3).

○ Nach zusätzlichen kardiovaskulären Ursachen und/oder Begleiterkrankungen ist zu fahnden.

○ Bei einer medikamentösen Therapie ist unbedingt (nicht zuletzt auch aus Gründen der Compliance) auf die Pharmakokinetik (Einmalgabe, Wirkungs-, Nebenwirkungs-Spektrum) zu achten.

○ Die Überführung von der Pädiatrie zur Inneren Medizin sollte »einschleichend« (mit regelmäßiger Rücksprache) erfolgen.

Für die Praxis

○ Da die arterielle Hypertonie im Säuglings-, Kindes- und Jugendalter mit einer hohen Morbidität und Mortalität vergesellschaftet ist, muss die Überprüfung des arteriellen Blutdrucks ein Bestandteil der Vorsorgeuntersuchungen sein.

○ Bei permanent erhöhtem Blutdruck sind die Werte zu dokumentieren.

○ Eventuell vorliegende sekundäre Formen der arteriellen Hypertonie sind zu identifizieren bzw. auszuschließen.

○ Ganz wichtig: Die Bestimmung von Endorganschäden!

Literatur

1. Kirchhoff-Moradpour AH, Rump LC, Zimmerhackl LB. Arterielle Hypertonie im Kindes- und Jugendalter. pädiat prax 2002; 61: 405–417.
2. Nehal US, Ingelfinger JR. Pediatric Hypertension: recent literature. Curr Opin Pediatr 2002; 14: 189–196.
3. Zimmerhackl LB. Arterielle Hypertonie. In: Lentze MF, et al., Hrsg. Lehrbuch der Pädiatrie. Heidelberg-Berlin: Springer; 2002.
4. Deutsche Liga zur Bekämpfung des hohen Blutdruckes e.V.: www.paritaet.org/hochdruck/
5. Rascher W. Blood pressure measurement and standards in children. Nephrol Dial Transplant 1997; 12: 868–870.
6. Flynn TJ. Neonatal Hypertension: diagnosis and management. Pediatr Nephrol 1999; 14: 332–341.
7. Sinaiko AR. Hypertension in children: N Engl J Med 1996; 335: 1968–1973.

17

Die arterielle Hypertonie aus labormedizinischer Sicht

M. Haltmayer

Ein erhöhter Blutdruck ist in den westlichen Industrieländern einer der häufigsten Gründe, warum ein niedergelassener Praktiker oder Internist aufgesucht wird. Die diagnostische Evaluierung des hypertensiven Patienten nimmt daher in der täglichen Routine eine bedeutende Rolle ein. Diese basale Diagnostik soll auch ein einfaches kostengünstiges Laborscreening enthalten, das mithilft, die Patienten schnell einer effektiven Therapie oder einer weiteren Abklärung zuzuführen. Außerdem müssen Endorganschäden, zusätzliche kardiovaskuläre Risikofaktoren und typische Begleiterkrankungen erkannt werden, sekundäre Ursachen sind auszuschließen.

Laboruntersuchungen

Die Grundlage für das Parameterspektrum des Laborscreenings bei der Erstdiagnostik einer Hypertonie sind nicht randomisiert kontrollierte Untersuchungen, sondern Expertenmeinungen und Konsensusempfehlungen; deshalb differieren die Vorschläge auch geringgradig. Einheitlich wird aber für die Erstuntersuchung ein kostengünstiges Minimalprogramm empfohlen, wobei hinzuzufügen ist, dass meist ein einmaliges Laborscreening genügt (1, 2).

Die Basisdiagnostik sollte im Rahmen der 2. Konsultation, wenn die Diagnose

»Hypertonie« etabliert ist, durchgeführt werden (3). Die Blutabnahme muss aber immer vor etwaigen interferierenden diagnostischen und therapeutischen Maßnahmen erfolgen.

Da manche Laborparameter, vor allem klinisch-chemische Parameter und Hormone, tageszeitlichen Schwankungen unterliegen bzw. durch Faktoren wie Körperlage und Nahrungsaufnahme beeinflusst werden, sind möglichst standardisierte Abnahmen zu bevorzugen, um präanalytische Fehler zu vermeiden (4). Die Tab. 37 zeigt die Schwankungsbreite einiger Parameter, die in der Hypertoniediagnostik Verwendung finden. Für die Basistestung eignen sich am besten Nüchternserum oder Nüchternplasma und der erste Morgenharn.

Basaler Harnstatus

Zur Durchführung eines orientierenden Harnstatus eignet sich durchaus Spontanharn. Darunter versteht man eine Harnportion, die der Patient ohne jegliche Vorgaben abgibt. Dieser Harn genügt für die einfachen chemischen und mikroskopischen Untersuchungen, wenn ein erster Morgenharn nicht zur Verfügung steht.

Die Untersuchung des ersten Morgenharns ist allerdings zu bevorzugen, zumal er für bakteriologische Untersuchungen ebenfalls zu verwenden ist. Der Harn sollte in frischem Zustand untersucht werden, zumindest aber innerhalb von 2 Stunden nach der Miktion (5). Die chemische Analyse des Harns mit Multiplex-Teststreifen ist das einfachste Verfahren, das schnell und problemlos in jeder Ordination durchgeführt werden kann. Der Nachweis einer Proteinurie, Hämaturie, Leukozyturie oder Glukosurie kann Ursachen oder Folgen der hypertensiven Erkrankung anzeigen und Anlass für weitere Untersuchungen sein.

Die Niere ist eindeutig die häufigste Ursache der sekundären Hypertonie. Ein positiver Hämoglobinnachweis zeigt mit 95%iger Treffsicherheit eine vorliegende Hämaturie an (cave: Menstruation). Allerdings sind nur 15% renalen Ursprungs, denn meistens sind die ableitenden Harnwege der Grund (z. B. Nierensteine, Infektion, Tumorerkrankungen) für eine Blutung. Ein positiver Leukozytentest findet sich bei entzündlichen Vorgängen in den Nieren, den harnableitenden Wegen oder der Blase.

Harnteststreifen erfassen eine Proteinkonzentration von etwa 15 mg/dl. Der Schwellenwert wurde aber aus Korrelationsgründen 30 mg/dl aufgesetzt. Eine Eiweißausscheidung im Harn ist ein sehr sensitiver Marker für eine Nierenschädigung. Für den hypertensiven Patienten bedeutet das Vorliegen einer Proteinurie immer eine schlechtere Prognose – sowohl für die renalen Erkrankungen als auch für nicht-renale Folgeerkrankungen (6).

Zur genaueren Abklärung einer Proteinurie gehört eine quantitative Analyse im 24-Stunden-Harn (7). Allerdings fordern immer mehr Autoren bereits in der Basisdiagnostik eine Untersuchung auf das Vorliegen einer Albuminurie mit speziellen Teststreifen, da mit dem herkömmlichen Screeningteststreifen die sog. Mikroalbuminurie nicht erfasst wird.

Auch eine Glukosurie kann mit Teststreifen erkannt werden. Die Empfindlichkeit liegt dabei bei etwa 40 mg/dl (physiologisch bis 15 mg/dl). Ein negativer Nachweis schließt allerdings einen Diabetes nicht aus. Im Gegensatz dazu darf eine Glukosurie nur als Hinweis und nicht als diagnostisches Kriterium verwendet werden. Ein Diabetes als Begleiterkrankung beeinflusst die therapeutischen Konsequenzen nachhaltig. Sowohl die Glukosurie als auch die Hypertonie können aber auch sekundär bedingt und damit Ausdruck einer zugrundeliegenden endokrinologischen Erkrankung sein.

Die mikroskopische Untersuchung des Harnsediments, speziell in Verbindung mit einer Proteinurie, ist ein brauchbares

Parameter	Maximalwert (Tageszeit)	Minimalwert (Tageszeit)	Schwankungsbreite (% vom Tagesmittelwert)
Kortisol (S, H)	05.00–08.00	21.00–03.00	180–200
TSH (S)	20.00–02.00	07.00–13.00	5–15
Aldosteron (S)	02.00–04.00	12.00–14.00	60–80
Renin (S)	00.00–06.00	10.00–12.00	120–140
Noradrenalin (S, H)	09.00–12.00	02.00–05.00	50–120
Kalium (S)	14.00–16.00	23.00–01.00	5–10
Natrium (H)	04.00–06.00	12.00–16.00	60–80

Tab. 37
Tageszeitliche Schwankungen ausgewählter Analyte (mod. aus 4)

S = Serum
H = Harn
TSH = thyreoidstimulierendes Hormon

Instrument in der Diagnostik der Nierenerkrankung. Die Harnsedimentuntersuchung ist nicht generell notwendig, um geformte Elemente, wie Erythrozyten oder Leukozyten, nachzuweisen; die Teststreifen sind dafür ausreichend sensitiv. Die Untersuchung des Sediments ist aber besonders nützlich zur Diagnostik von Harnwegsinfekten, Glomerulonephritiden und tubulo-interstitiellen Nephropathien. Es ist immer wichtig, das Teststreifenresultat mit dem Sedimentbefund zu vergleichen. Finden sich z. B. viele dysmorphe Erythrozyten und Erythrozytenzylinder im Sediment, so ist die Diagnose einer glomerulären Erkrankung gesichert.

Basale Blutuntersuchung

Zum diagnostischen Basisprogramm jedes neu entdeckten Hypertonikers zählen auch einige wenige Blutuntersuchungen, die allerdings nicht isoliert, sondern im Zusammenhang mit anderen kardiovaskulären Risikofaktoren, zu sehen sind, siehe Tab. 38. Deshalb zählt auch ein Lipidprofil zum Basisprogramm.

Es werden (allerdings nicht ganz einheitlich) folgende Parameter empfohlen: ein komplettes Blutbild; die Elektrolyte; der Kreatininspiegel; ein Nüchternblutzucker; das Gesamt-, HDL-, und LDL-Cholesterin sowie die Triglyzeride. Manche Autoren zählen auch die Bestimmung von Harnstoff, Harnsäurespiegel, Gamma-GT und Kalzium zum Basisprogramm.

Weitere diagnostische Blutuntersuchungen sind nur dann indiziert, wenn die Anamnese, die physikalische Untersuchung oder ein Screeningtest das Vorliegen einer sekundären Hypertonie nahelegen. Im Folgenden werden die einzelnen Laboruntersuchungen besprochen.

Tab. 38 Basale Laboruntersuchungen bei essenzieller Hypertonie

Analyse	Probenmaterial	Screening
Komplettes Blutbild	EDTA-Blut	Polyglobulie, Anämie
Serumelektrolyte	Nüchternserum	Nierenerkrankung, endokrinologische Ursachen
Serumkreatinin	Nüchternserum	Nierenerkrankung
Serumglukose	Nüchternserum	Diabetes mellitus
Serumlipide	Nüchternserum	Risikoeinschätzung
Harnstreifentest	1. Morgenharn	Nierenerkrankung
Albuminstreifentest	1. Morgenharn	Beginnende Nierenerkrankung

Blutbild

Das komplette Blutbild gibt Aufschluss darüber, ob eine Anämie oder eine Polyzythämie bzw. Polyglobulie vorliegt. Eine chronische mikrozytäre hypochrome Anämie kann, bedingt durch kompensatorisch erhöhte kardiale Auswurfleistung, einen geringgradigen Anstieg des systolischen Blutdrucks verursachen. Der erhöhte Hämatokrit bei vorliegender Polyglobulie bzw. Polyzythämie führt zu einem Anstieg der Blutviskosität, d. h. sekundär zu einem Anstieg des Blutdrucks. Zusätzlich steigt mit einem erhöhten Hämatokrit das Risiko kardiovaskulärer Komplikationen bei vorliegender atherosklerotischer Erkrankung. Die Blutviskosität korreliert außerdem signifikant mit der Linksherzhypertrophie, die eine Folgeerkrankung der Hypertonie ist.

Ein deutlich erhöhtes mittleres Zellvolumen kann auf einen chronischen Alkoholabusus hinweisen. Das kann durchaus wichtig sein, zumal Schätzungen zufolge bei bis zu 20% der Hochdruckpatienten ein hoher Alkoholkonsum der Grund für die Hypertonie sein könnte (8).

Elektrolyte

Das Serumnatrium spielt für die basale Labordiagnostik nur eine untergeordnete Rolle. Erniedrigte Werte (125–135 mmol/l) findet man eventuell in der Verlaufskontrolle bei Patienten, die Thiazide erhalten, beim Salzverlustsyndrom im Rahmen von chronischen Nierenerkrankungen oder beim sekundären Hyperaldosteronismus. Moderat erhöhte Werte (140–150 mmol/l) zeigen sich beim primären Aldosteronismus oder bei einer fortgeschrittenen chronischen Nierenerkrankung.

Die Bestimmung des Serumkaliums ist vor allem wichtig, um einen Ausgangswert zu erhalten, bevor kaliumsensitive Medikamente, wie Diuretika und ACE-Inhibitoren, verschrieben werden. Erniedrigte oder grenzwertige Kaliumwerte (2,0–3,5 mmol/l) können aber auch auf einen primären Aldosteronismus hinweisen. Auch eine CUSHING-Erkrankung kann sich mit Hypokaliämie und metabolischer Alkalose präsentieren. Der häufigste Grund für einen erniedrigten Kaliumwert ist allerdings der Einsatz von Diuretika in der Therapiephase. Erhöhte Kaliumwerte zeigen sich bei chronischer Nierenerkrankung, besonders dann, wenn kaliumsparende Diuretika oder ACE-Hemmer verordnet wurden.

Serumkreatinin

Der am häufigsten benutzte Labortest zur Abschätzung der Nierenfunktion ist die Bestimmung des Serumkreatinins. Kreatinin wird zu 90% direkt durch die Niere filtriert und zu 10% tubulär sezerniert. Mit abnehmender Funktion verliert die Niere zusehends die Fähigkeit, Kreatinin auszuscheiden, und der Serumkreatininwert steigt. Es ist wichtig zu bedenken, dass das Kreatinin erst dann ansteigt, wenn bereits 50% der Nierenfunktion verlorengegangen sind. Da das Kreatinin zusätzlich durch andere Faktoren, wie z. B. Alter, Geschlecht und Muskelmasse, beeinflusst wird, ist es nicht zulässig, ausschließlich mithilfe des Serumkreatinins die Nierenfunktion einzuschätzen.

Die Hypertonie ist oft Ausdruck einer Nierenerkrankung, andererseits können erhöhte Blutdruckwerte auch zu Nierenerkrankungen führen. Eine geschädigte Niere kann also sowohl die Folge als auch der Grund einer Hypertonie sein. Ein erhöhtes Serumkreatinin kann daher auch auf eine sekundäre Hypertonieform im Rahmen einer Nierenerkrankung hinweisen.

Nüchternglukose

Der Diabetes mellitus ist eine häufige Begleiterkrankung der Hypertonie. Bis zu 10% der Hypertoniker haben auch einen Diabetes. Außerdem haben Diabetiker doppelt so häufig eine Hypertonie wie die Allgemeinbevölkerung. Da der Diabetes außerdem ein kardialer Risikofaktor ist, ist es notwendig, den Hypertoniker auf diese Stoffwechselstörung zu untersuchen. Nach den Kriterien der American Diabetes Association (ADA) liegt ein Diabetes u. a. vor, wenn im Serum mehrmals ein Nüchternglukosewert von ≥ 7 mmol/l (≥ 126 mg/dl) gemessen wurde, während der Nachweis einer Glukosurie nicht als diagnostisches Kriterium anerkannt ist (9).

Blutfette

Für die Risikostratifizierung des hypertensiven Patienten ist auch der Lipidstatus wichtig, da ein erhöhtes Gesamt- bzw. LDL-Cholesterin und ein erniedrigtes HDL-Cholesterin die kardiovaskuläre Prognose erheblich verschlechtern. Da einige Antihypertensiva zu einer Erhöhung der Blutlipide führen, beeinflussen erhöhte Fette auch die Therapiewahl.

Heute wird allgemein die Framingham-Formel empfohlen, um das 10-Jahres-Ereignisrisiko (Schlaganfall und Myokardinfarkt) eines Patienten abzuschätzen (10). In diese Formel fließen sowohl der Blutdruck als auch das Gesamt- und HDL-Cholesterin ein.

Diese basalen Laboruntersuchungen, sowohl der Harnstatus als auch die erwähnten Blutuntersuchungen, können sehr schnell und kostengünstig in der Praxis durchgeführt werden. Das basale Laborscreening soll helfen, ein geeignetes Antihypertensivum auszuwählen, das kardiovaskuläre Risiko abzuschätzen und häufige Begleiterkrankungen oder eine eventuell vorliegende sekundäre Hypertonieform zu erkennen.

Unabhängig davon empfehlen einige Autoren zusätzliche Untersuchungen, die nachfolgend beschrieben werden.

Erweiterte (optionale) Laboruntersuchungen

Kalzium- und Phosphatbestimmungen dienen vor allem dazu, eine (durch einen primären Hyperparathyreoidismus bedingte) Hyperkalzämie auszuschließen. Etwa die Hälfte der Patienten mit Hyperparathyreoidismus weisen eine Hypertonie auf. Eine Hyperkalzämie kann aber auch im Rahmen einer Thiazidtherapie auftreten, bedingt durch eine erhöhte renale tubuläre Absorption von Kalzium. Eine Thiazidtherapie, die schnell zu erhöhten Kalziumwerten führt, könnte einen beginnenden Hyperparathyreoidismus entlarven.

Der Harnsäurespiegel kann ebenfalls bestimmt werden, da sowohl die essenzielle Hypertonie als auch die renovaskuläre Hypertonie mit einer erhöhten Inzidenz der Hyperurikämie assoziiert sind, und auch deshalb, weil eine diuretische Therapie die Harnsäurewerte erhöhen kann (11).

Von den Patienten mit essenzieller Hypertonie zeigen 10–25% eine Albuminurie, die unter der herkömmlichen Nachweisgrenze der handelsüblichen Teststreifen (20–200 mg/l) liegt (12). Inkorrekterweise wird dieser Zustand allgemein als Mikroalbuminurie bezeichnet, weil man dadurch eine sehr geringe Ausscheidung von Albumin ausdrücken will. Zusätzlich haben etwa 10% der Hypertoniker einen Diabetes mellitus (13). Andererseits weisen bei Manifestation eines Typ-2-Diabetes bereits bis zu 50% der Patienten einen Hypertonus auf und bereits 30% haben eine Albuminurie.

Eine erhöhte Albuminausscheidung ist sowohl ein unabhängiger kardiovaskulärer Risikofaktor als auch ein Risikofaktor für die Nephropathie, besonders für Hochrisikopatienten wie Diabetiker (14). Die diabetische Nephropathie ist eine der Hauptursachen der terminalen Niereninsuffizienz. Es ist daher sehr wichtig (besonders bei diabetischen Patienten mit Hypertonus), eine beginnende Nierenerkrankung bereits zu einem Zeitpunkt zu erkennen, zu dem eine Progression durch geeignete therapeutische Maßnahmen noch verhindert oder aufgehalten werden kann. Deshalb wird in jüngeren Arbeiten vermehrt empfohlen, bei allen Hypertoniepatienten, die im Harnscreening einen negativen Eiweißbefund aufweisen, routinemäßig weiter auf Albuminausscheidung zu testen. Die Erfassung einer »Mikroalbuminurie« mit entsprechend empfindlichen Harnteststreifen ist auch im Praxisbetrieb problemlos möglich. Da die Konzentration des Albumins im Harn starken intraindividuellen Schwankungen unterliegt, sollte zum Ausgleich dieser Schwankungen die Albuminbestimmung im ersten Morgenharn erfolgen.

Die routinemäßige Untersuchung der Kreatininclearance ist bei den meisten Hypertonikern nicht notwendig. Dieser Test ist ein durchaus sensitiver Marker für die Nierenfunktion, aber in der Allgemeinpraxis nicht leicht durchführbar (und sehr abhängig von der genauen Sammlung des 24-Stunden-Harns). Alternativ wurden daher mehrere Formeln vorgeschlagen, die die Einschätzung der glomerulären Filtration anhand des Kreatininwertes ermöglichen sollen.

Bei positivem Eiweißscreening war lange Zeit die Proteinausscheidung im 24-Stunden-Harn der »Goldstandard« für die quantitative Evaluierung einer Proteinurie. Es hat sich aber gezeigt, dass es durchaus valide ist, im ersten Morgenharn oder im Spontanharn das Gesamteiweiß oder das Albumin auf die Kreatininkonzentration zu beziehen. Man kann den Grad der Proteinurie pro Tag gut berechnen, wenn man als tägliche Kreatininausscheidung einen Mittelwert von einem Gramm (was dem mittleren Referenzbereich entspricht) annimmt.

Ein weiterer biochemischer Parameter, der bei der Evaluierung einer Hypertonie an Bedeutung gewinnen könnte, ist das »brain natriuretic peptide« (BNP). Das BNP wird von den Ventrikeln sezerniert, ist bei Patienten mit essenzieller Hypertonie erhöht und korreliert mit der ambulanten 24-Stunden-Blutdruckmessung (15). Außerdem korrelieren die BNP-Werte auch mit der Linksherzhypertrophie (15), die das Risiko des Hypertonikers für kardiovaskuläre Ereignisse deutlich erhöhen würde. Eine erfolgreiche Blutdrucksenkung führt in der Folge auch zu einem Abfall der BNP-Werte, noch bevor es zu einer Regression der Linkshypertrophie kommt.

Aus Kostengründen ist es nicht möglich, bei jedem neu entdeckten Hypertoniker eine sekundäre Hypertonie mit allen zur Verfügung stehenden Labormethoden auszuschließen. Ein ökonomisches Vorgehen ist schon deshalb gerechtfertigt, weil die Prävalenz der sekundären Hypertonie nur auf etwa 5% geschätzt wird. Trotzdem ist die Diagnose einer sekundären Hypertonieform wichtig, da diese Formen der Hypertonie spezielle (auf den pathophysiologischen Grundlagen basierende) Therapien erfordern und oft auch potenziell heilbar sind. Bei anamnestischen Anzeichen, bei Hinweisen aus der Basisdiagnostik, bei maligner bzw. therapieresistenter Hypertonie oder bei plötzlichem Blutdruckanstieg sollte deshalb eine weiterführende Diagnostik veranlasst werden.

Spezialuntersuchungen bei sekundärer Ursache der Hypertonie

Die Hauptursachen der sekundären Hypertonie sind vor allem die renalen Formen der Hypertonie und die endokrinen Ursachen, wie das CUSHING-Syndrom, das Phäochromozytom, der Hyperparathyreoidismus, Schilddrüsenerkrankungen und der primäre Aldosteronismus, der wahrscheinlich viel häufiger ist als bisher vermutet wurde.

Die Abklärung der sekundären Hypertonie bedarf fast immer des Spezialisten, da meist umfangreiche und teure (oft auch risikoreiche) Untersuchungen nötig sind. Sinnvolle Screeningparameter bei Verdacht auf sekundäre Hypertonie sind der Tab. 39 zu entnehmen.

Tab. 39
Basale Laboruntersuchungen bei sekundären Hypertonieformen

Analyse	Probenmaterial	Sekundäre Hypertonieform
Eiweißausscheidung/Tag Kreatininclearance	24-Stunden-Harn ohne Zusatz Serum	Nierenerkrankung Nierenfunktion
Plasmareninaktivität Aldosteron	EDTA-Plasma Serum in Ruhephase	Primärer Aldosteronismus
Freie Kortisolausscheidung	24-Stunden-Harn angesäuert	CUSHING-Syndrom
Metanephrine	24-Stunden-Harn angesäuert	Phäochromozytom
Thyreoidstimulierendes Hormon (TSH)	Serum	Schilddrüsenfunktion
Parathormon, Kalzium, Phosphat	Serum	Hyperparathyreoidismus

Die Präanalytik von Laboruntersuchungen

Zuverlässige Laborresultate hängen nicht nur von einer korrekten Analytik ab, sondern setzen auch eine sachgemäße Präanalytik voraus. Die Präanalytik umfasst u. a.:

- Die richtige Vorbereitung des Patienten,
- den Zeitpunkt der Probenentnahme,
- die Probengewinnung,
- die Entnahmetechnik,
- die geeignete Probenaufbewahrung bis zur Analytik,
- die Stabilität der angeforderten Parameter.

Um eine gewisse Standardisierung der Probengewinnung und damit eine Vergleichbarkeit der Analysenergebnisse zu erreichen, ist es ratsam, nach einer Nahrungskarenz von 12–14 Stunden die Blutabnahme in den Morgenstunden (z. B. zwischen 7 und 9 Uhr) vorzunehmen. Dadurch werden Ernährungseinflüsse und tageszeitliche Schwankungen weitgehend vermieden; außerdem sind die Referenzwerte der meisten Parameter unter ähnlichen Bedingungen ermittelt worden. Auch die Verwendung des richtigen Entnahmegefäßes ist zu beachten, da je nach Stoffzusatz (z. B. Stabilisatoren, Antikoagulanzien) Interferenzen mit der Analytik auftreten können.

Harn kann entweder als Morgenharn, als Spontanharn oder als 24-Stunden-Harn gewonnen werden. Prinzipiell ist der erste Morgenharn für alle basalen Untersuchungen zu bevorzugen, aber auch Spontanharn ist akzeptabel (für mikrobiologische Untersuchungen allerdings nicht geeignet). Die Sammlung des 24-Stunden-Harns ist in der Praxis oft problematisch, da viele Patienten bei der Harnsammlung sehr ungenau vorgehen; eine genaue Instruktion ist daher äußerst wichtig.

Maßnahmen bei der Probenentnahme	Grund
Einhalten der Zeit zwischen 7.00 und 9.00 Uhr vormittags	Standardisierte Referenzwertermittlung; tageszeitliche Schwankungen der Analyte
12–14-stündige Nahrungskarenz	Nahrungs- und Genussmitteleinfluss
Beachtung der Körperlage	Verschiebung des Plasmavolumens bis 12% führt zur Konzentrationsänderung der Analyte
Probennahme vor therapeutischer Maßnahme	Medikamenteneinfluss
Verwendung geeigneter Entnahmegefäße	Probenstabilität

Tab. 40 Standardisierte Präanalytik der Serum- bzw. Plasmagewinnung

Mit der Sammlung des 24-Stunden-Harns wird üblicherweise am Morgen begonnen. Der erste Morgenharn wird dabei verworfen. Danach wird der gesamte Harn bis zum nächsten Tag um die gleiche Zeit gesammelt, diesmal i n k l u s i v e erstem Morgenharn.

Ein allfälliges Konservierungsmittel ist vor Beginn der Sammlung ins Gefäß zu geben; Sammelzeit und Harnvolumen sind anzugeben; der gesamte Harn ist gut zu mischen. Für die Analytik ist ein Aliquot von 10–20 ml ausreichend. Eine Proteinurie kann auch sehr genau aus dem Spontanharn ermittelt werden, wenn man die Proteinausscheidung auf die Kreatininausscheidung bezieht. Der Harn sollte prinzipiell in möglichst frischem Zustand untersucht werden. Eine Übersicht zeigt Tab. 40.

Basale Analytik

Harnuntersuchungen

Harnscreening mit semiquantitativem Teststreifen (meist 10 Parameter)

R e f e r e n z b e r e i c h :
Leukozyten bis 5/µl; Erythrozyten bis 5/µl; Eiweiß positiv ab 15 mg/dl; Glukose positiv ab 15 mg/dl.

M a t e r i a l :
Erster Morgenharn, eventuell Spontanharn.

S t a b i l i t ä t :
1–2 Sunden bei Raumtemperatur, einige Stunden bei 4 °C.

Albuminnachweis, Screening mit Teststreifen und Quantifizierung

R e f e r e n z b e r e i c h :
Teststreifen positiv ab 20 mg/l, Spontanharn: <20 mg/g Kreatinin, 24-Stunden-Harn: <20 mg/d.

M a t e r i a l :
Erster Morgenharn, Spontanharn, 24-Stunden-Harn.

S t a b i l i t ä t :
4 Tage bei 4 °C.

Harnsediment mikroskopisch

R e f e r e n z b e r e i c h :
Erythrozyten <5/Gesichtsfeld, Leukozyten <5/Gesichtsfeld, Plattenepithelien <10/Gesichtsfeld, eventuell Nachweis von Zylindern, Kristallen.

M a t e r i a l :
Erster Morgenharn, Spontanharn.

S t a b i l i t ä t :
1–2 Stunden bei Raumtemperatur.

Quantifizierung der Eiweißausscheidung (Gesamtprotein)

R e f e r e n z b e r e i c h :
<75 mg/d oder <100 mg/g Kreatinin im Spontanharn.

M a t e r i a l :
24-Stunden-Harn, erster Morgenharn, Spontanharn.

S t a b i l i t ä t :
1 Tag bei Raumtemperatur, 1 Woche bei 4 °C.

Kreatininclearance (für eine Körperoberfläche von 1,73 m^2)

$$\frac{\text{Harnvolumen (ml)} \times \text{Kreatinin im Harn}}{\text{Sammelzeit (Min.)} \times \text{Kreatinin im Serum}}$$

R e f e r e n z b e r e i c h :
>95 ml/Min./1,73 m^2.

M a t e r i a l :
24-Stunden-Harn, Serum/Plasma.

S t a b i l i t ä t :
Harn und Serum/Plasma bei 4 °C etwa 1 Woche.

Sind die Testfelder für Hämoglobin und Leukozyten negativ und liegen die Harnkonzentrationen von Gesamteiweiß und Albumin innerhalb der Referenzbereiche, so ist eine klinisch relevante Nierenparenchymerkrankung mit hoher Wahrscheinlichkeit auszuschließen.

Klinisch-chemische Untersuchungen

Relevante biochemische Parameter in Serum/Plasma

Referenzbereich:
Glukose ≤110 mg/dl, Kreatinin ≤1,1 mg/dl, Kalium 3,5–5,1 mmol/l, (optional: Kalzium 2,15–2,55 mmol/l, Phosphat 0,87–1,45 mmol/l), Gesamtcholesterin <200 mg/dl, HDL-Cholesterin >40 mg/dl, LDL-Cholesterin <160 mg/dl, Triglyzeride <150 mg/dl, (optional: Harnsäure <7 mg/dl, Harnstoff <50 mg/dl).

Material:
Nüchternserum/Nüchternplasma.

Stabilität:
Serum/Plasma etwa 1 Woche bei 4 °C.

Spezialanalytik

Aldosteron

Referenzbereich:
Serum <150 µg/l, Sammelharn 6–25 µg/24 Stunden (bei normaler Kost).

Material:
Serum/Plasma, mindestens 2-stündige Bettruhe vor Blutabnahme, Absetzen interferierender Medikamente (z. B. Diuretika, ACE-Hemmer) für 3 Wochen. Sammelharn mit 20 ml 25%iger Salzsäure (pH 2–4) stabilisieren.

Stabilität:
Serum/Plasma 4 Tage bei 4 °C.

Plasma-Renin-Aktivität

Referenzbereich:
5–47 mU/l basal, 7–76 mU/l (aufrechte Körperhaltung).

Material:
Ausschließlich EDTA-Plasma, Präanalytik siehe Aldosteron.

Stabilität:
Instabil, aber nach Abnahme nicht in Eiswasser kühlen (Kryoaktivierung des Prorenins), schnell Plasma trennen (Zentrifuge). Plasma einige Stunden bei 4 °C, sonst tieffrieren (stabil bis 1 Jahr).

Kortisol

Referenzbereich:
Serum 5–25 µg/dl (morgens), Sammelharn: freies Kortisol 20–90 µg/d.

Material:
Serum/Plasma, 24-Stunden-Harn mit 20 ml 25%iger Salzsäure stabilisieren.

Stabilität:
Serum/Plasma 7 Tage bei 4 °C.

Katecholamine

Referenzbereich:
Plasma: Noradrenalin <275 pg/ml, Adrenalin <85 pg/ml, Dopamin <85 pg/ml.
Sammelharn: Noradrenalin <97µg/d, Adrenalin <27 µg/d, Dopamin <500 µg/d.

Material:
EDTA- oder Heparinplasma, stressfreie Abnahme am liegenden Patienten (30 Minuten Ruhephase, Kanüle vorher legen). 24-Stunden-Harn mit 20 ml 25%iger Salzsäure stabilisieren.

Stabilität:
Innerhalb von 1 Stunde Plasma trennen, Plasma 2 Tage bei 4 °C, Harn angesäuert bei Raumtemperatur bis zu 3 Wochen.

Metanephrine

Referenzbereich:
Normetanephrine <390 µg/d, Metanephrine <320 µg/d.

Material:
24-Stunden-Harn mit 20 ml 25%iger Salzsäure stabilisieren.

Stabilität:
Harn stabil für einige Wochen bei 4 °C.

Parathormon

Referenzbereich:
Plasma/Serum: 10–65 pg/ml.

Material:
Serum oder EDTA-Plasma.

Stabilität:
Serum/Plasma bei Raumtemperatur 6 Stunden, bei 4 °C 24 Stunden.

Thyreotropin (TSH)

Referenzbereich:
0,27–4,20 µU/ml.

Material:
Serum oder Plasma.

Stabilität:
Serum/Plasma 7 Tage bei 4 °C.

Für die Praxis

o Bei jedem Hypertoniepatienten ist bei Erstdiagnose ein basales einfaches Laborscreening zur Erfassung des Gesamtrisikos und zum Ausschluss einer sekundären Hochdruckursache durchzuführen.

o Bei der Probennahme für Harn bzw. Serum/Plasma ist die entsprechende Präanalytik zu beachten, da nur eine standardisierte Präanalytik die Basis für valide Analyseergebnisse ist.

o Das Laborscreening ist immer v o r dem Einleiten von etwaigen interferierenden diagnostischen und therapeutischen Maßnahmen durchzuführen.

o Ergeben in der Harnanalytik weder der Multiplex- noch der Albumin-Teststreifen einen pathologischen Befund, ist eine Nierenparenchymerkrankung mit großer Wahrscheinlichkeit auszuschließen.

o Die biochemische Abklärung einer sekundären Hypertonieform ist umfangreich, kostenintensiv und bedarf spezieller Kenntnisse; sie sollte deshalb nicht in der Allgemeinpraxis durchgeführt werden.

Literatur

1. WHO/ISH-Guidelines-Subcommittee: 1999 World Health Organization-International Society of Hypertension Guidelines for the Management of Hypertension. Guidelines Subcommittee. J Hypertens 1999; 17: 151–183.
2. Joint-National-Committee: The sixth report of the Joint National Committee on prevention, detection, evaluation, and treatment of high blood pressure. Arch Intern Med 1997; 157: 2413–2446.
3. Zarnke KB, et al. The 2001 Canadian recommendations for the management of hypertension: Part one – Assessment for diagnosis, cardiovascular risk, causes and lifestyle modification. Can J Cardiol 2002; 18: 604–624.
4. Guder WG, et al. From the Patient to the Laboratory. Darmstadt: GIT Verlag; 2001.
5. Colombo JP, Richterich R. Die einfache Harnuntersuchung. Bern-Stuttgart-Wien: Hans Huber; 1982.
6. Bulpitt CJ, et al. The survival of treated hypertensive patients and their causes of death: a report from the DHSS hypertensive care computing project (DHCCP). J Hypertens 1986; 4: 92–99.
7. Hoffmann W, Guder WG. A diagnostic programme for quantitative analysis of proteinuria. J Clin Chem Clin Biochem 1989; 27: 589–600.
8. Shaper AG, Wannamethee G, Wincup P. Alcohol and blood pressure in middle-aged British men. J Hum Hypertens 1988; 2: 71–78.
9. Sacks DB, et al. Guidelines and Recommandations for laboratory Analysis in the Diagnosis and Management of Diabetes Mellitus. Clin Chem 2002; 48: 436–472.
10. Wilson PW, et al. Prediction of coronary heart disease using risk factor categories. Circulation 1998; 97: 1837–1847.
11. Hall WD. Diagnostic evaluation of the patient with systemic arterial hypertension. In: Alexander RW, Schland RC, Fuster V, editors. Hurst's the Heart. 9th ed. New York: McGraw-Hill; 998. p. 1651–1672.

12. Mimran A, Ribstein J. Microalbuminuria in essential Hypertension. J Hum Hypertens 1996; 10: 657–661.
13. Assman G, Schulte H. The Prospective Cardiovascular Muenster (PROCAM) study: prevalence of hyperlipidemia in persons with hypertension and/or diabetes mellitus and the relationship to coronary heart disease. Am Heart J 1988; 116: 1723–1724.
14. Keane WF, Eknoyan G. Proteinuria, albuminuria, risk, assessment, detection, elimination (PARADE): apposition paper of the National Kidney Foundation. Am J Kidney Dis 1999, 33: 1004–1010.
15. Kohno M, et al. Brain natriuretic peptide as a cardiac hormone in essential hypertension. Am J Med 1992; 29: 29–34.

18

Die arterielle Hypertonie aus psychosomatischer Sicht

G. Titscher

Die essenzielle Hypertonie (in der Folge nur als Hypertonie bezeichnet – sekundäre Hypertonieformen werden hier nicht besprochen) gilt als »klassische« psychosomatische Erkrankung im Sinne einer psychischen Mitverursachung. Von den 40er-Jahren des vorigen Jahrhunderts an wurde, ausgehend von psychoanalytischen Untersuchungen (1, 2), versucht, seelische Ursachen für den Bluthochdruck zu finden. Vor allem bestimmten Persönlichkeitsmerkmalen wurden hypertensiogene Eigenschaften zugeschrieben, die in Einzelfallstudien beeindruckend dargestellt werden konnten, aber den Anforderungen einer Evidence-based Medicine nicht genügen. Später konzentrierte man sich mehr auf einen möglicherweise zugrunde liegenden Konflikt, der maßgeblich für eine situative Blutdruckerhöhung sein sollte (z.B. Aggressivität versus Konfliktvermeidung).

Epidemiologische Studien konnten die Bedeutung der Berufsbelastung für die Entstehung einer Hypertonie nachweisen. Wie für alle sog. Zivilisationskrankheiten gilt eine multifaktorielle Genese aus genetischer Disposition, somatischen Veränderungen, Lebensstil, Verhaltensweisen, psychischen Bedingungen, sozialen und Umweltfaktoren (»Mosaiktheorie«).

Entwicklungsbiologisch gesehen ist die stressinduzierte Blutdruckerhöhung ein sinnvoller Anpassungsmechanismus für Reaktionen in Notfallsituationen (Cannon-Notfallreaktion). Psychophysiologische Untersuchungen und Tierversuche über das Sozialverhalten, z. B. der Kampf ums Territorium bei hoher Populationsdichte, konnten diese Mechanismen für die Hochdruckentstehung beweisen.

Moderne Techniken ermöglichen es uns, Kenntnisse über die Neurobiologie von Emotionen zu erlangen. Die Identifikation eines Kontrollareals für Gefühlsreaktionen im Hypothalamus (HACER, d. h. hypothalamus area controlling emotional responses) verspricht für die Zukunft wichtige Ergebnisse für die psychosomatische Hypertonieforschung.

Einen psychosomatischen Zugang legen auch einige wesentliche Charakteristika der Hochdruckkrankheit nahe, durch die sie sich von den meisten anderen Erkrankungen unterscheidet. Krankheiten machen sich üblicherweise durch Symptome bemerkbar, die die Patientin/den Patienten (im Folgenden wird – aus Gründen der besseren Lesbarkeit – auf die geschlechtsneutrale Schreibweise verzichtet) zum Arzt führen. Eine Hypertonie wird aber häufig zufällig entdeckt, oder sie besteht bereits lange vor dem Auftreten von Krankheitssymptomen.

Die Diagnose »Hypertonie« wird durch die Wiederholung eines gemessenen Wertes gestellt, der für den Patienten meist nicht spürbar ist; daher bleibt die Erkrankung abstrakt und schwer nachvollziehbar (ähnlich verhält es sich beim Diabetes, allerdings ist der erhöhte Blutzucker häufiger symptomatisch und im Zusammenhang mit der Ernährung besser erlebbar).

Primärer Hochdruck kann nur als Ausschlussdiagnose festgestellt werden, ein in der Medizin an sich ungültiges Verfahren. Es ist auch immer noch nicht geklärt, ob es sich überhaupt um eine einzige Erkrankung handelt, wahrscheinlicher ist, dass verschiedene Störungen mit unterschiedlichen Mechanismen zur gemeinsamen Messgröße »Blutdruckerhöhung« führen.

Die Hypertonie ist eine behandelbare (aber unheilbare), d. h. chronische Krankheit, wobei mit »Behandlung« die Anleitung zur Medikamenteneinnahme und Änderung von Lebensgewohnheiten gemeint ist. Damit kommt der Arzt-Patient-Beziehung ein zentraler Stellenwert zu.

Im Folgenden werden die aus psychosomatischer Sicht für die Betreuung von Hypertonikern wichtigsten Themenschwerpunkte besprochen. Das sind Persönlichkeitsmerkmale und Psychodynamik, Berufsbelastung, Patientenadherence und Copingmechanismen sowie die Arzt-Patient-Beziehung, die ausführlich und praxisnahe dargestellt werden soll. Themen wie spezielle psychosomatisch-psychotherapeutische Therapieverfahren werden bewusst ausgeklammert.

Persönlichkeitsmerkmale und Psychodynamik

Wie eingangs erwähnt, werden seit langem bestimmte Persönlichkeitsattribute mit der Entstehung und der Aufrechterhaltung einer Hypertonie in Zusammenhang gebracht. Auch wenn moderne kontrollierte Studien zum Teil widersprüchliche Ergebnisse erbracht haben, ist die Kenntnis dieser psychischen Faktoren für die Betreuung von Hochdruckpatienten in der Praxis äußerst hilfreich und auch klinisch überprüfbar.

Häufig beschrieben ist eine »Fassadenstruktur« von Hypertoniepatienten. Oberflächlich scheinen sie freundlich, autoritätsgläubig, perfektionistisch, zuverlässig, unabhängig, ehrlich und kooperativ. Hinter dieser Fassade verbergen sich aber nicht selten Feindseligkeit, Selbstbehauptungsdrang, Minderwertigkeitsgefühl, Unsicherheit, Verletzlichkeit, Abhängigkeit und Unausgeglichenheit. Frustrierte Dominanzwünsche führen zu starken aggressiven Impulsen, die – aus Furcht, Zuwendung zu verlieren – kontrolliert und zurückgehalten werden müssen (Aggressionshemmung). Unterdrückte Feindseligkeit hat sich (zumindest bei Männern) als eindeutiger Prädiktor für die Entwicklung einer Hypertonie gezeigt (3, 4).

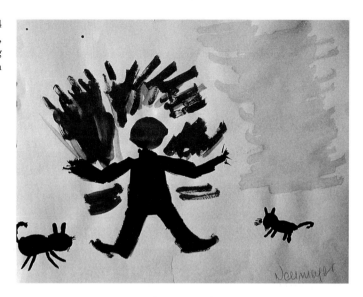

Abb. 44
56-jähriger Hypertoniker, bildnerische Darstellung seiner Lebenssituation

Viele danach befragten Hochdruckpatienten berichten über schlechte Erfahrungen mit ihren Aggressionen, d. h., dass sich andere von ihnen abwenden. Sie halten daher ihren Zorn oder Ärger solange wie möglich zurück – wenn das aber nicht mehr möglich ist, dann »explodieren« sie mit einem inadäquatem Ausbruch (wie in Abb. 44 anschaulich dargestellt) und ziehen sich dadurch den Unmut ihrer Umgebung zu. Gerade d i e s e n Verlust an Zuwendung aber fürchten sie am meisten.

Die fehlende Ich-Stärke kann zu Schwierigkeiten bei der Selbstbehauptung führen (siehe »Berufsbelastung«), was den Anschein von Unterwürfigkeit erwecken kann. Situationen, die feindselige Gefühle mit dem Wunsch nach Selbstbehauptung hervorrufen, sind dann geeignet, eine Blutdruckerhöhung hervorzurufen.

Die geschilderten Persönlichkeitsmerkmale und die sich daraus ergebenden Verhaltensweisen führen zu einer anhaltenden Dauerspannung, deren vegetatives Äquivalent der Sympathikotonus ist, eine Reaktion, deren Bezeichnung »Stress« schon in den allgemeinen Sprachgebrauch übergegangen ist.

Eine Vielzahl von Studien weist nach, dass eine erhöhte stressinduzierte zentrale Aktivität des autonomen Nervensystems oder aber eine erhöhte periphere sympathische Empfindlichkeit bei der Entwicklung der primären arteriellen Hypertonie eine Rolle spielen kann (5). Ist eine Person über lange Zeit solchen Situationen immer wieder ausgesetzt, verschiebt sich allmählich der Schwellenwert der autonomen Blutdruckregulation (Barorezeptorreflex) nach oben, sodass die Blutdruckregulation nunmehr auf einem höheren Niveau erfolgt (Sollwertverstellung).

Berufsbelastung

Distress im Erwerbsleben ist ein wesentlicher Risikofaktor für die Entstehung von Herz-Kreislauf-Erkrankungen wie Hypertonie und koronare Herzkrankheit. In einem multivariaten Modell zeigten sich bei Männern ein unsicherer Arbeitsplatz, Arbeitslosigkeit und ein wahrgenommener geringer Berufserfolg, bei Frauen ein niedriger Arbeitsstatus als unabhängige Prädiktoren für die Entwicklung einer Hypertonie (6).

Bestimmte berufliche Bedingungen, die als »Sandwichmanagement« bekannt geworden sind, können das koronare oder Blutdruckrisiko erhöhen. Soziologisch werden diese gesundheitsgefährdenden Konstellationen am Arbeitsplatz mit dem Anforderungs-Kontroll-Modell nach KARASEK und THEORELL erklärt (7). Die zentrale These dieser Theorie besteht darin, dass die Interaktion von psychischen Anforderungen (Zeitdruck, hohe Arbeitsdichte oder große Konzentrationsleistung) und individuellen Kontrollmöglichkeiten (Entscheidungsfreiheit, persönliche Fähigkeiten) für das Ausmaß der Arbeitsbelastungen verantwortlich ist.

Die Kombination von hoher Anforderung und geringen Kontrollmöglichkeiten stellt eine hohe Arbeitsbelastung dar, die mit Gefühlen von Angst und Besorgnis einhergeht. Dies führt nach den Modellannahmen langfristig zu einem Gefühl andauernder Belastung, Überforderung, Erschöpfung und schließlich Depression, wodurch wiederum physiologische Veränderungen hervorgerufen werden.

Auf der persönlichen Ebene tragen die beschriebenen Charaktereigenschaften dazu bei, eher unter einer hohen Arbeitsbelastung zu leiden bzw. ihre Wirkung zu verstärken. Vermindertes Selbstwertgefühl schafft leicht ein Gefühl, einer Situation nicht gewachsen zu sein. Fehlende »gesunde« Aggressivität, mangelndes Durchsetzungsvermögen und ein starkes Leistungsverhalten mit hohen Selbstansprüchen führen dazu, sich vermehrt Aufgaben übertragen zu lassen, ohne auf die eigenen Grenzen Rücksicht zu nehmen (»Lasteselfunktion«).

Patientenadherence und Copingmechanismen

Bei keiner anderen Erkrankung spielen Kooperationsbereitschaft und Therapietreue von Patienten eine so große Rolle wie bei der Hypertonie (Abb. 45). Die Bereitschaft und die Fähigkeit der Patienten, sich an die vereinbarten oder vom Arzt verordneten Maßnahmen zu halten

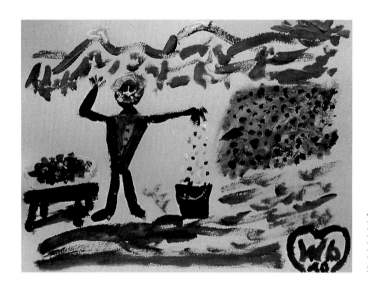

Abb. 45
Non-Compliance eines Patienten, der alle seine Hochdruckmedikamente in den Kübel wirft

(Definition für »Compliance« – ein Begriff, der in letzter Zeit allerdings durch die Bezeichnung »Adherence« ersetzt wird), haben größte Bedeutung für die Hypertoniebehandlung, werden aber immer noch unterschätzt. So nehmen Hochdruckpatienten über einen längeren Therapieverlauf nur die Hälfte der verschriebenen Tabletten ein (8); das kann bis zur Verkennung einer Hypertonie als therapieresistent gehen.

Von den Betroffenen werden vor allem 3 Gründe, sich an die Empfehlungen des Arztes zu halten, angegeben (9):

○ Das Vertrauen in den behandelnden Arzt.
○ Die Angst vor Folgeerscheinungen der Hypertonie.
○ Der Wunsch, den Blutdruck unter Kontrolle zu bringen.

Die psychosomatische Sicht fördert das Verständnis für die mangelhafte Adherence und die dafür verantwortlichen Mechanismen, deren Kenntnis Voraussetzung für eine effektive Hochdruckbehandlung ist.

Ein hilfreicher Ansatz ist es, die geringe Kooperationsbereitschaft n i c h t n e g a t i v zu sehen, sondern als Versuch des Patienten, die Situation zu bewältigen (Copingmechanismus). Ein S c h l ü s s e l b e g r i f f für das Verständnis dieser Reaktionsweise ist die V e r l e u g n u n g. Darunter verstehen wir *»die bewusste und unbewusste Zurückweisung der Bedeutung eines Ereignisses, um Angst oder andere unangenehme Affekte zu lindern«* (10).

Für Hypertoniker (und Koronarkranke) ist die Verleugnung der Hauptbewältigungsmechanismus. Dafür gibt es einige Erklärungen: Hoher Blutdruck ist infolge der Beschwerdearmut leicht zu verleugnen. Außerdem werden auch bei Normalpersonen gelegentlich bedarfsbedingt erhöhte Blutdruckwerte gemessen, eine Tatsache, die dem Patienten die Ablehnung der Krankheitsbedeutung erleichtert.

»Krank sein« heißt für viele Hypertoniker, nichts mehr leisten zu können – und das bedeutet, nichts mehr wert zu sein. Diese Angst kann durch Bagatellisierung oder Verleugnung verringert werden. Eine weitere häufige Angst ist die vor Abhängigkeit (z. B. von den Ärzten, von Medikamenten – »drug-holidays«), die abgewehrt werden soll.

Ein wichtiger Grund für eine mangelhafte Adherence ist die subjektive Verschlechterung des Befindens durch die Hochdruckmedikation, nicht nur infolge von Nebenwirkungen, sondern vor allem durch die ungewohnte Blutdrucksenkung.

Beide Begriffe, »Compliance« und »Adherence«, werden meist zu einseitig gesehen, nämlich überwiegend als Anpassungsvorgang des Patienten an die Vorschläge des Arztes. Aus psychosomatischer Sicht handelt es sich um einen Beziehungsprozess, in dem Arzt und Patient aufeinander bezogene handelnde und kooperierende Partner sein sollen.

Arzt-Patient-Beziehung

Die Bedeutung der »Beziehungsmedizin« (M. BALINT) kann für die Hypertoniebehandlung nicht hoch genug eingeschätzt werden. Eine tragfähige und vom Arzt reflektierte Beziehung zwischen Patient und Arzt hilft, die Schwierigkeiten einer oft jahrelang notwendigen Betreuung zu meistern und die Verleugnung zu verringern.

Es gibt für Hochdruckpatienten zwar keine spezifischen, aber typische Beziehungskonstellationen, die sich aus der Psychodynamik und den bereits dargestellten Verhaltensweisen ergeben. Die bereits beschriebenen Persönlichkeitsmerkmale, wie Dominanzwünsche bei geringem Durchsetzungsvermögen und hoher Aggressionspegel bei gleichzeitiger Aggressionshemmung, erklären, dass sich zwischen Hypertonikern und Autoritätspersonen leicht Konflikte ergeben können.

Da für die meisten Patienten der Arzt eine Autoritätsperson darstellt, kann es zur Übertragung der Autoritätsproblematik auf den Arzt und zum Widerstand gegen seine Empfehlungen kommen. Viele Hochdruckpatienten können diesen Konflikt jedoch nicht offen austragen, Wünsche oder Unzufriedenheit nicht zur Sprache bringen, sondern sie nehmen stillschweigend die Medikamente nicht, sie »vergessen« auf das Mitbringen ihrer Blutdruckaufzeichnungen oder sie kommen nicht zu Kontrollterminen (11).

Dieses Phänomen macht es begreiflich, dass Hypertoniker anfangs durch ihr angepasstes Verhalten als unkomplizierte und angenehme Patienten imponieren können und erst im Laufe der Behandlung zu »schwierigen« Patienten werden. Unter der Annahme, dass die innere emotionale Anspannung des Arztbesuches den Blutdruck steigert, ist es wahrscheinlich, dass diese Beziehungsproblematik auch für das sog. »Weißkittelphänomen« (White-Coat Hypertension) mitverantwortlich ist.

Aber auch von ärztlicher Seite gibt es Ursachen, die den Kontakt zum Patienten erschweren können. Ein Arzt, für den es persönlich wichtig ist, auf seiner Autoritätsrolle zu beharren, der versucht, seine eigene Unsicherheit durch forsches Auftreten zu kaschieren, wird wohl eher die widerspruchslose Befolgung seiner Anordnungen erwarten und damit konflikthafte Bereiche im Patienten ansprechen.

Eine Forderung der psychosomatischen Medizin ist die Akzeptanz der s u b j e k - t i v e n Wirklichkeit des Patienten, die sich erheblich von der des Arztes unterscheiden kann. Bei der Hypertoniebehandlung betrifft diese Differenz häufig die Einstellung zur Medikation. Für den Arzt ist sie eine Selbstverständlichkeit – für den Patienten bedeutet Medikamenteneinnahme eine tägliche Konfrontation mit der Tatsache, »nicht gesund« zu sein. Eine Abhängigkeitsproblematik in Beziehungen kann sich als Angst zeigen, von Tabletten abhängig zu werden oder in der Idee, das Medikament schadet, »vergiftet« den Körper.

Strategien zur Optimierung der Arzt-Patient-Beziehung und der Adherence

Partnerschaftliche statt paternale Beziehung

Die Beziehung zum Hochdruckpatienten wird umso konfliktärmer sein, je geringer das Autoritätsgefälle zwischen Arzt und Patient ist (horizontale statt vertikale Interaktion).

Wenn der Arzt die aufklärende und beratende Funktion übernimmt, ohne den Eindruck zu erwecken, bestimmen zu wollen, was zu geschehen hat, erleichtert er es dem Patienten, nötige Lebensumstellungen annehmen zu können.

Die beiden Beziehungsformen paternal (vertikal) und partnerschaftlich (horizontal) unterscheiden sich auch hinsichtlich der Verteilung der Verantwortung. In einem »elternhaften, väterlichen« Verhältnis (diese Rolle ist geschlechtsunabhängig und kann daher auch von einer Ärztin übernommen werden) übernimmt der Arzt automatisch, d. h. unbewusst, den Hauptteil der Verantwortung. Genauso automatisch gerät der Patient in eine Position von geringerer Verantwortlichkeit und daher auch geringerer konstruktiver Aktivität. Das kann zu Situationen führen, in denen der Arzt dem Patienten Vorhaltungen macht, ihn drängt (*»Sie müssen abnehmen, ... mehr Bewegung machen, ... zu rauchen aufhören.«*) und der Patient immer inaktiver, Hilfe suchender wird und auch er den Arzt immer mehr zu Aktivitäten drängt, fordernder wird (*»Geben Sie mir andere Medikamente, die ich besser vertrage!«, »Sagen Sie mir, was ich machen soll, es wird nicht besser!«*).

Bei einer partnerschaftlichen Arzt-Patient-Beziehung ist die Aufteilung der Verantwortung eindeutiger, der Patient nimmt die aktivere Haltung ein, was auch seinem Kontrollbedürfnis entgegenkommt, der Arzt übernimmt informative, beratende und stützende Aufgaben.

Die folgenden Punkte betreffen hauptsächlich Hinweise auf die praktische Umsetzung einer partnerschaftlichen Arzt-Patient-Beziehung.

Einbeziehender Interaktionsstil

Bereits bei der Problemstellung wird der Patient in den Entscheidungsprozess miteinbezogen (12) (»Was ist Ihrer Meinung nach das Problem bei Ihrem hohen Blutdruck?«; »Was denken Sie, woher kommt ihr hoher Blutdruck?«).

Diese Fragen geben uns ein Bild von der subjektiven Krankheitstheorie des Patienten. Es ist wichtig, den Patienten zu ermutigen, seine Vorstellungen und Phantasien anzusprechen, ihn mit seinen (oft auch unrealistischen) Ängsten ernst zu nehmen und zu verstehen. Ziel ist die Formulierung einer übereinstimmenden Krankheitstheorie, aus der sich für den Patienten verständliche und nachvollziehbare Konsequenzen ergeben, deren Umsetzung besprochen wird.

Wenn Arzt und Patient sehr unterschiedliche Vorstellungen von der ursächlichen Problematik haben, werden Empfehlungen wahrscheinlich nicht befolgt werden. Sieht z. B. der Patient die Ursache im beruflichen Stress, der Arzt macht aber das Übergewicht für die Hypertonie verantwortlich, wird der Ratschlag zur Gewichtsabnahme wenig Erfolg haben. Bei ärztlichen Ratschlägen wird das Einverständnis des Betroffenen erfragt (»Ich würde Ihnen empfehlen, ... ist das für Sie möglich?«).

Am Ende des Gesprächs sollte eine konkrete Vereinbarung, ein gemeinsam umschriebenes Ziel stehen, das vom Arzt im Einverständnis mit dem Patienten formuliert wird (»Sie möchten erreichen, dass ... Dazu ist zunächst sinnvoll, ...«). Dieses Ziel wird bei weiteren Terminen, die fix vereinbart sein sollten (»Möchten Sie wiederkommen?«, »Wann ist es Ihrer Meinung nach richtig, dass wir einen Termin ausmachen?«), wieder angesprochen (»Wie weit sind Sie mit Ihren Bemühungen gekommen?«, »Wo stehen Sie jetzt in Ihrem Plan, ...?«).

Informationsvermittlung

Auch der Informationsfluss verläuft nicht einseitig, sondern er ist ein gegenseitiger Prozess. Informationen, die der Arzt dem Patienten gibt, sollten sich auf Mitteilungen, die er vom Patienten bekommen hat, beziehen.

Welche Vorerfahrungen hat der Patient mit Bluthochdruck (selbst, in der Familie, im Freundeskreis)? Sind diese Erfahrungen ermutigend oder angstauslösend? Was ist die individuelle Bedeutung der Erkrankung? Der Insult eines Elternteiles löst z. B. sehr oft große Ängste aus, vor allem vor Pflegebedürftigkeit (Abhängigkeitsproblematik!).

Welche Modellvorstellungen hat der Patient über Gesundheit und Krankheit (subjektive Krankheitstheorie)? Wie ist die Lebenssituation bei Diagnosestellung der Hypertonie? Welchen Einfluss hat die Diagnose »Hypertonie« auf den Patienten? Welche Zukunftsphantasien beschäftigen den Patienten in Bezug auf die Krankheit?

Dieses Wissen über den Patienten ist notwendig, um eine patientenorientierte Aufklärung geben zu können. Der Arzt wird Erklärungsmuster des Patienten heranziehen, Metaphern nicht aus der eigenen Vorstellungswelt, sondern aus der des Patienten gebrauchen.

Information gibt Sicherheit, entängstigt, befriedigt das Kontrollbedürfnis des Patienten und fördert die Adherence. Zur patientenorientierten Gesprächsführung gehört aber auch die dem Patienten adäquate Dosierung der Information. In der angespannten Situation eines Arztbesuchs ist die Aufnahmefähigkeit reduziert, eine Überforderung somit leicht möglich.

Dies ist ein Hauptgrund dafür, dass Informationen nicht »ankommen«. Ein Mittel dagegen ist, sich zunächst nur auf die Beantwortung der für den Patienten wichtigsten Fragen zu konzentrieren und erst dann eigene Informationen (z. B. über notwendige Diagnostik, Medikation etc.) zu geben.

Von großer Bedeutung ist es, zu erklären, dass der Patient anfangs mit Medikamenten mehr Beschwerden haben kann als ohne, oder (noch schlimmer!) vielleicht erst welche bekommen wird, wenn er vorher keine hatte.

Das bestätigt die Annahme vieler Patienten, die aber ihre »neuen« Symptome durchwegs auf die Medikamente zurückführen. Deshalb ist es wichtig, schon vor der Medikamenteneinnahme den Patienten darüber aufzuklären, dass allein die Blutdrucksenkung Beschwerden machen kann, bis sich der Organismus umgestellt hat. Ein Patient, der darüber nicht Bescheid weiss, der vielleicht ohne Therapie beschwerdefrei war, wird sehr wahrscheinlich die Medikamente absetzen.

Abb. 46
Die gesprengte Kette als Ausdruck der Befreiung von Zwängen und Einengung einer 63-jährigen Hypertonikerin

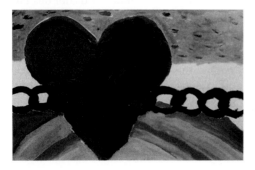

Motivierung des Patienten

Chronische Erkrankungen, deren Behandlung zum Teil in einer Modifikation der Lebensführung besteht, erfordern vom Patienten (und vom Arzt) hohe Motivation. Ähnlich wie bei Diabetes gilt es, die Motivation durch Stärkung der Eigenverantwortlichkeit zu erhöhen. Allgemein gilt, positive Ansätze des Patienten zu stärken, auch wenn sie nicht die Priorität des Arztes sind.

Therapiemaßnahmen müssen mit der Krankheitstheorie des Patienten übereinstimmen, um Zustimmung zu finden; Ziele sollten realistisch und konkret und erreichbar gesteckt werden. So ist z. B. »Stress abbauen« – da viel zu vage – weder eine Empfehlung noch ein Ziel. Diesbezügliche Ziele können beispielsweise formuliert werden als »*einen Tag in der Woche (am Wochenende) nicht arbeiten*« oder »*beim nächstenmal ... Nein sagen*«. Für Vorhaben sollte ein gemeinsamer Zeitplan erarbeitet werden, der den Patienten nicht zusätzlich unter Druck setzt.

Eine wichtige Maßnahme der Aktivierung zur Mitarbeit ist die Blutdruckselbstmessung. Sie steigert das Gefühl, Kontrolle über die Krankheit zu haben, gibt dem Patienten die Möglichkeit, den Erfolg einer medikamentösen Behandlung selbst zu überprüfen und eventuell die Tablettenration in einem mit dem Arzt vereinbarten Rahmen selbst festzulegen. Zusätzlich bietet die Selbstmessung die Möglichkeit, Zusammenhänge zwischen Blutdrucksteigerungen und bestimmten Situationen zu erkennen und zu besprechen. Eine Neurotisierung im Sinne einer Fixierung auf häufige Messungen ist bei ausreichender Aufklärung und Begleitung des Patienten kaum zu befürchten.

Es konnten nur die für die Betreuung von Hochdruckpatienten in der Paxis wichtigsten »biopsycho-sozialen« Themen angesprochen werden. Der Artikel soll in erster Linie die Bedeutung der Arzt-Patient-Beziehung für die Behandlung von Hypertonikern hervorheben und die Sensibilität dafür erhöhen (Abb. 46).

Für die Praxis

○ Dass eine psychosomatische Sicht der essenziellen Hypertonie, d. h. vor allem eine Reflexion der Arzt-Patient-Beziehung, helfen kann, Schwierigkeiten, die sich bei der Behandlung ergeben, zu klären, ist vielleicht zu wenig bekannt.

○ So lassen sich in der klinischen Praxis bei Hochdruckpatienten nicht selten bestimmte Persönlichkeitsmerkmale und Verhaltensweisen, wie »Fassadenstruktur«, »Helferhaltung« und »Lasteselfunktion«, verbunden mit einer Aggressionsproblematik, erkennen.

○ Der Bewältigungsmechanismus der Verleugnung ist ein Hauptgrund für die mangelhafte Patientenadherence (Compliance). Durch Ermutigung, Entängstigung und eine tragfähige Arzt-Patient-Beziehung können wir die Verleugnungstendenz verringern.

○ Eine partnerschaftliche statt eine paternale Beziehung zum Patienten ist anzustreben; ein einbeziehender Interaktionsstil und patientenbezogene Informationen werden helfen, Betreuungsprobleme zu vermeiden.

○ Der Stärkung der Eigenverantwortlichkeit des Patienten, die Arzt und Patient entlastet, sollte besonderes Augenmerk gelten.

Literatur

1. Alexander F. Emotional factors in essential hypertension. Psychosom Med 1939; 1: 139–152.
2. Dunbar F. Emotion and bodily changes. 2nd ed. New York: Columbia Univ.-Press; 1947.
3. Dimsdale JE, et al. Suppressed anger and blood pressure: the effects of race, sex, social class, obesity, and age. Psychosom Med 1986; 48: 430–436.
4. Perini C, et al. Suppressed aggression accelerates early development of essential hypertension. J Hypertens 1991; 9: 499–503.
5. Jacob G, et al. Dissociation between neural and vascular responses to sympathetic stimulation: contribution of local adrenergic receptor function. Hypertension 2000; 35: 76–81.
6. Levenstein S, et al. Psychosocial predictors of hypertension in men and women. Arch Intern Med 2001; 161: 1341–1346.
7. Karasek R, Theorell T. Healthy work: stress, productivity, and the reconstruction of working life. New York: Basic Books; 1990.
8. Mengden T, et al. Die virtuelle Hypertonieklinik – Telemedizin im Management der arteriellen Hypertonie. Dtsch Med Wochenschr 2001;126: 1335–1341.
9. Svensson S, et al. Reasons for adherence with antihypertensive medication. Int J Cardiol 2000; 76: 157–163.
10. Cassem NH, Hacket T. Psychiatric consultation in a coronary care unit. Ann Int Med 1971; 75: 9–14.
11. Titscher G, Gathmann P. Die Bedeutung der Arzt-Patient-Beziehung bei der Behandlung der essentiellen Hypertonie. Therapie der Gegenwart 1981; 4: 2–8.
12. Köllner V. Verhaltensmedizinische Aspekte der essenziellen Hypertonie. Synopsis 2001; 5: 19–24.

Die Abb. 44–46 stammen aus der kunsttherapeutischen Arbeit mit Hochdruckpatienten.

19

Die arterielle Hypertonie aus der Sicht der Diätassistentin

Edeltraut Hund-Wissner

Die Art der Ernährung spielt bei der arteriellen Hypertonie eine entscheidende Rolle. Dies betrifft sowohl die Entstehung als auch die Behandlung bereits vorhandener Beschwerden, unabhängig davon, ob eine Veranlagung für die Krankheit vorliegt oder ob sie eine Folge des jeweiligen Lebensstils ist. Dieser wird sehr geprägt durch das persönliche Ernährungsverhalten, den Umgang mit Genussmitteln und Stress sowie der allgemeinen Lebensführung.

Die WHO (1) schlägt für die Lebensstiländerung folgende Maßnahmen:

- Gewichtsreduktion.
- Ausdauertraining.
- Ernährungsumstellung.
- Entspannung.

Die Ernährungstherapie sollte als der 1. Teil einer Lebensstiländerung angestrebt werden. Das bedeutet je nach Indikation folgende ernährungstherapeutische Maßnahmen (2):

- Übergewicht bis zu einem BMI von <25 abbauen,
- Salzgehalt in der Ernährung auf höchstens 6 g/d normalisieren,
- Kaliumzufuhr auf 2–4 g/d anstreben,
- Proteinzufuhr von ca. 15% der Energieaufnahme realisieren,
- Beschränkung des Fettes auf maximal 30% der Energieaufnahme, mit einem

Fettsäuremuster: GFS : EUFS : MUFS von 7–10% : 10–15% : 7–10%,
- Cholesterinbeschränkung auf 300 mg/d,
- Kohlenhydratzufuhr von 50–60% der Energieaufnahme,
- komplexe Kohlenhydrate bevorzugen,
- Ballaststoffzufuhr von ≥ 30 g/d anstreben,
- für eine ausreichende Zufuhr von Vitaminen und Mineralstoffen sorgen,
- mäßiger Alkoholkonsum (maximal 30 g/d bei Männern, 15 g/d bei Frauen).

GFS = gesättigte Fettsäuren, EUFS = einfach ungesättigte Fettsäuren, MUFS = mehrfach ungesättigte Fettsäuren.

Ernährungstherapeutische Maßnahmen

Normalisierung des Gewichts

Die Adipositas ist nicht nur ein Risikofaktor für die koronare Herzerkrankung, sie trägt auch zur Manifestation der Hypertonie bei. Ziel ist es hier, das Übergewicht bis zu einem BMI von <25 abzubauen. Realistisch ist die Reduktion des Körpergewichts um 500 g/Woche. Die wichtigste Maßnahme zur Gewichtabnahme ist die Reduktion des Fettkonsums bei Steigerung der Kohlenhydrat- und Ballaststoffaufnahme.

Da durch eine gezielte Auswahl der Lebensmittel sich automatisch eine niedrige Natriumzufuhr ergibt, sind diesbezüglich keine weiteren Maßnahmen erforderlich.

Langfristig erfordert die Behandlung adipöser Patienten eine enge Zusammenarbeit von Ärzten, Psychologen, Ernährungsberatern und Bewegungstherapeuten.

Natriumrestriktion

Eine Natriumrestriktion ist ein wichtiger therapeutischer Schritt bei der Behandlung der arteriellen Hypertonie (3), obwohl nicht alle Hypertoniker als natriumsensitiv gelten. So scheint eine Natriumrestriktion vor allem bei älteren Patienten und bei Diabetikern effektiv den Blutdruck zu senken, während die Durchschnittsbevölkerung nicht in allen Untersuchungen eindeutig profitiert (4). Allerdings konnte in der kürzlich publizierten DASH-Studie gezeigt werden, dass die Natriumrestriktion zusätzlich zu einer gesunden Mischkost einen additiven blutdrucksenkenden Effekt hat (5).

In Deutschland beträgt der tägliche Salzkonsum von Erwachsenen etwa 12–15 g Kochsalz, d. h. das Doppelte der Menge, die als ausreichend gilt. Die Hälfte der aufgenommenen Kochsalzmenge befindet sich in den industriell gefertigten Lebensmittel als Würze oder als Konservierungsbestandteil. Durch eine gezielte Ernährungsumstellung gelingt es, die wünschenswerte Kochsalzmenge von 6 g/d zu erreichen.

Tab. 41
Höchstmengen an Natrium in natriumreduzierten Lebensmitteln

Lebensmittel	Na/100 g
Brot- und Backwaren	250 mg
Fertiggerichte, Suppen, Soßen und Fischerzeugnisse	250 mg
Kartoffeltrockenerzeugnisse	300 mg
Kochwürste	400 mg
Käse	450 mg
Brühwürste und Kochpökelwaren	500 mg

Mineralwasser	mg Na/l	Mineralwasser	mg Na/l
Adelholzener	10	Harzer Grauhof Brunnen	16
Adelholzener Primus Heilquelle	5	Henniez (Schweiz)	6
Alpquell (Österreich)	4	Ileburger Sachsenquelle	12
Bad Dürrheimer Bertholdsquelle	8	Krumbach	8
Bad Dürrheimer Johannisquelle	13	Lichtenauer Mineralquelle	12
Bad Nauheimer Mineralwasser	15	Perrier (Frankreich)	14
Bad Vilbeler Elisabethen Quelle	6	Prinzenburger Felsenquelle Karat	5
Celtic (Frankreich)	2	Rennsteig Sprudel	12
Contrex (Frankreich)	9	Rhönsprudel	3
Diemeltaler Heil- und Mineralquelle	12	Römerquelle Niedernau	11
Dreikönigsquelle	10	Römerquelle (Österreich)	13
Evian (Frankreich)	5	Spa Reine (Belgien)	3
Finkenbachquelle	1	Valser Mineralquelle (Schweiz)	11
Fürst Bismarck Quelle	14	Vera (Italien)	2
Güstrower Schloßquell	16	Volvic (Frankreich)	8

Tab. 42
Für Hypertoniker geeignete Mineralwässer (mit < 20 mg Na/l)

Für die praktische Durchführung werden 2 Diätstufen empfohlen:

1. Eine natriumarme Kost mit 3 g Kochsalz bzw. 1 200 mg Na/d (diese Kostform ist für die stationäre Behandlung und Einstellung des Blutdrucks sinnvoll).

2. Eine natriumnormierte Kost mit 6 g Kochsalz bzw. 2 400 mg Na/d (diese Kostform ist für die ambulante Dauerbehandlung praktikabel und hat sich bewährt).

Für jeden Patienten, der längere Zeit eher deftige und salzreiche Gerichte bevorzugt hat, ist die Umstellung auf eine natriumnormierte Kost nicht ganz einfach, da die geschmackliche Veränderung der Nahrung sehr groß ist. Der Gaumen muss sich an die natürlichen Aromastoffe erst wieder gewöhnen.

Die Erfahrung zeigt, dass bei konsequenter Durchführung der natriumnormierten Kost nach ungefähr 1 Monat die Geschmacksumstellung abgeschlossen ist. Hier ist die Ernährungsfachkraft gefordert, dem Patienten durch eine adäquate Beratung aufzuzeigen, dass trotz gewisser Einschränkungen die Freude am Essen bleibt.

Natriumgehalt der Lebensmittel

Der natürliche Natriumgehalt der Lebensmittel ist sehr unterschiedlich und wird in Nährwerttabellen wiedergegeben (6).

Gruppe 1: Lebensmittel und Getränke mit überwiegend natürlichem Natriumgehalt bis 40 mg Na/100 g (geeignet für natriumarme und natriumreduzierte Ernährung):

- Getreide, Mehle und sonstige Mahlprodukte, Keime, Kleie;
- Müslimischungen, Trockenprodukt i. D.;
- Teigwaren, roh;
- Frischobst, Obstkonserven, Fruchtsäfte, Marmelade aller Art;
- Frischgemüse (der überwiegende Teil);
- Pilze, frisch;
- Hülsenfrüchte;
- Sahne, Schichtkäse, Quark;
- ungesalzene Fette;
- ungesalzene Nüsse;
- Honig, Zucker;
- Erfrischungsgetränke, kalorienarm;
- Tee aller Art, Kaffee, Bier, Wein.

Gruppe 2: Lebensmittel mit überwiegend natürlichem Natriumgehalt bis 120 mg Na/100 g (geeignet für natriumarme und natriumreduzierte Ernährung):

- Milch, Buttermilch;
- Joghurt, Kefir;
- Fische, frisch;
- Fleisch, Geflügel, Wild, frisch;
- einige Frischgemüse und daraus hergestellte Säfte wie: Artischocken, Karotten, Mangold, Rote Bete, Sellerie, Spinat.

Für die natriumnormierte oder kochsalzreduzierte Ernährung stehen außerdem spezielle Lebensmittel, die nach der Verordnung für diätetische Lebensmittel geregelt sind, zur Verfügung (7).

Spezielle Lebensmittel sind:

- streng natriumarme Lebensmittel bis 40 mg Na/100 g;
- natriumarme Lebensmittel bis 120 mg Na/100 g Lebensmittel.

Das Angebot ist gering und die geschmackliche Akzeptanz ist nicht zufriedenstellend. Außerdem sind viele natriumarme Produkte nur für Großverbraucher (z. B. Kliniken) erhältlich.

Eine Erleichterung bieten natriumreduzierte Lebensmittel des üblichen Verzehrs. Sie werden nach der Nährwertkennzeichnungsverordnung (NKV) entsprechend deklariert (Tab. 41).

Diese Lebensmittel können gezielt in den Speiseplan der natriumreduzierten Kost mit aufgenommen werden. Sie sind über den Lebensmitteleinzelhandel erhältlich; das Angebot ist momentan allerdings noch sehr begrenzt.

Nicht nur Lebensmittel können sehr unterschiedliche Mengen an Natrium enthalten, sondern auch Mineralwasser. Für den Hypertoniker eignen sich nur Sorten mit < 150 mg Na/l. Besonders empfehlenswert sind Wasser, die natriumarm (< 20 mg Na/l) sind (Tab. 42).

Einige Lebensmittel sind aufgrund ihres hohen Natriumgehaltes nicht geeignet. Es handelt sich hierbei vor allem um Lebensmittel, die bei der Verarbeitung mit Kochsalz angereichert werden.

▷

Tab. 43
Kleine Orientierungshilfe
für die richtige Lebensmittelauswahl

Lebensmittel	Davon mehr	Besser nicht
Fleisch	Mageres Fleisch aller Art	Fettes Fleisch aller Art, Gepöckeltes und Geräuchertes, Fleischkonserven
Wurstwaren	Industriell hergestellte natriumarme Wurstwaren, kochsalzverminderte Wurstwaren in kleinen Mengen	Wurstkonserven, Aufschnittwurst, roher Schinken
Fisch	Alle Sorten	Gesalzene und marinierte Fische, Räucherfisch
Fischkonserven	Natriumarme Fischkonserven	Fischkonserven
Milch	Bevorzugt fettarme Milch, etwa 0,25 l/d	Milchzubereitungen
Milchprodukte	Bevorzugt fettarme Produkte, z. B. Speisequark, Joghurt, Kefir, industriell hergestellter natriumarmer Käse, kochsalzverminderter Käse in kleinen Mengen	Edelpilzkäse, Parmesan, Schmelzkäse etc.
Eier	1–2 Eier pro Woche	Eierfertiggerichte
Fette	Butter in kleinen Mengen, pflanzliche Öle und daraus hergestellte Margarine	Gesalzene Butter, Butterzubereitungen, Mayonnaise, Schmalz und Schmalzzubereitungen, Speck
Nüsse	Alle Sorten in kleinen Mengen	Kokosnuss, Salznüsse
Brot	Handelsübliche Brote etwa 200 g/d, bevorzugt Vollkornbrot, natriumarmes Brot, kochsalzvermindertes Brot, selbstgebackenes Brot	Salzgebäck, Laugengebäck, Käsegebäck
Backwaren	Alle fettarmen Arten, z. B. Hefeteig, Quark-Ölteig, Vollkornkuchen	Blätterteig, Mürbeteig, Torten, Fettgebackenes
Getreideprodukte	Alle Reissorten (bevorzugt Naturreis), Nudeln (bevorzugt Hartweizengrießnudeln), Vollkornteigwaren, Körnerprodukte, Haferflocken, Grieß u. ä.	Reis- und Nudelfertiggerichte, Cornflakes
Gemüse und Salate	Reichlich, Frischgemüse oder tiefgefrorenes Gemüse, natriumarme Gemüsekonserven	Fertiggerichte, Gemüsekonserven
Kartoffeln	Pellkartoffeln, selbst hergestellte Kartoffelgerichte	Fertigprodukte
Obst	Alle Sorten, bevorzugt Frischobst	
Zucker und Süßigkeiten	Alle Sorten in Maßen und unter Berücksichtigung der Kalorien	Lakritze
Gewürze	Reichlich, Kräuter (frisch, tiefgefroren und getrocknet), einheimische und fremdländische Gewürze; natriumarme Würzmittel in Maßen	Kochsalz, Gewürzsalze, Gewürzmischungen, Senf, Ketchup
Getränke	Natriumarmes Mineralwasssser, kalorienreduzierte Getränke, naturreine Fruchtsäfte, Kräutertee, Fruchttee, frische Gemüsesäfte in kleinen Mengen, Kaffee, schwarzer und grüner Tee: je nach Verträglichkeit und in Maßen	Mineralwasser mit 100 mg Na/l, Limonaden, gezuckerte Fruchtsäfte, Gemüsesäfte mit Kochsalz

Gruppe 1 (Lebensmittel mit bis zu 400 mg Na/100 g):

o Backwaren, Zwieback;
o Gemüsekonserven, Gemüsesäfte;
o geräucherte Fische wie Bückling und Makrele;
o Frischkäse;
o Krusten- und Schalentiere (natürlicher Natriumgehalt).

Gruppe 2 (Lebensmittel mit 400–1200 mg Na/100 g):

o Kartoffelfertigerzeugnisse;
o Brot und Brötchen;
o Essiggemüse;
o Tomatenmark;
o Fertigsoßen und -suppen;
o Käse;
o Wurstwaren;
o Fischkonserven.

Gruppe 3 (Lebensmittel mit mehr als 1200 mg Na/100 g):

o Salzgebäck;
o Oliven, Kapern, Senf, Ketchup;
o Schafskäse, Harzer, Romadur, Schmelzkäse;
o Lachs (geräuchert in Öl), Matjeshering, Salzhering;
o Dauerwurst, Schinken (geräuchert, roh).

Praktische Tipps

Bei der Zubereitung der Speisen sollten reichlich Kräuter und Gewürze eingesetzt werden. Sie dienen zur Geschmacksverbesserung und können auch das Wohlbefinden steigern. Das Essen soll ja nicht nur gesund sein, es soll auch gut schmecken.

Fettsparende Garmethoden, z. B. kochen, dämpfen, grillen, garen in der beschichteten Pfanne, der Alufolie und der Bratfolie, sowie im Dampfdrucktopf, Römertopf, im Backrohr und in der Mikrowelle oder im Wok, sind zu bevorzugen.

Besonders in der Übergangsphase vermissen manche Patienten den Salzstreuer, die Maggiflasche o. ä. auf dem Tisch. Hier schaffen z. B. gehackte Kräuter, die Pfeffer- oder Muskatmühle Abhilfe.

Es gibt auch Kochsalzersatzmittel auf dem Markt, die alternativ eingesetzt werden können (meist erhältlich im Reformhaus). Hier wird das Natrium überwiegend durch Kalium ersetzt. Liegt eine Störung des Kaliumhaushalts vor, dürfen diese Diätsalze natürlich nicht verwendet werden.

Knoblauchsalz, Kräutersalz, Selleriesalz und Zwiebelsalz sind aromatisierte Speisesalze und deshalb nicht geeignet!

Für Fleisch- und Fischzubereitungen empfiehlt es sich, selbst hergestellte Marinaden oder Pasten zu verwenden. Essig und Öle können hervorragend mit verschiedenen Kräutern und Gewürzen aromatisiert werden und geben den Salaten und der Rohkost mehr »Pfiff«.

Bei der Zubereitung der Speisen sollten vorwiegend Fette mit einfach ungesättigten Fettsäuren (z. B. Olivenöl, Rapsöl) oder Fette mit mehrfach ungesättigten Fettsäuren (z. B. Maiskeimöl, Sonnenblumenöl, Sojaöl, Distelöl, Nussöl) verwendet werden.

Wichtige ernährungstherapeutische Maßnahmen

Der regelmäßige Verzehr von Fisch- und Fischgerichten (1–2-mal pro Woche) ist zu empfehlen. Hier sollten (wegen ihres hohen Gehalts an Omega-3-Fettsäuren) bevorzugt Kaltwasserfische gewählt werden.

Lebensmittel wie Innereien, Schalentiere sowie üppige Eierspeisen sollten aufgrund des hohen Cholesteringehalts nicht in den Speiseplan aufgenommen werden.

Ballaststoffe gewinnen in der Prävention und Therapie von Herz-Kreislauf-Erkrankungen zunehmend an Bedeutung. Getreideprodukte (wie Vollkornbrot, Vollkornzerealien), Kartoffeln, reichlich Gemüse und Salat sowie Frischobst gewährleisten eine ballaststoffreiche Ernährung, die zugleich auch kaliumreich ist.

Die antioxidativen Vitamine A, C und E sowie Carotinoide C und E gelten als Schutzfaktor bei der Entwicklung der Arteriosklerose. Bei ausreichender Zufuhr von Frischobst, Gemüse und Salaten sowie an Vitamin E reichen Pflanzenölen können die Ernährungsempfehlungen zur Vitaminzufuhr in ausreichendem Maß eingehalten werden. Eine zusätzliche Vitaminsupplementierung kann nach dem heutigen Wissensstand nicht generell empfohlen werden. Genussmittel, wie z. B. alkoholische Getränke, sollten unter dem Motto »weniger hilft mehr« eingesetzt werden.

Fazit

Eine Ernährungsumstellung ist für jeden Patienten mit arterieller Hypertonie als nicht-medikamentöse Maßnahme sehr wichtig und setzt eine qualifizierte Ernährungsberatung voraus.

Die Grundlage ist eine fettreduzierte Ernährungstherapie, kombiniert mit ballaststoffreichen Lebensmitteln (Frischkost, Salate, Gemüse und Obst). Durch die gezielte Auswahl der Lebensmittel (dabei kann Tab. 43 als Grundlage dienen) und die entsprechende Zubereitung mit hochwertigen Ölen und moderater Kochsalzzufuhr ist dies eine ideale Ernährung für jeden.

Für die Praxis

o Die Art der Ernährung spielt in Bezug auf die arterielle Hypertonie eine entscheidende Rolle.

o Deshalb ist es wichtig, die Betroffenen zu einer vernünftigen Diät nicht nur anzuleiten, sondern auch zu motivieren.

o Dass dies mit Speisen, die zwar gesund sind, aber »nach nichts« schmecken, nicht gelingt, liegt auf der Hand.

o Hier kann z. B. die Empfehlung, auf fettsparende (den Geschmack kaum beeinträchtigende) Garmethoden umzusteigen, hilfreich sein.

o Vor allem die Salzreduzierung macht vielen Patienten besonders zu schaffen; ein Hinweis auf den alternativen Gebrauch von Kräutern und Gewürzen zur Geschmacksverbesserung kann den Erfolg einer Diät maßgeblich beeinflussen.

Literatur

1. WHO/ISH Hypertension Guidelines. J Hypertens 1999; 17: 151–183.
2. Kluthe R, et al. Rationalisierungsschema 2000. Aktuelle Ernaehr Med 2000; 25: 263–270.
3. Deutsche Liga zur Bekämpfung des hohen Blutdrucks. Bluthochdruck – Empfehlungen für Betroffene. Heidelberg, 1996.
4. Hermansen K. Diet, blood pressure and hypertension. Br J Nutr 2000; 83: 113–119.
5. Sacks FM, et al. Effects on Blood Pressure of Reduced Dietary Sodium and the Dietary Approaches to stop Hypertension (DASH) Diet. N Engl J Med 2001; 344: 3–10.
6. Elmadfa I, et al. Die große GU Nährwerttabelle. München: Gräfe und Unzer; 2002–2003.
7. Lebensmittelrecht, Bundesgesetze- und -verordnungen über Lebensmittel und Bedarfsgegenstände. München: Beck; 1983.

20

Die arterielle Hypertonie aus der Sicht des Sportmediziners

R. POKAN und P. SCHMID

Bluthochdruck und Bewegungsmangel sind vermehrt Ursachen kardiovaskulärer Ereignisse und einer verkürzten Lebenserwartung. Ein normaler Blutdruck und körperliche Aktivität führen demgegenüber zu einer Verminderung kardialer Ereignisse und wirken lebensverlängernd. Es gilt daher, die Entstehung eines Bluthochdrucks weitgehend zu vermeiden, bzw. sie in einem möglichst frühen Stadium zu erkennen um geeignete Gegenmaßnahmen, wie vermehrte körperliche Aktivität in entsprechendem Umfang und Intensität, einzuleiten.

Neuere Daten (1) hinsichtlich Belastungsuntersuchungen zeigen, dass vor allem ein überhöhter diastolischer Blutdruck unter Belastung und ein gesteigertes systolisches Blutdruckverhalten in der Nachbelastungsphase die Entstehung einer manifesten Hypertonie ankündigen.

Darüber hinaus zeigte sich in einer 16-jährigen Follow-up-Studie (2), dass ein erhöhter Belastungsblutdruck auf niedrigen Belastungsstufen höher mit Morbidität bzw. Mortalität hinsichtlich eines Myokardinfarkts korreliert als ein geringfügig erhöhter Ruheblutdruck.

Der vorliegende Beitrag wird daher auf folgende Fragestellungen näher eingehen:

○ Ab wann spricht man von einer Belastungshypertonie?
○ Welche Hochdruckpatienten dürfen einer Trainingstherapie unterzogen werden, und welche Untersuchungen sind vor Trainingsbeginn notwendig?
○ Welche Formen körperlicher Aktivität sind zu bevorzugen, und nach welchen Richtlinien hat die Sporttherapie zu erfolgen?

- Wie hoch ist das Ausmaß der Blutdrucksenkung, und was sind die Ursachen?
- Reduziert eine entsprechende Sporttherapie die Folgen einer arteriellen Hypertonie?
- Wie gefährlich ist vermehrte körperliche Aktivität für Hypertoniker?

Belastungshypertonie

Nach den Richtlinien des American College of Sports Medicine (ACSM) sollte der Blutdruck bei untrainierten gesunden Personen unter maximaler Belastung systolisch nicht über 180–210 mmHg und diastolisch nicht über 60–85 mmHg ansteigen (3). Allerdings sind bei ausdauertrainierten leistungsfähigeren Personen in Abhängigkeit der Maximalleistung auch deutlich höhere systolische Blutdruckwerte durchaus physiologisch. Eine Belastungshypertonie liegt daher dann vor, wenn der systolische Blutdruck (RRsyst), gemessen bei der Fahrradergometrie auf einer gegebenen Wattstufe, folgenden errechneten Wert übersteigt (4):

$$RRsyst = 147 + 0{,}334 \times Watt + 0{,}31 \times Lebensjahre.$$

Vereinfacht und als Faustregel für Männer und Frauen mittleren Alters gilt, dass der Blutdruck bei 100 Watt systolisch nicht über 200 mmHg und diastolisch nicht über 90 mmHg liegen sollte.

Die Sporttherapie

Indikationen

Training ohne medikamentöse Therapie:

- Grenzwerthypertonie (140–159/90–94 mmHg).
- Milde Hypertonie 90–104 mmHg diastolisch.
- Isolierte systolische Hypertonie (bis 170 mmHg systolisch).
- Geringgradige Belastungshypertonie.

Training mit medikamentöser Therapie:

- Mittelschwere Hypertonie (105–114 mmHg diastolisch).
- Bei bestehender Linksventrikelhypertrophie (zusätzlich zu allen Punkten, die unter »Training ohne medikamentöse Therapie« angeführt sind).
- Ausgeprägte Belastungshypertonie.

Kontraindikationen

- Chronische Hypertonie (WHO-Stadium III).
- Unkontrollierte Hypertonie (systolisch > 200 mmHg bzw. diastolisch > 120 mmHg).
- Formen der sekundären Hypertonie.

Voruntersuchungen

In Ruhe

Ekg, Blutdruck, Echokardiographie und, vor allem bei langjährigem Bluthochdruck, eine Augenhintergrunduntersuchung.

Unter Belastung (Fahrradergometrie)

Ekg, Blutdruck, Herzfrequenz kontinuierlich; zur Leistungsdiagnostik nach Möglichkeit Spiroergometrie oder Laktatleistungsdiagnostik.

Auswahl der Sportarten

Die Auswahl der Sportarten für eine Sporttherapie mit hypertensiven Patienten erfolgt in Abhängigkeit von der Art der Energiebereitstellung (aerob/anaerob) und unter Berücksichtigung hämodynamischer Gesichtspunkte.

Bei überwiegend aerober Energiebereitstellung und großteils dynamischer, d. h. isotonischer Muskelkontraktion, wie dies in Ausdauersportarten (Laufen, Walken, Skaten, Schilanglaufen, Radfahren, Schwimmen) der Fall ist, kommt es zu einer deutlichen Erhöhung des Herzminutenvolumens bei gleichzeitigem Absinken des Gefäßwiderstandes. Diese Erhöhung des Herzminutenvolumens geht mit einem mäßigen systolischen Blutdruckanstieg einher. Das Absinken des Gefäßwiderstandes hält den diastolischen Blutdruck annähernd konstant.

Zunehmender Krafteinsatz, d. h. bei isometrischen Sportarten, mit Anstieg der statischen Komponente, führt zu einer Zunahme der anaeroben Energiebereitstellung (Gewichtheben, Trainieren auf Kraftmaschinen, Expanderübungen). Dabei werden die intramuskulären Gefäße komprimiert, der Gefäßwiderstand nimmt zu, weswegen die Muskeldurchblutung kaum ansteigen kann.

Da der Gesamtwiderstand des Kreislaufs trotz geringgradiger Erhöhung des Herzminutenvolumens nicht abfällt, sondern beim Einsatz größerer Muskelgruppen sogar zunimmt, kommt es zu einem erheblichen Blutdruckanstieg parallel zur ausgeübten Kraft. Bei maximalen Kraftbelastungen werden die Kreislaufverhältnisse durch den Einsatz des Pressdrucks (VALSALVA-Manöver) verändert. Diese Erhöhung des intrathorakalen Drucks soll Thorax und Wirbelsäule stabilisieren und der Muskulatur einen festen Ansatzpunkt bieten. Dabei können beim Pressen intrathorakale Drücke von mehr als 200 mmHg aufgebaut werden (5). Pressdruck überlagert mechanisch den intraarteriellen Ausgangsdruck.

Bei einem Hypertoniker, der bei einem Ausgangswert von 200/100 mmHg mit 100 mmHg presst, können somit Druckspitzen von 300/200 mmHg entstehen. Solche Werte können theoretisch Zwischenfälle wie Kollaps oder Apoplexie, eventuell sogar einen Herzinfarkt auslösen. Daraus ist abzuleiten, dass in der Sporttherapie von Hypertonikern die exakte Einstellung des Blutdrucks – sowohl in Ruhe als auch unter Belastung – unabdingbar ist.

Entgegen früheren Lehrmeinungen, dass in erster Linie dynamische Belastungen mit aerober Energiebereitstellung und geringer statischer Komponenten zu bevorzugen sind, gilt heute, dass auch Krafttraining unter den gegebenen Umständen durchaus indiziert ist. So zeigte eine Metaanalyse aus 11 Studien, dass ein forciertes Krafttraining alleine in der Lage ist, den systolischen Blutdruck um 2% und den diastolischen Blutdruck um 4% nachhaltig zu senken (6). Indikationen und Kontraindikationen für Ausdauer- und Krafttraining sind in der Therapie der Hypertonie nach KEUL et al. (7) entsprechend der WHO-Stadien in Tab. 44 dargestellt.

Ablauf einer Trainingstherapie

Bei der Erstellung des Trainingsplans sind die Grundprinzipien der Trainingslehre zu beachten. Um optimale Trainingseffekte mit Hochdruckpatienten zu erzielen, ist es – wie bei jeder anderen medizinischen Therapie – notwendig, die Dosis quantitativ exakt anzugeben. Nur damit ist auch die Erstellung einer Dosis-Wirkung-Beziehung, wodurch die Therapie berechenbar wird, möglich. Die Dosis des Trainings kann durch die Angabe von 3 Parametern exakt definiert werden, nämlich der Intensität, der Dauer und der Häufigkeit einer Belastung. Damit eine Belastung trainingswirksam wird, muss bezüglich des Ausdauertrainings eine Schwellenintensität im Bereich der aeroben Schwelle, welche bei etwa 50% der maximalen Leistungsfähigkeit liegt, überschritten werden. Die Dauer der Belastung ist die Zeit, in der auf den Organismus eine Belastung mit trainingswirksamer Intensität einwirkt. Pro Ausdauertrainingseinheit sind das mindestens 10 Minuten zu Beginn der Behandlung; sie sollte auf 30–45-minütige Ausdauertrainingseinheiten gesteigert werden. Die Mindesthäufigkeit für eine Verbesserung der Ausdauerleistungsfähigkeit bzw. der maximalen Leistungsfähigkeit verbunden mit einer Blutdrucksenkung beträgt 3 Trainingseinheiten pro Woche. Entsprechend den Richtlinien des ACSM (3) wird in der Therapie der Hypertonie eine Trainingshäufigkeit von 5-mal/Woche

WHO-Stadien	I Vorstadium[1]		II Anpassungsstadium	III Schädigungsstadium
Kardialer Befund	Normal		Konzentrische Hypertrophie des linken Ventrikels	Exzentrische Hypertrophie des linken Ventrikels
Anteil der Hypertoniker, bezogen auf die Gesamtbevölkerung	70–80%		15–20%	5–10%
Sporttreibende	90%		7%	3%
	RR≤170/105	RR≥170/105		
Pharmakotherapie	– (Zuwarten)	+	+	+
Ausdauersport	+	+[2]	+[2]	– Bewegungstherapie
Kraftsport	+[2]	+[2]	+[3]	–

Tab. 44
Pharmako- und/oder Sport-/Bewegungstherapie der arteriellen Hypertonie entsprechend der verschiedenen WHO-Stadien

Ausgangswerte: Häufigkeit der Hypertonie in der Gesamtbevölkerung 12–15%, bei Sporttreibenden 5%

[1] milde Hypertonie (diastolischer Blutdruck: 105 mmHg), Grenzwerthypertonie (Blutdruck: 140–160/90–95 mmHg)
[2] Blutdruck bei 100 Watt 200/100 mmHg
[3] nach Regression der Herzhypertrophie

empfohlen. Die American Association of Cardiovascular & Pulmonary Rehabilitation (ACVPR) empfiehlt sogar ein regelmäßiges Training von 20–30 Minuten pro Tag an 5–7 Tagen in der Woche (8).

Da die Intensität immer ein Prozentsatz der aktuellen Leistungsfähigkeit ist, ändert sich eine bestimmte Intensität – auch bei einer Verbesserung, z. B. durch das Training – selbst nicht. Was sich ändern kann, ist die Trainingsleistung bei gleicher relativer Intensität. Mit anderen Worten; nach einem erfolgreichen Ausdauertraining sinkt die Belastungsherzfrequenz, ähnlich wie der Blutdruck, auf vergleichbaren Belastungsstufen ab. Um weitere Verbesserungen zu erzielen, muss die Belastungsintensität so weit erhöht werden, dass die ursprünglich ermittelte relative individuelle Trainingsintensität wieder erreicht wird.

Bei einem drehzahlunabhängigen Fahrradergometer geschieht dies durch eine Erhöhung der Wattzahl. Bei einem drehzahlabhängigen durch die Erhöhung der Wattzahl oder der Tretkurbelumdrehungen oder durch beides. Bei einem erfolgreichen Lauftraining sinkt der Puls bei gleicher Laufgeschwindigkeit ab. Das Lauftempo muss bis zum Erreichen der individuellen Trainingsintensität gesteigert werden. Wesentlich ist auch die Ganzjährigkeit des Trainings.

Alle positiven Trainingseffekte sind (ähnlich wie bei Einnahme von Medikamenten) nur solange nachweisbar, wie das Training durchgeführt wird; sie verlieren sich bereits kurz nach Absetzen der Therapie. Darüber hinaus zeigen aktuelle Untersuchungen (9), dass es bereits unmittelbar nach einer Trainingseinheit anhaltend über 12–16 Stunden in Abhängigkeit vom Ausgangsblutdruck sowohl zu einer Abnahme des systolischen als vor allem auch des diastolischen Blutdrucks kommt. So ist bei einer Erhöhung des diastolischen Blutdrucks auf 95–100 mmHg in den Stunden nach einer Trainingseinheit ein Absinken des diastolischen Blutdrucks von 5–8 mmHg zu erwarten.

Der inverse Zusammenhang zwischen Blutdruck in Ruhe und körperlicher Aktivität ist aus epidemiologischen und Interventionsstudien bekannt (10). So beobachteten PAFFENBARGER et al. (11), knapp 15000 primär normotone Harvard-Absolventen 16–50 Jahre nach ihrem Hochschuleintritt über 6–10 Jahre. Körperlich hoch aktive Probanden mit einem bewegungsinduzierten Kalorienverbrauch von >2000 kcal/Woche wiesen unabhängig vom Lebensalter eine um 30% geringere Hochdruckrate auf als diejenigen, die <2000 kcal/Woche motorisch mehr verbrauchten. Dabei zeigten körperlich aktive Personen mit erheblichem Übergewicht (>20%) eine um 58% niedrigere Hochdruckinzidenz als gleichschwere inaktive Personen, während die Abnahme der Hypertoniehäufigkeit bei Probanden mit <20% Übergewicht nur 15% betrug.

Demzufolge sollte eine Bewegungstherapie mit Hypertonikern lebenslang durchgeführt werden, wobei ausdauer- und kraftorientiertes Training in Kombination empfohlen werden kann. Es sollten mindestens 3 Trainingseinheiten Ausdauertraining pro Woche durchgeführt werden. Empfohlen aber werden 5–7 Einheiten pro Woche, wobei etwa 70% auf Ausdauertraining und 30% auf Krafttraining fallen sollten.

Ursachen der Blutdrucksenkung

Als Hauptursache für eine ausdauertrainingsinduzierte Blutdrucksenkung wurden eine Verminderung des Sympathikotonus durch erniedrigte Noradrenalinspiegel mit Abnahme des Gefäßwiderstandes sowie eine reduzierte Plasma-Renin-Aktivität angesehen. Entsprechend wird der Blutdruck während des Schlafes, in dem die sympathische Aktivität niedrig ist, auch durch Training nicht gesenkt. Als weitere blutdrucksenkende Effekte eines dynamischen Trainingsprogramms sind die Reduktion des Körpergewichtes, nicht vollständig substituierter Kochsalzverlust durch den Schweiß sowie eine eventuelle Reduktion der beim Hypertoniker erhöhten Gefäßreagibilität auf vasokonstriktorische Substanzen in Diskussion.

Risiken vermehrter körperlicher Aktivität

Aussagekräftige Untersuchungen über nicht-letale Zwischenfälle bei körperlich aktiven Hypertonikern in Abhängigkeit von der Sportart sind zur Zeit noch ausständig. Deswegen sind auch die in vergangenen Publikationen diskutierten Überlegungen, dass bei statischem Training mit hohen Druckanstiegen häufiger Zwischenfälle auftreten können als bei dynamischen Übungen, nur theoretischer Natur und nicht durch Studien belegt. Bekannt ist jedoch die Beziehung zwischen Hochdruck und plötzlichem Tod unter körperlicher Belastung (wobei der arteriellen Hypertonie in ihrer Eigenschaft als Risikofaktor für die koronare Herzkrankheit eine Triggerfunktion zukommt).

Die erhöhte Gefährdung des Hypertonikers geht aus einer Übersicht von FARGARD (12) hervor, die dokumentiert, dass bei 80–90% der Verstorbenen autoptisch eine koronare Herzkrankheit nachweisbar war, wobei bei 35% auch eine Hochdruckanamnese vorlag. Auch andere Todesursachen z. B. Hirnblutung, wurden (selten) beobachtet. Besonders gefährdet waren männliche Hypertoniker, die zusätzlich rauchten.

Als Fazit ist festzuhalten, dass für den Hypertoniker entsprechend der Framingham-Studie die Gefahr, während körperlicher Aktivität an einem akuten Ereignis zu versterben (plötzlicher Herztod, zerebrale Blutung), relativ gering ist; sie liegt etwa in einer Größenordnung, wie sie für Patienten mit Herzinsuffizienz, Angina pectoris oder im Zustand nach einem Myokardinfarkt beschrieben wurde (13).

Für die Praxis

○ Bluthochdruck und Bewegungsmangel sind in zunehmendem Maße Ursachen von kardiovaskulären Ereignissen und einer verkürzten Lebenserwartung.

○ Unser Hauptaugenmerk ist deshalb auf das Vermeiden eines Hochdrucks zu richten (bzw. das Entstehen eines solchen möglichst früh zu erkennen).

○ Als eine der wirkungsvollsten Gegenmaßnahmen ist die körperliche Aktivität zu nennen.

○ Sowohl ausdauer- als auch kraftorientierte Aktivitäten (Trainingseinheiten) eignen sich aufgrund ihrer günstigen Wirkungsprofile grundsätzlich als Therapieformen bei der essenziellen Hypertonie.

○ Wir müssen uns beim Festlegen des Trainingsausmaßes allerdings immer nach der Höhe des Blutdrucks (Ruhe-Belastung) sowie nach dem kardialen Funktionszustand richten.

○ So kann z. B. vor Beginn der Trainingstherapie durchaus eine medikamentöse Vorbehandlung angebracht sein.

Literatur

1. Singh JP, et al. Blood pressure response during treadmill testing as a risk factor for new-onset hypertension: The Framingham heart study. Circulation 1999; 99: 1831–1836.
2. Mundal R, et al. Exercise blood pressure predicts mortality from myocardial infarction. Hypertension 1996; 27: 324–329.
3. ACSM's Resource Manual for Guidelines for exercise Testing and prescription. American college of sports medicine. 4th ed. Lippincott: Williams & Wilkins; 2001.
4. Hörtnagl H, Baumgartner H. Körperliche Belastung und Hochdruckkrankheit. J Hyperton 1997; 1: 16–25.
5. MacDougall JD, et al. Arterial blood pressure response to heavy resistance exercise. J Appl Physiol 1985; 58: 785–790.
6. Kelly GA, Kelly GS. Progressive resistance exercise and resting blood pressure. A meta-analysis of randomised controlled trials. Hypertension 2000; 35: 2000.
7. Keul J, Lehmann M, Dickhut HH. Hypertonie, Herz und körperliche Aktivität (Sport). Z Kardiol 1989; 78: 199–209.
8. ACVPR's Guidelines for cardiac rehabilitation and secondary prevention programs. 3rd ed. Champaign: Human Kinetics; 1999.
9. Thompson PD, et al. The acute versus the chronic response to exercise. Med Sci Sports Exerec 2001; 33: S438–S445.
10. Fargard R. Habitual physical activity, training, and blood pressure in normo- and hypertension. Int J Sports Med 1985; 6: 42–52.
11. Paffenbarger R, et al. Physical activity and incidence of hypertension in college alumni. Am J Epidemiol 1983; 117: 245–257.
12. Fargard R. Sport und Hochdruck. In: Rost R, Webering F, Hrsg. Kardiologie im Sport. Darmstadt: Deutscher Ärzte-Verlag; 1987. S. 42–52.
13. Castelli WP. Cardiovascular disease and multifactorial risk: challenge of the 1980's. Am J Heart 1983; 106: 1191–2000.

21

Die arterielle Hypertonie aus der Sicht des Pharmakologen

P. DOMINIAK

Die weltweiten und die nationalen Empfehlungen der entsprechenden Hypertoniegesellschaften zur Pharmakotherapie der arteriellen Hypertonie differieren nur in wenigen Punkten. Als Standardtherapeutika zur Behandlung des Bluthochdrucks gelten derzeit ACE-Hemmer, AT_1-Rezeptorantagonisten, Betablocker, Diuretika und Kalziumkanalblocker. Daneben werden, vor allem zur Kombination oder wenn die Standardsubstanzen nicht ausreichend wirksam sind, noch die α_1-Blocker, zentrale Antisympathotonika und Minoxidil empfohlen.

Die Angriffspunkte der Antihypertensiva betreffen das Renin-Angiotensin-Aldosteron-System (ACE-Hemmer, AT_1-Rezeptorantagonisten), das Sympathische System (Betablocker, α_1-Blocker und zentrale Antisympathotonika) oder die glatte Muskulatur (Diuretika, Kalziumkanalblocker, Minoxidil), wobei es selbstverständlich auch zu Überschneidungen kommen kann.

Pharmakodynamik

Antihypertensiva 1. Wahl

Die Entscheidung für ein bestimmtes Antihypertensivum richtet sich nach dessen Wirkungsmechanismus und den Wirkungen am Menschen, die die Begleiterkrankungen der Hypertonie und ihre Effekte auf Endorganschäden unterschiedlich beeinflussen können. Die Auswahl soll (gestützt auf die Empfehlungen und Leitlinien der verschiedenen Fachgesellschaften) individuell erfolgen und muss sich zunächst an den Begleiterkrankungen und Endorganschäden orientieren. Dabei müssen allerdings Nebenwirkungen und Kontraindikationen streng beachtet werden.

ACE-Hemmstoffe

ACE-Hemmer inhibieren das unspezifische Konversionsenzym (alias Kininase II), das nicht nur die Biosynthese von Angiotensin II aus Angiotensin I katalysiert, sondern auch den Abbau von Bradykinin in inaktive Fragmente. Daneben werden auch zahlreiche endogene Peptide durch ACE metabolisiert.

Das hat zur Folge, dass weniger Angiotensin II entsteht und mehr Bradykinin vorhanden ist. Vermindert verfügbares Angiotensin II wirkt weniger an den spezifischen Angiotensinrezeptoren (AT_1-Rezeptoren), was in einer Erschlaffung der glatten Gefäßmuskulatur, in einer Regression von hypertrophiertem Gewebe, vermindert freigesetztem Aldosteron, somit in einem verminderten Volumen resultiert.

Die Blutdrucksenkung durch ACE-Hemmer ist auch ein Beitrag vermindert abgebauten Bradykinins, das einer der stärksten endogenen Stimulatoren des Endothelium derived relaxing factor (EDRF) ist, nämlich von NO, und so zur Vasodilatation und Blutdrucksenkung beitragen kann.

Trotz der heterogenen Angriffspunkte verfügen auch ACE-Hemmer über keine bessere Responderrate als die übrigen Antihypertensiva. Nach Langzeittherapie können die Angiotensin-II-Spiegel im Plasma wieder ansteigen, der Blutdruck bleibt allerdings gesenkt. Der Anstieg der Angiotensin-II-Spiegel kann mit einem Wiederanstieg der ACE-Aktivität zusammenhängen, da auch das Renin-Angiotensin-System negativ rückgekoppelt ist, hängt aber vermutlich mit lokalen Enzymen zusammen, die Angiotensin II generieren können, aber nicht durch ACE-Inhibitoren hemmbar sind (wie z. B. die Chymase, die vor allem im menschlichen Herzen lokalisiert ist).

Aufgrund der negativen Rückkoppelung entsteht unter ACE-Hemmung mehr Renin (ein von Angiotensin II unabhängiger Faktor für die Gewebshypertrophie) und natürlich auch mehr Angiotensin I, das im Allgemeinen als biologisch inaktiv gilt.

Bradykinin trägt zwar zu einem nicht unbeträchtlichen Anteil zur Blutdrucksenkung bei, besitzt aber auch Eigenschaften, die den Blutdruck sekundär wieder steigern können.

So ist bekannt, dass Bradykinin einer der stärksten endogenen Freisetzer von Noradrenalin und Adrenalin ist, die beide den Blutdruck steigern können. Tatsächlich mehren sich auch Berichte über einen Herzfrequenzanstieg unter der Therapie mit ACE-Hemmern.

AT_1-Rezeptorantagonisten

AT_1-Rezeptorantagonisten blockieren den für die physiologischen und pathophysiologischen Wirkungen von Angiotensin II wichtigen AT_1-Rezeptor. Dieser Effekt führt zur Erschlaffung der glatten Gefäßmuskulatur, zur verminderten Freisetzung von Aldosteron, zur verminderten Freisetzung von Noradrenalin und Adrenalin sowie zum Rückgang von Herz-, Gefäß- und Bindegewebshypertrophie. Im Zentrum für die antihypertensive Eigenschaft steht dabei die Abnahme des peripheren Widerstands.

Die Aufzählung der Wirkmechanismen macht deutlich, dass es signifikante Unterschiede zu den ACE-Inhibitoren gibt. AT_1-Antagonisten senken (was ACE-Inhibitoren nicht vermögen) deutlich die Katecholaminfreisetzung, und sie üben ihre

Effekte auch höchstwahrscheinlich ohne Mitbeteiligung des Kininsystems aus.

Die negative Rückkopplung des Renin-Angiotensin-Systems bedingt einen Anstieg der Reninaktivität unter AT_1-Antagonismus. Da ACE nicht gehemmt ist, wird ungehindert Angiotensin II gebildet. Am Menschen werden Anstiege des Angiotensin-II-Plasmaspiegels unter einer AT_1-Blockade bis zum 6fachen des Ausgangswerts über mehrere Stunden beschrieben.

Dieses vermehrt vorhandene Angiotensin II kann ungehindert am AT_2-Rezeptor wirken. Welche Effekte dadurch entstehen, ist beim Menschen bis heute noch völlig ungeklärt.

Betablocker

Betablocker blockieren vor allem die $β_1$-Adrenozeptoren des Herzens und am juxtaglomerulären Apparat der Nieren. Die Folge davon ist eine Verminderung von Chronotropie, Inotropie und Dromotropie am Herzen, was zu einem verminderten Herzzeitvolumen führt.

Die Blockade der $β_1$-Adrenozeptoren am juxtaglomerulären Apparat senkt die Bildung und Freisetzung von Renin und damit auch von Angiotensin II. Das bedeutet zusätzlich vermindertes Volumen, aber auch einen verminderten peripheren Widerstand. Trotzdem wird auch bei selektiven Betablockern passager ein Anstieg des peripheren Widerstands beobachtet, der wahrscheinlich mit der Aktvierung von Alphaadrenozeptoren unter Betablockade zusammenhängt. Die Wirkung der Betablocker auf das Zentralnervensystem (in der Medulla oblongata vermutet) ist aber bis heute nicht experimentell nachgewiesen worden.

Auch wenn mehrere Angriffspunkte für die antihypertensive Wirkung bei der Betablockade eine Rolle spielen; es gibt auch Gegenregulationsmöglichkeiten. Die Hypotension führt per se zu einer Deaktivierung des Barozeptorenreflexes, was am Nucleus tractus solitarii (in der Medulla oblongata) eine Enthemmung des Sympathikotonus nach sich zieht. Die Folge davon ist eine vermehrte Freisetzung von Noradrenalin, das nun an den Alphaadrenozeptoren z. B. der glatten Muskulatur wirksam werden kann. Alphaadrenozeptoren sind auch am proximalen Tubulus der Nieren lokalisiert und vermitteln dort eine Na^+- sowie eine Wasserrückresorption; auch die Blutdrucksenkung durch Betablocker muss die Freisetzung von Aldosteron provozieren.

Diuretika

Diuretika senken den Blutdruck k u r z - f r i s t i g durch die Elimination von Salz und Wasser, d. h. von Volumen. Nach mehreren Tagen wird allerdings das ursprüngliche Volumen wiederhergestellt, ohne dass die blutdrucksenkende Wirkung verloren geht. Die langfristige Hypotension unter Diuretika verdanken wir den vasodilatierenden Eigenschaften, die durch die Na^+-Ausscheidung – damit verbunden durch eine verminderte Erregbarkeit der glatten Gefäßmuskulatur – zustande kommt. Höchstwahrscheinlich wird durch den relativen Na^+-Mangel auch eine verminderte Ansprechbarkeit der Adrenozeptoren hervorgerufen, was die Blutdrucksendung noch verstärkt.

Salz- und Volumenmangel sind aber der adäquate physiologische Reiz für die Reninbildung und -freisetzung aus dem juxtaglomerulären Apparat der Nieren. Da Renin das Schlüsselenzym für die Angiotensin-II-Biosynthese darstellt, wird unter Diuretikatherapie mehr Angiotensin II gebildet. Letzteres ist einer der stärksten endogenen Vasokonstriktoren (etwa 10–40-mal stärker als Noradrenalin). Also kann der periphere Widerstand – damit auch der Blutdruck – wieder ansteigen.

Die vasodilatierende Eigenschaft (und infolge davon die Blutdrucksenkung) stimuliert über den Barorezeptorenreflex das sympathische System, das mit einer Freisetzung von Noradrenalin antwortet, was ebenfalls zu einer Erhöhung des peripheren Widerstands, aber auch zu einer Steigerung des Herzminutenvolumens führt.

Außerdem wird über die Blutdrucksenkung und den veränderten Na^+/K^+-Quotienten die Bildung und Freisetzung von Aldosteron stimuliert. Damit kann auch sekundär das Volumen wieder ansteigen, somit auch der Blutdruck.

Kalziumkanalblocker

Kalziumkanalblocker senken den Blutdruck durch Blockade des L-Typ-Kalziumkanals an der glatten und an der Herzmuskulatur. Gemäß der verschiedenen Bindungsstellen an und im L-Typ-Kanal unterscheiden wir 3 Gruppen:

○ Phenylakylamine (Verapamil),
○ Benzodiazepine (Diltiazem),
○ Dihydropyridine (Nifedipin).

Während beim Verapamiltyp keine Gefäßselektivität vorhanden ist – die Substanz bindet gleich stark an Herz- und Gefäßmuskulatur und hat daher den Selektivitätsfaktor 1 – zeigt Diltiazem eine etwa 7fach stärkere Wirkung auf die glatte Muskulatur im Vergleich zum Herzen; Nifedipin als Prototyp der Dihydropyridine einen bis zu 15-mal stärkeren Effekt.

Die modernen Dihydropyridine (Amlodipin, Felodipin, Lacidipin, Lercanidipin, Nilvadipin, Nitrendipin) zeichnen sich durch einen wesentlich höheren Selektivitätsfaktor aus, den man bei 100 und mehr ansiedeln kann.

Da bei der hypotensiven Wirkung der Dihydropyridine die Senkung des peripheren Widerstands im Vordergrund steht, liegt die Gegenregulation seitens des Barorezeptorenreflexes direkt auf der Hand: Der Sympathikus wird aktiviert, was sich in einer Erhöhung der Konzentration des Plasmanoradrenalins und einem Anstieg der Herzfrequenz bemerkbar macht. Die Trachykardie, die bei den Dihydropyridinen unterschiedlich stark ausgeprägt und meistens passager ist, spielt bei Verapamil aufgrund seiner bradykardisierenden Wirkung keine, bei Diltiazem nur eine untergeordnete Rolle.

Antihypertensiva 3. Wahl

Die Substanzen der 1. Wahl sind oben beschrieben, als »2. Wahl« gelten Kombinationen dieser Substanzklassen. Die folgenden beiden Substanzklassen werden aufgrund ihrer Nebenwirkungen und mangels Evidenz als Antihypertensiva 3. Wahl empfohlen.

$α_1$-Blocker

Medikamente dieser Substanzgruppe blockieren $α_1$-Adrenozeptoren der glatten Gefäßmuskulatur, am proximalen Tubulus der Niere und am Blasenhals und Stromagewebe der Prostata, sie sind daher vor allem als periphere Vasodilatatoren, ähnlich wie die Kalziumkanalblocker, anzusehen. Ihr volumensenkender Effekt durch Angriffspunkte am proximalen Tubulus ist nur von untergeordneter Bedeutung. Als periphere Vasodilatatoren senken $α_1$-Blocker den Blutdruck über eine Abnahme des peripheren Widerstands, was zu einer verminderten »Feuerrate« der Barorezeptoren führt. Wie bereits für die Kalziumkanalblocker geschildert, enthemmt dieser Mechanismus in der Medulla oblongata den Sympathikotonus, was sich in der Peripherie durch einen Anstieg der Konzentration an Plasmanoradrenalin und Tachykardie bemerkbar macht. Außerdem kann – wie bei vielen anderen Antihypertensiva – der Aldosteronspiegel ansteigen.

Antisympathotonika

Unter Antisympathotonika verbergen sich mehrere Substanzen, die – wie Clonidin, α-Methyldopa und Moxonidin – über zentrale Angriffspunkte den peripheren Sympathikotonus senken und deshalb »zentrale Antisympathotonika« genannt werden und, als älteste antihypertensive Substanz, die über periphere Mechanismen den Sympathikotonus senkt, Reserpin.

Obwohl man annehmen sollte, dass aufgrund des zentralen Angriffspunkts der Antisympathotonika eine höhere Responderrate als bei den übrigen Antihypertensiva resultiert, da eine zentrale Gegenregulation über den Barorezeptorenreflex via Sympathikotonus hier nicht möglich ist, verfügen diese Substanzen nur über eine etwa 50%ige Ansprechbarkeitsrate.

Da bei jeder Blutdrucksenkung eine Aldosteronfreisetzung erfolgt, es sei denn, die hypotensive Wirkung kommt über einen direkten Angriffspunkt an der Aldosteronfreisetzung zustande (wie bei den ACE-Hemmern und AT_1-Antagonisten), muss Aldosteron auch unter Antisympathotonikatherapie ansteigen.

Generika

Nach Ablauf des Patentschutzes können auch Antihypertensiva als Generika verkauft werden. Zur Zeit sind von der Substanzklasse aus betrachtet die ACE-Hemmer, die Betablocker, die Diuretika und die Kalziumkanalblocker von den Antihypertensiva der 1. Wahl als Generika erhältlich. Lediglich die erst seit 5 Jahren auf dem Markt befindlichen AT_1-Antagonisten unterliegen gänzlich dem Patentschutz. Die Antihypertensiva der 3. Wahl (α_1-Blocker und Antisympathotonika) sind als Substanzklasse patentschutzfrei.

Die Betrachtung als Substanzklasse vereinfacht natürlich und unterstellt, dass sämtliche Substanzen einer Familie auch gleiche Wirkungen, Nebenwirkungen und Kontraindikationen besitzen. Dem ist allerdings nicht so. Besonders die Familien der Betablocker, der Diuretika und der Kalziumkanalblocker sind hinsichtlich ihrer Pharmakodynamik und Pharmakokinetik sehr heterogen. Auf diese Tatsache wird vor allem bei der Umstellung von einer auf die andere Substanz noch eingegangen.

Bei den ACE-Inhibitoren ist mittlerweile für Captopril, Enalapril und Lisinopril der Patentschutz abgelaufen – für alle 3 Substanzen stehen genügend Generika für die Behandlung der Hypertonie zur Verfügung. Dabei sollte erwähnt werden, dass der Wirkungsmechanismus dieser 3 Substanzen, wie auch der aller anderen ACE-Hemmer, keine Unterschiede zeigt; Differenzen existieren aber hinsichtlich der Wirkdauer, wobei Captopril 3-mal pro Tag, Enalapril je nach Schweregrad der Hypertonie 1–2-mal pro Tag und Lisinopril einmal pro Tag verabreicht werden muss. Wegen der Patientencompliance werden von den Fachgesellschaften solche Substanzen empfohlen, die bei Einmalgabe sicher 24 Stunden lang wirksam sind.

Betablocker müssen in kardioselektive β_1-Blocker (Atenolol, Bisoprolol, Metoprolol), in nicht selektive Betablocker (z. B. Propranolol), in solche mit partiell agonistischer Aktivität (z. B. Pindolol) und in solche mit zusätzlicher vasodilatativer Komponente (Carvedilol, Nebivolol) unterschieden werden.

Bis auf die Substanzen mit vasodilatativer Eigenschaft sind die übrigen hier genannten patentschutzfrei und in genügender Anzahl als Generika auf dem Markt. Von den Fachgesellschaften werden vor allem die kardioselektiven β_1-Blocker wegen der selteneren Nebenwirkungen im Vergleich zu den nicht-selektiven Substanzen empfohlen und natürlich solche, die bei Einmalgabe sicher 24 Stunden lang wirken. Die kardioselektiven Betablocker genügen diesen Kriterien.

Diuretika werden in Thiazide und Schleifendiuretika unterteilt. Für die Therapie der Hypertonie werden vorwiegend Thiazide eingesetzt, von denen z. B. Chlorthalidon und Hydrochlorothiazid als Generika angeboten werden. Beide erfüllen auch das Kriterium der 24-Stunden-Wirksamkeit nach Einmalgabe.

Bei den Kalziumkanalblockern differenziert man zwischen denen vom Verapamil-, vom Diltiazem- und vom Nifedipintyp. Für die Therapie der Hypertonie werden vor allem die mehr gefäßselektiven Dihydropyridine (Nifedipintyp) empfohlen, je nach Bedarf aber auch die Phenylalkylamine (Verapamiltyp) oder Benzothiazepine (Diltiazemtyp).

Wegen der kurzen Halbwertszeit (kurze Wirkdauer) kann man in Deutschland zumindest Nifedipin nicht mehr empfehlen, denn es steht keine Zubereitung zur Verfügung, die wie die Nifedipin-GIT in den USA (GIT = gastrointestinales Transportsystem; Applikationsform) eine 24 Stunden lang anhaltende Wirkung nach Einmalgabe gewährleistet. Alle uns verfügbaren Nifedipin-Galeniken wirken weniger lang als 24 Stunden.

Da Nifedipin nach seiner Freisetzung aus der galenischen Formulierung sehr schnell resorbiert wird und an seinen Rezeptor anflutet, aber genauso schnell auch wieder von seinem Rezeptor verschwindet, ist eine 24-Stunden-Wirkung wegen der kontinuierlichen Blutdrucksenkung Bedingung, da eine ondulierende Wirkung jedesmal eine Aktivierung des Sympathikus nach sich zieht. Bei den Dihydropyridinen existiert von den 24 Stunden lang wirksamen Substanzen lediglich Nilvadipin als Generikum; Verapamil und Diltiazem sind als Retardform ebenfalls als Generika auf dem Markt.

**Wechseln von Original-
zu Generikasubstanzen**

Hier soll von pharmakologischer Seite aus nicht die Problematik der Umstellung von einer Substanzklasse auf eine andere besprochen werden (das ist Angelegenheit der behandelnden Ärzte und muss nach strenger Indikation erfolgen), sondern die Umstellung von einer Originalsubstanz auf ein entsprechendes Generikum.

Generika müssen Bioäquivalenz zum entsprechenden Originalpräparat nachweisen, d. h., die AUC (area under the curve) müssen deckungsgleich sein. Ist Kongruenz eines Generikums zum Originalpräparat hinsichtlich der AUC vorhanden, dann kann man von einer Bioäquivalenz auch bezüglich der Pharmakodynamik ausgehen. Dass bei deckungsgleichen AUC auch Plasmahalbwertszeit und Wirkdauer identisch sind, versteht sich von selbst; der Arzt kann also fast immer bei Vorhandensein von Bioäquivalenz unbedenklich von der Originalsubstanz auf ein Generikum umsetzen.

Schwieriger ist die Situation, wenn Ärzte mit unwahren Angaben der Generikahersteller konfrontiert werden, wie etwa im Falle Captopril, wo täglich 2 Gaben von jeweils 50 mg als ausreichend bezeichnet werden, für eine sichere 24-Stunden-Wirksamkeit jedoch 3-mal 50 mg Captopril pro Tag verordnet werden müssen – dann relativieren sich auch die Kosten!

Auch die Einmalgabe von 10 mg Enalapril ist bei Patienten mit mittelschwerer und schwerer Hypertonie meistens nicht ausreichend, hier sollten einmal 20 mg oder zweimal 10 mg verordnet werden.

Bei den Betablockern muss darauf hingewiesen werden, dass die ZOK-Galenik von Metoprolol nicht identisch mit einer normalen Retardformulierung ist, denn die Freisetzung aus der ZOK-Galenik führt zu einer kontinuierlichen Resorption, die einen ziemlich gleichmäßigen Plasmaspiegel von Metoprolol zur Folge hat, der für eine bessere β_1-Selektivität sorgt. Hier würde sich auch keine Bioäquivalenz der ZOK-Galenik mit einem Retard-Metoprololpräparat nachweisen lassen.

Man kann festhalten, dass die Umstellung der Pharmakotherapie von einem Originalpräparat auf ein Generikum möglich ist, sofern der Hersteller Bioäquivalenz nachweisen kann; auf diesen Punkt sollte ein Arzt aber unbedingt bestehen!

Für die Praxis

○ Zur medikamentösen Therapie der arteriellen Hypertonie haben sich weltweit Standardtherapeutika herauskristallisiert.

○ Da die Wirkmechanismen der verschiedenen Antihypertensiva eventuelle Begleiterkrankungen der Hypertonie beeinflussen bzw. Effekte auf Endorganschäden haben können, ist bei der Auswahl der Substanz sorgfältig vorzugehen.

○ Auf die Angriffspunkte der Antihypertensiva, die sich durchaus auch überschneiden können, ist ebenfalls zu achten.

○ Eine Einteilung in Substanzen der 1. Wahl, der 2. Wahl und schließlich in solche der 3. Wahl sollte die Entscheidung erleichtern.

○ Aus Kostengründen ist immer auch der Einsatz von Generika zu erwägen.

○ Der Umstieg von einem Originalzu einem Generikawirkstoff darf nur bei nachgewiesener Bioäquivalenz erfolgen!

Literatur

1. Bönner G, Dominiak P. Kalziumantagonisten-Handbuch. Stuttgart: Schattauer; 2002.
2. Dominiak P, Bönner G. ACE-Hemmer in Klinik und Praxis. Berlin-Heidelberg-New York: Springer; 1996.
3. Dominiak P, et al. Betablocker im Mittelpunkt der Forschung. Berlin-Heidelberg-New York: Springer; 1997.
4. Dominiak P, et al. Pharmakologische Grundlagen der Arzneimitteltherapie. New York: McGraw-Hill; Deutsche Ausgabe: Goodman & Gilman; 1998.
5. Dominiak P, Unger T. Angiotensin II AT_1-Rezeptor-Antagonisten. 2. Aufl. Darmstadt: Steinkopff; 1999.
6. Dominiak P, Schrader J. Antihypertensive Kombinationstherapie. Ramerberg: Unimed; 2000.
7. Dominiak P, Heusch G. Betablocker im neuen Jahrtausend. Darmstadt: Steinkopff; 2001.
8. Klaus D. Manuale hypertonologicum. Deisenhofen: Dustri; 1997.
9. Messerli FH. Cardiovascular Drug Therapy. 2nd ed. Philadelphia: Saunders; 1996.

22

Die arterielle Hypertonie aus der Sicht der Krankenkassen

M. Gstöttner

Ist über die arterielle Hypertonie schon zu viel gesagt worden? Oder noch zu wenig? Gibt es neue Erkenntnisse oder »wiederentdeckte« alte Fakten? Warum diskutieren wir hauptsächlich über medikamentöse Strategien? Sind wir Ärztinnen und Ärzte (im Folgenden wird aus Gründen der besseren Lesbarkeit auf die geschlechtsneutrale Schreibweise verzichtet) in Sachen Lifestylemodifikation so wenig überzeugend? Wie verkraften wir das Überangebot an Information zu ein und demselben Thema?

Durch die Überfülle an Information wird es immer mühsamer, die »Spreu vom Weizen« zu trennen. Die Mühe lohnt sich allerdings; für unsere Patienten und auch für uns selbst. Wissen macht nämlich nicht Kopfweh, wie vielfach (schutz-)behauptet wird, sondern ist eine gute Möglichkeit, dem »Burnout« zu entkommen. Mit der Evidence-based Medicine verfügen wir über ein Instrumentarium, das uns ein Sortieren des Literaturangebotes ermöglicht.

Die medikamentöse Ersteinstellung

Die Oberösterreichische Gebietskrankenkasse hat als regionaler Versicherungsträger (ungefähr 1 Million Selbstversicherte und mitbetreute Angehörige) eine Umfrage zum Thema der medikamentösen Ersteinstellung gemacht.

316 oberösterreichische Internisten und Ärzte für Allgemeinmedizin (45% der Ärzte, die einen Fragebogen erhalten haben) schickten die Fragebögen ausgefüllt zurück.

Zur Frage, wer die medikamentöse Ersteinstellung eines Hypertonikers vornimmt, wurde geantwortet, dass 66% der Ersteinstellungen durch Allgemeinmediziner vorgenommen werden; an 2. Stelle folgten die niedergelassenen Fachärzte für Innere Medizin (für 17% der Patienten).

Die Krankenhäuser als Therapieinitiatoren finden sich erst an 3. Stelle (stationärer Bereich: 13%; ambulanter Bereich: 3%); sonstige Einrichtungen haben einen Anteil an Ersteinstellungen <1%.

Als Fazit ergibt sich daraus, dass die Allgemeinmediziner die medikamentöse Therapie zumindest bei der Therapie der unkomplizierten Hypertonie in weit größerem Ausmaß als bisher angenommen wurde, bestimmen.

Da sie darüber hinaus die gesamte Arzneitherapie für die Patienten überblicken, kann man sie durchaus als »Medikamentekoordinatoren« ansehen.

Der Blutdruckschwellenwert

Auf die Frage nach jenem »Schwellenwert«, der für die Ärzte das Kriterium zur Einstellung auf eine medikamentöse Therapie ist, war der meistgenannte Wert ≥160/95 mmHg. Das lässt die Interpretation zu, dass die oberösterreichischen Ärzte bei der Entscheidung für eine medikamentöse Therapie mit einem Antihypertensivum relativ zurückhaltend sind.

Diese Zurückhaltung wird unter dem Aspekt kommentiert, dass die vielfach üblichen Gelegenheitsmessungen in der Ordination bekanntermaßen zu hohe Werte wiedergeben. Dieses Phänomen könnte zumindest teilweise die Differenz zu den in Handlungsleitlinien geforderten therapieentscheidenden Schwellenwert von 140/90 mmHg erklären.

Die Auswahl der Präparate

Bei der Frage nach den vorrangigen Wirkstoffen bei der Neueinstellung entfielen die meisten Nennungen auf Betablocker (67%), ACE-Hemmer (57%) und Diuretika (54%); auch Mehrfachnennungen waren möglich.

Die Antworten zu den vorrangigen antihypertensiven Therapieprinzipien bei Ersteinstellung sind bemerkenswert. Denn der mittlerweile mehrjährige Trend, dass die stetig zunehmenden Marktanteile der ACE-Hemmer alle anderen Therapieprinzipien, besonders die Betablocker, vom Markt drängen, erfährt hier einen Widerspruch. Möglicherweise ist die häufige Nennung von Betablockern eine Reaktion der befragten Ärzte auf die in letzter Zeit diskutierte »Renaissance« der Betablocker.

Die Rolle der Krankenhäuser

Die Rolle der Krankenhäuser als Therapieinitiatoren wird durch eine Auswertung von Abrechnungsdaten der Oberösterreichischen Gebietskrankenkasse relativiert. Patienten, die 2 Monate lang keine Medikamente bekommen hatten und dann medikamentös therapiert wurden (diese Patienten wurden als Ersteinstellungen definiert), hielten sich nur zu 6% unmittelbar vorher stationär im Krankenhaus auf.

94% der definitionsgemäß als medikamentöse Ersteinstellung angesehenen Patienten erhielten ohne vorherigen Krankenhausaufenthalt Medikamente.

Hierdurch wird einerseits das so oft vermittelte Bild: »Krankenhaus als Kostentreiber für Heilmittel« doch sehr relativiert; andererseits die Bedeutung der niedergelassenen Ärzte für das Arzneimittelbudget aufgezeigt.

Der Hausarzt als Medikamentekoordinator

Wenn nun feststeht, dass die Ärzte für Allgemeinmedizin die Verantwortung für die sicher nicht ganz einfache Ersteinstellung auf ein Antihypertensivum übernehmen, ist das ein Punkt im klinischen Management der Arzneitherapie, den die Allgemeinmediziner übernehmen und mit dem sie sich auch für Qualität und Ökonomie verantwortlich erklären.

In der Diskussion muss beachtet werden, dass die Hausärzte im Zusammenhang mit der medikamentösen Therapie

- den Überblick über die ganze Palette von Medikamenten ihrer Patienten haben (die sich aus Verordnungen mehrerer Fachärzte und Ambulanzen zusammensetzt) und diese auch beispielsweise mithilfe von Auslassversuchen immer wieder auf das Maß des Notwendigen trimmen;

- multiple Krankenhausverordnungen nach einem stationären Aufenthalt auf die extramuralen Gegebenheiten der Patienten anpassen (und beispielsweise preisgünstige Generika verschreiben);

- nicht zuletzt die Compliance der Patienten für medikamentöse und nicht-medikamentöse Therapie abschätzen bzw. fördern.

Nichtmedikamentöse Therapieformen

Die Bedeutung der Lifestylemodifikation im Management der arteriellen Hypertonie steht außer Zweifel; die Schwierigkeit liegt allein in der Umsetzung.

Am deutlichsten ist die Bedeutung der nichtmedikamentösen Therapie für den Typ-2-Diabetiker (1). Die Senkung des Körpergewichts ist die wichtigste Therapiemaßnahme bei einem übergewichtigen Typ-2-Diabetiker; dadurch können Blutdruck- und Stoffwechseleinstellung deutlich verbessert werden (2). Dieses therapeutische Ziel wird am besten durch eine hypokalorische Mischkost (1000 kcal täglich), verbunden mit regelmäßiger körperlicher Aktivität, erreicht.

Sportliche Aktivität ist nur bei regelmäßiger Ausübung wirksam. Hier gilt als Faustregel: 3 Stunden pro Woche, verteilt auf mindestens 3 Tage.

Der blutdrucksenkende Effekt einer diätetischen Kochsalzrestriktion ist vor allem für den Typ-2-Diabetiker klar (3). In vergleichenden Untersuchungen erwies sich eine Kombination aus Diabetesdiät plus Kochsalzbeschränkung als ebenso wirksam wie eine medikamentöse Therapie mit einem Diuretikum oder einem Betablocker (4).

Wirtschaftliche und gesundheitspolitische Aspekte

Die Behandlung von Hypertoniepatienten mit hohem Risiko kann (durch die Vermeidung der Behandlungskosten von Herz- und Kreislauf-Komplikationen) kostenneutral oder sogar kostensparend sein. Dies gilt z. B. für viele Diabetiker, aber auch für alte Patienten (5); bei den zahlreichen jüngeren Hypertonikern ohne wesentliche Begleitrisiken ist das Kosten-Wirksamkeits-Verhältnis jedoch wesentlich ungünstiger.

Die Kosten pro gewonnenem Lebensjahr sind im Bereich von 30000–100000 Euro angesiedelt. Diese Kosten entstehen vor allem dadurch, dass nach den vorliegenden kontrollierten Studien bei leichter bis mittelschwerer Hypertonie eine jahrelange Behandlung vieler Patienten notwendig ist, bis die gewonnenen Lebenszeiten der einzelnen zusammen 1 Jahr betragen. Hier haben die Tagesbehandlungskosten mit Antihypertensiva ein alle sonstigen Kosten übertreffendes Gewicht.

Sparpotenziale ergeben sich bei der Verschreibung größerer Arzneimittelpackungen, der Teilbarkeit von Tabletten mit höherem Wirkstoffgehalt, fixen Arzneimittelkombinationen (so ist z. B. der Salureticaanteil in fixen Kombinationen nicht selten kostenlos), Generika und bei der Patientenschulung.

Für Patienten mit unkomplizierter Hypertonie ohne Begleiterkrankungen bestehen keine Hinweise, dass sich die verfügbaren antihypertensiven Substanzklassen bezüglich Blutdrucksenkung, Reduktion von Komplikationen oder Lebensqualität signifikant unterscheiden.

Für diese Patientengruppen kann es ökonomisch sinnvoll sein, initial diejenigen Substanzklassen zu verordnen, die das Arzneimittelbudget am geringsten belasten (6).

Für die Praxis

o Medikamente sind nicht alles (aber manchmal ist ohne Medikamente alles nichts).

o Eine »kreative« Flexibilität bei der Auswahl der Präparate ist ein gutes Steuerungsinstrument.

o Bei milden und unkomplizierten Hypertonien ist es oft nicht erforderlich, das teuerste Medikament zu verschreiben.

o Bei diesen Patienten macht es Sinn, initial jene Substanzklassen ins Auge zu fassen, die das Budget für Arzneimittel am wenigsten belasten.

o Bei einer Neueinführung von Antihypertensiva sollte man die Ergebnisse von Langzeituntersuchungen abwarten; das ist zielführender als eine übereilte (teure) Verordnung.

Literatur

1. Hypertension in diabetes study (HDS). II. Increased risk of cardiovascular complications in hypertensive type 2 diabetic patients. The Hypertension in Diabetes Study Group. J Hypertens 1993; 11: 319–325.
2. Stamler R, et al. Nutritional therapy for high blood pressure. Final report of a four-year randomized controlled trial. – The hypertension control program. JAMA 1987; 257: 1484–1491.
3. Dodson PM, et al. Sodium restriction and blood pressure in hypertensive type II diabetics: randomised blind controlled and crossover studies of moderate sodium restriction and sodium supplementation. BMJ 1989; 298: 227–230.
4. Pacy PJ, et al. Comparison of the hypotensive and metabolic effects of metoprolol therapy with a high fibre, low sodium, low fat diet in hypertensive type 2 diabetic subjects. Diabetes Res 1984; 1: 201–207.
5. Jonsson B, Johannesson M. Cost benefit of treating hypertension. Clin Exp Hypertens 1999; 21: 987–997.
6. Pearce KA, et al. Cost-minimization and the number needed to treat in uncomplicated hypertension. Am J Hypertens 1998; 11: 618–629.

23

Die arterielle Hypertonie aus der Sicht des Gesundheitsökonomen

K. W. LAUTERBACH und M. KÜHN

Die arterielle Hypertonie aus dem Blickwinkel der Gesundheitsökonomie analysiert die ökonomischen und die volkswirtschaftlichen Auswirkungen des Bluthochdrucks. Diese ergeben sich aufgrund der hohen Prävalenz in der Gesamtbevölkerung, der Bedeutung des Bluthochdrucks als »klassischer« Risikofaktor für die kardio- und zerebrovaskuläre Morbidität und Mortalität sowie der steigenden Behandlungskosten durch neue – aber immer teurere – Medikamente.

Die Hypertonie zählt in den westlichen Industriestaaten zu den chronischen Volkskrankheiten. In Deutschland haben fast 50% aller Männer und etwa 40% aller Frauen >18 Jahre einen Blutdruck von >140/90 mmHg. Evidenzgesicherte Studien weisen klare Erfolge für eine Senkung der kardio- und zerebrovaskulären Morbidität und Mortalität durch eine kontrollierte normotensive Blutdruckeinstellung auf. In den USA wurden im Jahr 1998 für die Diagnose und Behandlung der Hypertonie sowie ihrer assozierten Erkrankungen rund 110 Milliarden Dollar ausgegeben (1). Dabei stiegen die Ausgaben pro Kopf von etwa 250 Dollar für Hypertoniker <65 Jahre auf etwa 3 000 Dollar für Patienten >85 Jahre. In Deutschland verzeichneten Antihypertonika einen Umsatzanstieg von 800 Millionen Euro im Jahr 1996 auf etwa 1,4 Milliarden Euro im Jahr 2000; sie gehören somit zu den umsatzstärksten Arzneimittelgruppen (2).

Auch (und besonders!) im Gesundheitswesen sind die Ressourcen knapp und stehen nicht beliebig zur Verfügung. Daher ist es notwendig, diese Ressourcen möglichst effizient einzusetzen und Ineffizienzen zu vermeiden. Ineffizienzen aber finden sich im Hypertoniemanagement. So ist die Versorgung von Hypertonikern in Deutschland gekennzeichnet durch ein Nebeneinander von Unter-, Über- und Fehlversorgung.

Auf diese Versorgungsdefizite hat der Sachverständigenrat für die Konzertierte Aktion im Gesundheitswesen aufmerksam gemacht (3). Diese Versorgungssituation findet sich vergleichsweise in den meisten westlichen Industrienationen und kann grob verallgemeinert mit der »Rules of Halves« zusammengefasst werden: Nur etwa die Hälfte aller Hypertoniker wird diagnostiziert, von denen wird nur die Hälfte behandelt; und nur die Hälfte der behandelten Hypertoniker ist trotz Therapie auf kontrollierte und evidenzbasierte normotensive Zielwerte von unter 140/90 mmHg eingestellt.

Diese Versorgungsdefizite sind aus ökonomischer Sicht von großer Bedeutung, denn sie spiegeln einen ineffizienten Ressourceneinsatz wider. Durch eine bessere kontrollierte Blutdruckeinstellung in der Bevölkerung könnten zukünftig anfallende Kosten für hypertoniebedingte Komplikationen, wie z. B. Herzinfarkte und Schlaganfälle, für die Volkswirtschaft vermieden werden.

Aus gesundheitsökonomischer Sicht kann für eine Entscheidung zu einer antihypertensiven Therapie nicht nur die Effektivität der Behandlung, d. h. das erwartete medizinische Therapieergebnis, ausschlaggebend sein; es sollte auch deren Effizienz, d. h. das Verhältnis von Aufwand (Kosten) und erzielbarem Nutzengewinn (Blutdrucksenkung, Morbiditäts- und Mortalitätsreduktion, Lebensqualitätsverbesserung) berücksichtigt werden. Zur Beurteilung von Kostenaufwand und Nutzengewinn alternativer antihypertensiver Behandlungsformen bietet die Gesundheitsökonomie mithilfe ökonomischer Evaluationsverfahren wichtige Hilfestellungen. Dafür ist es für gesundheitspolitische Entscheidungsträger (wie auch für den einzelnen Arzt) wichtig zu wissen, wie gesundheitsökonomische Evaluationen durchgeführt und interpretiert werden können.

Bei der gesundheitsökonomischen Betrachtung der Hypertonie stellen sich 2 Kernfragen:

○ Was ist der optimale Interventionszeitpunkt?

○ Welche ist die effektivste und effizienteste Therapieform?

Tab. 45
Gesundheitsökonomische Evaluationsverfahren (mod. nach 6)

	Kosten-Effektivitäts-Analyse	Kosten-Nutzwert-Analyse	Kosten-Nutzen-Analyse im engeren Sinn
Kosten	Geldeinheiten	Geldeinheiten	Geldeinheiten
Nutzen (Outcome)	Physische Einheiten (z. B. Blutdrucksenkung in mmHg, gewonnene Lebensjahre)	Qualitätsadjustierte Lebensjahre	Geldeinheiten

Ökonomische Evaluationsverfahren

Die Bewertung alternativer Bluthochdrucktherapien erfolgt mithilfe klassischer Formen der Kosten-Nutzen-Analyse: die Kosten-Effektivitäts-Analyse, die Kosten-Nutzwert-Analyse und die Kosten-Nutzen-Analyse im engeren Sinn.

Im Zähler des Kosten-Nutzen- bzw. des Kosten-Effektivitäts-Quotienten finden sich alle durch die Hypertonie verursachten Kosten (Inputs), im Nenner die gemessenen Outcomes der Therapie (Nutzenparameter) (4). Zu den Kostenkomponenten gehören die Kosten einer lebenslangen Bluthochdrucktherapie, die Kosten der Hypertonieprävention, Kosten der Behandlung unerwünschter Arzneimittelwirkungen der antihypertensiven Therapie, die Kosten der Behandlung hypertoniebedingter Komplikationen sowie die eingesparten Kosten durch Senkung der Morbidität und Mortalität als Ergebnis der antihypertensiven Therapie (4, 5).

Hinsichtlich der gemessenen Nutzenparameter unterscheiden sich die 3 Evaluationsformen. Bei der Kosten-Effektivitäts-Analyse werden als Outcome physische Einheiten ermittelt (»Blutdrucksenkung in mmHg« oder »gewonnene Lebensjahre«). Die Kosten-Nutzwert-Analyse misst als Outcome sog. qualitätsadjustierte Lebensjahre; bei der Kosten-Nutzen-Analyse im engeren Sinne schließlich wird auch der Nutzen in monetären Einheiten ermittelt (6) (Tab. 45).

Durch Diskontierung aller zukünftig anfallender Kosten und Nutzen auf ihren »Gegenwartswert« wird in ökonomischen Analysen dem Aspekt Rechnung getragen, dass in der Gegenwart anfallende Kosten und erzielte Therapienutzen stärker bewertet werden als zukünftige. Im Allgemeinen wird für ökonomische Studien eine Diskontierungsrate von 5% verwendet (7).

Für die Durchführung ökonomischer Analysen alternativer Bluthochdrucktherapien müssen epidemiologische Daten (Prävalenzen, Mortalitäten), klinische Daten

Ambulante Arztbesuche	6,6
Krankenhausbehandlungen, Pflegeeinrichtungen	5,6
Antihypertensive Medikamente	3,8
Indirekte Kosten (z. B. Arbeitsunfälle, Produktionsverluste)	2,7
Gesamt	18,7

Tab. 46
Geschätzte Kosten (in Milliarden Dollar) der Hypertoniebehandlung in den USA im Jahre 1995 (mod. nach 9)

Tab. 47
Mittlere Tagestherapiekosten verschiedener antihypertensiver Medikamente (Monopräparate) in Deutschland im Jahre 2000 (nach 2)

DDD = definierte Tagestherapie

Wirkstoffgruppe	Mittlere DDD-Kosten (in Euro)
Diuretika	0,10–0,72
β_1-selektive Betarezeptorenblocker	0,27–0,88
ACE-Hemmer	0,28–0,90
Kalziumantagonisten	0,13–1,98
Angiotensin-Rezeptorantagonisten	0,77–1,10

(Annahmen zu Risikoreduktionen) und ökonomische Daten (Kosten) zuvor ermittelt werden.

Kostendaten sind in der Regel vorhanden. Schwieriger ist es mit der Datenverfügbarkeit von Prävalenz- und Mortalitätsangaben und zu evidenzbasierten Effekten antihypertensiver Therapien bezüglich der kardiovaskulären Risikoreduktion. Diese Daten müssen in der Regel der internationalen Literatur entnommen werden, was bedeutet, dass sie oft – aufgrund unterschiedlicher Studiendesigns und Untersuchungen in ausgewählten Populationen mit speziellen Ein- und Ausschlusskriterien – zahlreichen Limitationen hinsichtlich ihrer Aussagekraft und damit ihrer Verwendbarkeit für ökonomische Analysen unterliegen.

Die Kosten der Hypertonie

In der Regel werden 2 Hauptkategorien von Kosten betrachtet: direkte Kosten und indirekte Kosten (7). Zu den direkten Kosten der Hypertonie gehören u. a. jene der Diagnosestellung, der ambulanten und stationären Therapie (Medikamente, Arztbesuche, Krankenhausbehandlungen, Laboruntersuchungen, Behandlung unerwünschter Arzneimittelwirkungen, hypertoniebedingter Komplikationen usw.) (8–10). Indirekte Kosten spiegeln die volkswirtschaftlichen Belastungen wider, die der Gesellschaft durch Produktionsverluste als Folge von Arbeitsausfällen aufgrund hypertoniebedingter Morbidität und Mortalität entstehen. Diese Kosten können mit dem Humankapitalansatz abgeschätzt werden. Direkte Kosten repräsentieren etwa 50–70% der Gesamtkosten der Hypertonie (8). In Tab. 46 sind beispielhaft für die USA geschätzte Kosten der Hypertoniebehandlung (9) aufgeführt.

Bei den direkten Kosten nimmt mit etwa 50–60% die medikamentöse antihypertensive Therapie den größten Anteil ein. Neben reinen Medikamentenkosten zählen hierzu auch die Kosten, die durch Überwachung und Kontrolle einer medi-

Tab. 48
Geschätzte Behandlungskosten hypertoniebedingter kardiovaskulärer Komplikationen im Jahre 2000 (mod. nach 11)

* Diese Kosten berücksichtigen ausschließlich akute Krankenhausaufenthalte; Medikamentenkosten antihypertensiver Therapien, Rehabilitation etc. wurden nicht berücksichtigt

	Kosten* pro Ereignis in Euro		
	Myokardinfarkt	Herzinsuffizienz	Schlaganfall
Deutschland	4677	4643	5446
Frankreich	8075	3900	7631
Italien	4203	3276	4777
Schweden	4650	2082	5433
Großbritannien	3516	2177	3323

	Erkrankung	Bei gegenwärtiger Prävalenz einer nicht kontrollierten Blutdruckeinstellung		Erwartete Reduktion von Ereignissen und Kosteneinsparungen bei kontrollierter Blutdruckeinstellung**	
		Ereignisse (n)	Kosten*	Ereignisse (n)	Einsparungen*
Deutschland	Myokardinfarkt	140 000	0,656	7 000	0,033
	Herzinsuffizienz	264 000	1,306	46 000	0,227
	Schlaganfall	312 000	1,701	53 000	0,288
	Gesamt	716 000	3,663	106 000	0,548
Deutschland, Frankreich, Italien, Schweden, Großbritannien	Myokardinfarkt	442 000	2,220	19 000	0,090
	Herzinsuffizienz	815 000	2,990	122 000	0,450
	Schlaganfall	964 000	5,090	141 000	0,720
	Gesamt	2 220 000	10,300	281 000	1,260

Tab. 49
Erwartete jährliche Ereignisse und Kosten (in Milliarden Euro) hypertoniebedingter Komplikationen (mod. nach 11)

* Kosten berücksichtigen ausschließlich Krankenhausbehandlungen akuter Ereignisse (in Milliarden Euro)
** Fallzahlreduktion und Kosteneinsparungen basieren auf der Annahme, dass alle derzeitigen Patienten mit einer Hypertonie (>140/90 mmHg) auf kontrollierte Werte von unter 140/90 mmHg eingestellt sind

kamentösen Therapie anfallen, wie z. B. Kaliumkontrollen und Kaliumsubstitutionen bei einer Diuretikatherapie, Folgearztbesuche oder die Behandlung von Arzneimittelnebenwirkungen. In Tab. 47 sind die mittleren Tagestherapiekosten der Standardantihypertonika aufgeführt.

Zusätzlich zu den Kosten der Hypertonie sollten auch die Kosten berücksichtigt werden, die für die Behandlung hypertoniebedingter Komplikationen, wie kardiovaskuläre Ereignisse (z. B. Herzinfarkte, Schlaganfälle) erwachsen und die durch eine optimale Blutdrucksenkung in Zukunft nicht anfallen, also eingespart werden könnten (4, 5). HANSSON et al. (11) hat beispielhaft die Kosten von 3 wichtigen hypertoniebedingten kardiovaskulären Komplikationen (akuter Myokardinfarkt, Herzinsuffizienz und Schlaganfall) in 5 europäischen Ländern abgeschätzt (Tab. 48). Dabei wurden für die Kostenschätzungen nur die Kosten der akuten Krankenhausbehandlung berücksichtigt.

Unter der (theoretischen) Annahme eines effektiven Blutdruckmanagements, bei dem alle Hypertoniker der 5 untersuchten Länder Zielblutdruckwerte von unter 140/90 mmHg erreicht haben, ergab sich ein Einsparpotenzial von etwa 1,3 Milliarden Euro für alle untersuchten Länder (Tab. 49). Für Deutschland lagen die Kosteneinsparungen bei 568 Millionen Euro.

Kosteneffektivität der Bluthochdruckbehandlung

Die Kosteneffektivität der Hypertoniebehandlung wird durch die folgenden 5 Variablen bestimmt: Patientencharakteristika (Alter, Geschlecht, Höhe des Blutdrucks vor Therapie); Effektivität der Therapie in Hinsicht auf die Senkung der kardiovaskulären Morbidität und Mortalität; Jahrestherapiekosten; die unter der Therapie erzielte Lebensqualität; schließlich das Ausmaß der Therapietreue der Patienten (12).

Ob eine Bluthochdrucktherapie kosteneffektiv ist, hängt damit von der Beantwortung der folgenden 3 Fragen ab:

1. Ist die Behandlung effektiv?
2. Wieviel kostet die Therapie?
3. Wie sieht das Kosten-Nutzen-Verhältnis aus?

Die Beurteilung des Nutzens gestaltet sich oft kontrovers, abhängig davon, ob eine klinische oder ökonomische Betrachtungsweise eingenommen wird.

Bisher durchgeführte Studien zur Kosteneffektivität der Hypertoniebehandlung zeigen für beide Geschlechter mit zunehmenden Alter eine verbesserte Kosteneffektivität antihypertensiver Therapien, d. h. die Kosten pro gewonnenem Lebensjahr nehmen mit dem Alter ab (Tab. 50) (5, 12, 13).

Die Kosten je gewonnenem Lebensjahr für Frauen < 45 Jahre liegen sehr viel höher als für Männer der gleichen Altersgruppe; dieser Effekt nimmt mit dem Alter wieder ab. Weiterhin sinken die Kosten pro gewonnenem Lebensjahr, je höher der Blutdruck vor Beginn einer Therapie ist (Tab. 50). Tab. 51 veranschaulicht, wie sich der Kosten-Effektivitäts-Quotient unter einer Therapie bei einem 40-jährigen männlichen Hypertoniker mit Betablockern bzw. ACE-Hemmern verändert, wenn die Interventionsempfehlung für eine Behandlung von diastolisch 100 mmHg auf 90 mmHg gesenkt werden würde. Die Kosteneffektivität unter beiden Therpievarianten nimmt ab, aber es

Tab. 50
Kosten pro gewonnenem Lebensjahr einer medikamentösen Bluthochdrucktherapie im Jahre 1992 am Beispiel Schweden (Angaben in US-Dollar) (mod. nach 13)

Diskontierungsrate 5%, angenommene Risikoreduktion für koronare Herzerkrankung 16%, für Schlaganfall 38%

* kennzeichnet Kosteneinsparungen

Diastolischer Blutdruck vor Therapiebeginn (mmHg)	< 45 Jahre		45–69 Jahre		≥ 70 Jahre	
	Männer	Frauen	Männer	Frauen	Männer	Frauen
90–94	118 000	314 000	8 500	26 875	3 125	2 625
95–99	98 000	237 000	4 250	16 625	1 750	875
100–104	80 000	174 000	125	7 375	375	*
≥ 105	55 000	93 000	*	*	*	*

Tab. 51 Einfluss der Höhe des Blutdrucks (Fettdruck) vor Therapiebeginn auf die Kosteneffektivität einer medikamentösen antihypertensiven Therapie bei einem 40-jährigen männlichen Patienten (mod. nach 12)

QUALY = qualitätsadjustierte Lebensjahre

	Betablocker	ACE-Hemmer
Diastolischer Blutdruck 100 mmHg		
Jahreskosten (Euro)	85	243
QUALY unter Therapie	0,99	0,995
Kosten pro QUALY (Euro)	14 100	23 500
Diastolischer Blutdruck 90 mmHg		
Jahreskosten (Euro)	85	243
QUALY unter Therapie	0,99	0,995
Kosten pro QUALY (Euro)	33 000	31 300

Tab. 52 Einfluss unterschiedlicher Annahmen zur Lebensqualität auf die Kosteneffektivität einer medikamentösen antihypertensiven Therapie bei einem 40-jährigen männlichen Patienten mit Blutdruck von diastolisch 100 mmHg vor Therapie (mod. nach 12)

QUALY = qualitätsadjustierte Lebensjahre

	Betablocker	ACE-Hemmer
Jahreskosten (Euro)	85	243
QUALY unter Therapie	0,99	0,995
Kosten pro QUALY (Euro)	14 100	23 500
Jahreskosten (Euro)	85	243
QUALY unter Therapie	**0,988**	0,995
Kosten pro QUALY (Euro)	23 500	23 500

verschiebt sich auch die kosteneffektive Wahl der Medikation von Betablockern hin zu ACE-Hemmern.

Am Beispiel Schweden wurden jährliche Zusatzkosten von etwa 125 Millionen Euro errechnet, wenn der Interventionszeitpunkt für eine Blutdrucktherapie von diastolisch 105 mmHg auf 100 mmHg gesenkt werden würde (8). Eine weitere Reduktion des »cut-off-points« von diastolisch 100 mmHg auf 95 mmHg würde zu etwa 160 Millionen Euro an jährlichen Zusatzkosten führen. Sensitivitätsanalysen zeigten, dass bereits geringste Änderungen der Annahmen zur unter der Therapie erzielten Lebensqualität mit großen Auswirkungen auf die Kosteneffektivität der Therapie einhergehen (5, 12).

Auch hierzu findet sich ein anschauliches Beispiel (12) (Tab. 52). Wird unter der Annahme, dass bei einem 40-jährigen männlichen Hypertoniker mit einem diastolischen Blutdruck vor Therapie von 100 mmHg die Lebensqualität unter der Therapie mit Betablockern höher ist als unter Therapie mit ACE-Hemmern, die Lebensqualität nur geringfügig reduziert (von 0,99 auf 0,988 qualitätsadjustierte Lebensjahre), so werden beide Therapien hinsichtlich der Kosteneffektivität gleichwertig.

Die Kosteneffektivität einer Therapie wird zusätzlich durch die Compliance der Patienten beeinflusst (14). Bereits die ersten Modelle zur Kosteneffektivität antihypertensiver Therapien errechneten z. B. für einen 40-jährigen männlichen US-Bürger mit einem diastolischen Blutdruck vor Therapiebeginn zwischen 95 mmHg und 105 mmHg einen Kosten-Effektivitäts-Quotienten bei vollständiger Therapietreue von 10 000 Dollar pro qualitätsadjustiertem Lebensjahr, der sich bei Noncompliance verdoppeln kann (4). Daraus folgt, dass auch aus ökonomischen Gründen größeres Gewicht auf die Verbesserung der Patientencompliance gelegt werden sollte.

Betrachtet man verschiedene Interventionen zur Reduzierung des kardiovaskulären Risikos, so gilt eine effektive Blutdruckkontrolle im Vergleich zu Alternativmaßnahmen, wie z. B. der Überwachung einer Hypercholesterinämie, als besonders kosteneffektiv (8). Ergebnisse der UKPDS-Studie zeigen, dass bei hypertonen Diabetikern die zusätzlichen (inkrementellen) Kosten pro gewonnenem Lebensjahr durch eine strikte Blutdruckkontrolle bei etwa 1 200 Euro lagen, bei einer Senkung des Cholesterinspiegels mit Simvastatin bei etwa 5 000 Euro und bei reinen ärztlichen Anweisungen zu Lebensstilmodifikation bei etwa 15 000 Euro pro gewonnenem Lebensjahr (8). Auch die neueren Empfehlungen des JNC-VI-Reports für eine weitere Senkung der Blutdruckeinstellung bei Diabetikern auf Werte < 130/85 mmHg anstatt wie bisher < 140/90 mmHg hat sich für Diabetiker > 60 Jahre als kosteneffektiv erwiesen (15).

Interpretation gesundheitsökonomischer Analysen

Folgende Aspekte sollten bei der Interpretation ökonomischer Analyseergebnisse alternativer Bluthochdrucktherapien berücksichtigt werden: Viele der derzeit vorliegenden klinischen Studien messen keine Therapieeffekte hinsichtlich sog. »harter Endpunkte« (wie die kardiovaskuläre Morbidität und Mortalität), sondern oft nur kurzfristige Surrogatparameter wie die reine Blutdrucksenkung in mmHg (12).

Gesundheitsökonomische Analysen sollten idealerweise den Langzeiteffekt einer antihypertensiven Therapie auf die kardiovaskuläre Risikoreduktion und auf Auswirkungen auf die Lebensqualität berücksichtigen. Weil die Datenverfügbarkeit hierzu unvollständig und oft limitiert ist, basieren Kosten-Effektivitäts-Analysen, welche die Kosten pro gewonnenem bzw. qualitätsadjustiertem Lebensjahr ermitteln, typischerweise auf komplexen Modellen und unterliegen vielen unterschiedlichen Annahmen (4).

So finden sich Annahmen zur kardiovaskulären Risikoreduktion in sog. Risikofunktionen der Modelle wieder, die von der im klinischen Versuch beobachteten Blutdrucksenkung abhängen. Diese Annahmen lassen sich nicht immer ohne weiteres verallgemeinern und auf andere Populationen übertragen.

Bei der Bestimmung der Lebensqualität sollte bei der Interpretation der Ergebnisse auf die Validität der verwendeten Messverfahren und die Standardisierungen der Untersuchungsmethoden geachtet werden. Eine gesundheitsökonomische Evaluation kann daher nie besser sein, als es die Daten bzw. Datenquellen zulassen, auf denen sie basiert. Die Komplexität der Modelle macht es sowohl für Entscheidungsträger als auch für den einzelnen Arzt oft schwierig, die Ergebnisse entsprechend zu interpretieren.

Damit gesundheitsökonomische Analysen auch als nützliche Entscheidungshilfen für den praktischen Alltag verwendet werden können, sollten Kliniker, Epidemiologen und Gesundheitsökonomen verstärkt zusammenarbeiten. Weiters können durch den Abbau von Versorgungsdefiziten bei Hypertonikern zukünftig Rationalisierungsreserven ausgeschöpft werden. Einen ersten Schritt hierzu unternehmen die in Deutschland im Juli 2002 durch den Gesetzgeber ermöglichten Disease-Management-Programme für chronisch Kranke, in denen eine evidenzbasierte und effiziente Versorgung, die auch gesundheitsökonomische Aspekte berücksichtigt, für Bluthochdruckpatienten gewährleistet wird.

Für die Praxis

○ Die immer knapper werdenden Ressourcen im Gesundheitswesen bedingen eine immer effizientere Ressourcenallokation.

○ Vermeidbare Ineffizienzen, wie sie sich derzeit bei der Behandlung der Hypertonie durch das Nebeneinander von Über-, Unter- und Fehlversorgung ergeben, sind nicht länger tragbar.

○ Da die ökonomische Bedeutung der Hypertonie groß ist (und dies somit unmittelbare Auswirkungen auf die finanzielle Belastung der Volkswirtschaft hat), wäre hier »ein Hebel anzusetzen«. Die Gesundheitsökonomie bietet dafür (z. B. in Form von Kosten-Nutzen-Analysen alternativer Bluthochdrucktherapien) Orientierungshilfen für ein evidenzbasiertes und zugleich effizientes Hypertoniemanagement an.

○ Es liegt nun an den Ärzten bzw. den gesundheitspolitischen Entscheidungsträgern, möglichst viel davon auch umzusetzen.

Literatur

1. Hodgson TA, Cai L. Medical Care Expenditures for hypertension, its complications, and its comorbidities. Med Care 2001; 39: 599–615.
2. Schwabe U, Pfaffarth D, Hrsg. Arzneiverordnungsreport 2001, Berlin-Heidelberg: Springer; 2001.
3. Sachverständigenrat für die Konzertierte Aktion im Gesundheitswesen. Bedarfsgerechtigkeit und Wirtschaflichkeit. Band III. Über-, Unter- und Fehlversorgung, Gutachten 2000/2001. Baden-Baden: Nomos; 2002.
4. Stason WB, Weinstein MC. Allocation of resources to manage hypertension. N Engl J Med 1977; 296: 732–739.
5. Fletcher A. Cost effective analyses in the treatment of high blood pressure. J Hum Hypertens 1992; 6: 437–445.
6. Lauterbach KW, Schrappe M, Hrsg. Gesundheitsökonomie, Qualitätsmanagement und Evidence-based Medicine. Eine systematische Einführung. Stuttgart: Schattauer; 2001.
7. Hannoveraner Konsens Gruppe. Deutsche Empfehlungen zur gesundheitsökonomischen Evaluation. Revidierte Fassung des Hannoveraner Konsens. Dtsch Med Wochenschr 1999; 124: 1503–1506.
8. Pardell H, et al. Pharmacoeconomic considerations in the management of hypertension. Drugs 2000; 59 (Suppl 2): S13–S20.
9. Moser M. The cost of treating hypertension: can we keep it under control without compromising the level of care? Am J Hypertens 1998; 11: 120S–127S.
10. Ambrosioni E. Pharmacoeconomic challenges in disease management of hypertension. J Hypertens 2001; 19 (Suppl 3): S33–S40.
11. Hansson L, et al. Excess morbidity and cost of failure to achieve targets for blood pressure control in Europe. Blood Pressure 2002; 11: 35–45.
12. Drummond M, Coyle D. Assessing the economic value of antihypertensive medicines. J Hum Hypertens 1990; 6: 495–501.
13. Johannesson M. The cost-effectiveness of hypertension treatment in Sweden: an analysis of the criteria for intervention and the choice of drug treatment. J Hum Hypertens 1996; 10 (Suppl 2): S23–S26.
14. Skaer TL, et al. Noncompliance with antihypertensive therapy. Economic consequences. Pharmaco Economics 1996; 9: 1–4.
15. Elliott WJ, et al. Cost-effectiveness of the lower treatment goal (of JNC VI) for diabetic hypertensive patients. Arch Intern Med 2000; 160: 1277–1283.

Autorenverzeichnis

AICHNER, Prof. Dr. F.
Neurologische Abteilung
Landesnervenklinik
Wagner-Jauregg-Weg 15
A-4020 Linz
Franz.Aichner@gespag.at

AMEGAH-SAKOTNIK, Dr. Andrea
Universitätsklinik für
Anästhesie und Intensivmedizin
Auenbruggerplatz 29
A-8036 Graz
andrea.sakotnik@kfunigraz.ac.at

ANELLI-MONTI, Dr. M.
Klinische Abteilung für Herzchirurgie
Universitätsklinik für Chirurgie
Auenbruggerplatz 29
A-8036 Graz

BEREK, Univ.-Doz. Dr. K.
Neurologische Abteilung
Bezirkskrankenhaus
A-6330 Kufstein

BERGER, Dr. H.
Rennerstraße 25
A-4614 Marchtrenk
dr.berger@aon.at

BERGMANN, Dr. P.
Klinische Abteilung für Herzchirurgie
Universitätsklinik für Chirurgie
Auenbruggerplatz 29
A-8036 Graz

DOMINIAK, Prof. Dr. P.
Institut für Pharmakologie
Medizinische Universität
Ratzeburger Allee 160
D-23538 Lübeck

EBER, Prof. Dr. B.
II. Interne Abteilung
Krankenhaus der Barmherzigen
Schwestern vom Heiligen Kreuz
Grieskirchner Straße 42
A-4600 Wels
bernd.eber@khwels.at

FÜRTHAUER, Dr. B.
Am Feld 17
A-5751 Maishofen
f.bernie@myhealth.at

GRUBER, Dr. C. J.
Universitätsklinik für
Frauenheilkunde
Währinger Gürtel 18–20
A-1090 Wien

GSTÖTTNER, Prof. Dr. M.
Forum Gesundheit
OÖ Gebietskrankenkasse
Gruberstraße 77
A-4020 Linz
maximilian.gstoettner@ooegkk.at

HAAS, Prof. Dr. A.
Universitäts-Augenklinik
Auenbruggerplatz 4
A-8036 Graz
anton.haas@kfunigraz.ac.at

HALTMAYER, Dr. M.
Institut für Labormedizin und Blutdepot
Konventhospital der
Barmherzigen Brüder
Seilerstätte 2
A-4021 Linz
meinhard.haltmayer@bblinz.at

HIRSCHL, Prof. Dr. M. M.
Klinik für Notfallaufnahme
Universitätsklinikum
Währinger Gürtel 18–20
A-1090 Wien

HUBER, Prof. Dr. Dr. J. C.
Universitätsklinik für
Frauenheilkunde
Währinger Gürtel 18–20
A-1090 Wien

HUND-WISSNER, Edeltraut
Klinische Diätetik und Ernährung
Klinikum Großhadern
Marchioninistraße 15
D-81377 München
Edeltraut.Hund-Wissner@wa.med.
uni-muenchen.de

JUNGRAITHMAYR, Dr. Therese C.
Universitätsklinik für
Kinder- und Jugendheilkunde
Anichstraße 35
A-6020 Innsbruck

KEPPLINGER, Dr. E.
Michaelsbergstraße 7
A-4060 Leonding
e.kepplinger@gmx.net

KIRCHHOFF-MORADPOUR, Dr. Antje
Universitäts-Kinderklinik
Josef-Schneider-Straße 2
D-97080 Würzburg

KÜHN, Dr. M.
Institut für Gesundheitsökonomie und
Klinische Epidemiologie
der Universität
Gleueler Straße 176–178
D-50935 Köln
Matthias.Kuehn@medizin.uni-koeln.de

LAFER, Dr. F.
Hauptplatz 18
A-8240 Friedberg
franz.lafer@gmx.at

LAUTERBACH, Prof. Dr. Dr. K. W.
Institut für Gesundheitsökonomie und
Klinische Epidemiologie
der Universität
Gleueler Straße 176–178
D-50935 Köln
LauterIGMG@t-online.de

LUGMAYR, Prof. Dr. H.
Abteilung Radiologie I
Krankenhaus der
Barmherzigen Schwestern
vom Heiligen Kreuz
Grieskirchner Straße 42
A-4600 Wels

MÄCHLER, Univ.-Prof. Dr. H.
Klinische Abteilung für Herzchirurgie
Universitätsklinik für Chirurgie
Auenbruggerplatz 29
A-8036 Graz
heinrich.maechler@kfunigraz.ac.at

MAYER, Prof. Dr. G.
Klinische Abteilung für Nephrologie
Universitätsklinik für Innere Medizin
Anichstraße 35
A-6020 Innsbruck
Gert.Mayer@uibk.ac.at

OTTO, Dr. C.
Medizinische Klinik II – Großhadern
Klinikum der Universität
Marchioninistraße 15
D-81377 München
c-otto@med2.med.uni-muenchen.de

PARHOFER, Priv.-Doz. Dr. K. G.
Medizinische Klinik II – Großhadern
Klinikum der Universität
Marchioninistraße 15
D-81377 München
parhofer@med2.med.uni-muenchen.de

POKAN, Prof. Dr. R.
Abteilung Sportphysiologie
Institut für Sportwissenschaften
der Universität
Auf der Schmelz 6
A-1150 Wien

RIEDER, Prof. Dr. Anita
Institut für Sozialmedizin
der Universität
Rooseveltplatz 3
A-1090 Wien
anita.rieder@univie.ac.at

RITTER, Prof. Dr. M. M.
Medizinische Klinik
Klinikum Ibbenbüren
Schulstraße 11
D-49477 Ibbenbüren
m.ritter@krankenhaus-ibbenbueren.de

SCHMID, Prof. Dr. P.
Rehabilitations- und
Kurzentrum Austria
Stifterstraße 11
A-4701 Bad Schallerbach

TITSCHER, Dr. G.
Bereich Psychosomatik
II. Medizinische Abteilung
Hanusch-Krankenhaus
Heinrich-Collin-Straße 30
A-1140 Wien

WEBER, Priv.-Doz. Dr. M. M.
Medizinische Klinik II
Klinikum Merheim
Ostmerheimer Straße 200
D-51109 Köln
MMWeber@t-online.de

WEBER, Dr. T.
II. Interne Abteilung
Krankenhaus der Barmherzigen
Schwestern vom Heiligen Kreuz
Grieskirchner Straße 42
A-4600 Wels
webertom@aon.at

ZIMMERHACKL, Prof. Dr. L. B.
Universitätsklinik für
Kinder- und Jugendheilkunde
Anichstraße 35
A-6020 Innsbruck
lothar-bernd.Zimmerhackl@uklibk.ac.at

ZWEIKER, ao. Univ.-Prof. Dr. R.
Abteilung für Kardiologie
Medizinische Universitätsklinik
Auenbruggerplatz 15
A-8036 Graz
robert.zweiker@uni-graz.at

Sachverzeichnis

Abnormitäten, retinale
   mikrovaskuläre 111
ACE-Hemmer 60, 84, 85, 100, 104, 106,
   108, 109, 145, 167, 205, 206, 219, 223
ACE-Inhibitoren s. ACE-Hemmer
Adenom 93
Adherence 74, 184
–, Förderung 186
Akromegalie 89
Akutes koronares Syndrom 133
Albuminurie 174
Aldosteron 171, 175, 178
Allgemeinmedizin 39, 214
Alpha-Methyldopa 100
Alpha-1-Rezeptorblocker 100, 205, 208
Alpha-2-Rezeptor-Agonisten 146
American Association of Cardiovascular
   & Pulmonary Rehabilitation
   (ACVPR) 202
American College of Sports Medicine
   (ACSM) 200, 201
Amlodipin 138
Anaeroidsphygmomanometer 30
Anamnese 43, 58
Anästhesiologie 143
–, perioperatives Management 148

Anfall, eklamptischer 161
Anfallsprophylaxe 161
Anforderungs-Kontroll-Modell 184
Angiographie, intraarterielle 80
–, Magnetresonanzangiographie 78,
   80, 119
–, Spiral-CT-Angiographie 78, 80
–, Subtraktionsangiographie,
   digitale 120
Angiotensin-II-Rezeptor-Blocker 85,
   146, 219
Antihypertensiva 33, 35, 167
–, empfohlene 46
–, 1. Wahl 205
–, 2. Wahl 208
–, 3. Wahl 208
Antisympathotonika 205, 208
Aorta 26, 27, 154
Aortendissektion 136
Aortenklappenersatz 152
Aortenpulswelle 26
Applanationstonometrie 26
ARIC-Studie 112
Arrhythmien 67
ARRIBA-HERZ-Konzept 45, 47
Arterien 23

Arteriolen 23, 111
Arteriolenveränderungen, retinale 111
Artherosklerose 79
Arzneimittelbudget 215
Arzt-Patient-Beziehung 45, 185, 186
Atenolol 138
AT1-Rezeptorantagonisten 100, 167, 205–207
Ausdauertraining 200, 201
Austrian Stroke Prevention Study 13
Auswurffraktion, linksventrikuläre 68

Ballondilatation, Nierenarterienstenose 121
Basisdiagnostik 42, 43, 58
Begleitkrankheiten 55
Behandlung, hypertensive Krise 138
–, Retinopathie 115
Behandlungskosten 17, 215
Behandlungsschema, zerebraler ischämischer Infarkt 105
Belastungsblutdruck 35, 54, 57, 69, 200
Belastungshypertonie 200
Benzodiazepine 147
Beratungsursachen, Allgemeinmedizin 41
Berufsbelastung 183
Betablocker s. Beta-Rezeptorenblocker
Beta-Rezeptorenblocker 60, 100, 104, 145, 151, 152, 167, 205, 207, 209, 219, 223
Bewältigungsmechanismus 189
Bewegungsmangel 199
Blutbild 172
Blutdruck, diastolischer 21–24
–, systolischer 21–25
Blutddruckbewusstsein 15, 22
Blutdruckeinstellung 33
–, Zielwerte 99
Blutddruckklassifikation 27
Blutdruckkontrolle 15, 35
Blutddruckmanschette 27
Blutdruckmessung 27, 28
–, Messgeräte 30, 31
–, Messmethoden 54
–, –, Gelegenheitsmessung in der Arztpraxis 27, 28, 54
–, –, Selbstmessung 32, 55
–, –, unter Belastung 35, 54, 57
–, –, 24-Stunden-Messung 54, 55, 70
–, Säuglinge und Kinder 165, 166

Blutdruckmonitoring, ambulantes 69
Blutdruckprofil, zirkadianes 71
Blutdruckprotokoll 47
Blutdruckschwellenwert, medikamentöse Einstellung 214
Blutdrucksenkung 71
–, bewegungsinduzierte 203
–, Konsensusempfehlungen 127
Blutdruckveränderungen, Altersverlauf 22
Blutfette 21, 173
Blutung, intrakranielle 104, 105, 133
Blutuntersuchung, basale 171
Brain natriuretic peptide (BNP) 174

Canon-Notfallreaktion 181
Captopril 138, 209, 210
CE-Zeichen, Blutdruckmessgeräte 32
Chromatographie 90
CINDI-Studie 12
Clonidin 100, 105, 138, 208
Compliance 33, 35, 185
–, Förderung 37, 60, 186
Computertomographie 70, 94, 118
Conn-Syndrom 126
Copingmechanismen 184
Cornell-Code 67
Cushing-Syndrom 89, 126, 175

DASH-Studie 192
Deutsche Gesellschaft für Allgemeinmedizin (DEGAM) 51
Deutsche Hochdruckliga 32
Dexamethason 95
Diabetes mellitus 21, 26, 43
–, insulinabhängiger (IDDM) 83
–, insulinunabhängiger (NIDDM) 83, 85
–, Typ 2 83, 97, 98
Diabetologie 97
Diagnostik, Basisdiagnostik 42, 43, 58
–, bildgebende Verfahren 117
–, erweiterte 58
–, hypertensiver Notfall 129
–, renovaskuläre Hypertonie 80
–, Typ-2-Diabetiker 98
Diastole 26, 66
Diätassistentin 191
Diätberatung 191

Differenzialdiagnose, Hyperaldosteronismus, primärer 94
–, hypertensiver Notfall 129
Differenzialtherapie 84
Dihydropyridine 208
Diltiazem 208
Dinamap 166
Dipping 42, 50, 71
Diuretika 60, 100, 104, 146, 205, 207, 209, 219
Doppler-Untersuchung 54, 58, 70, 98
Drogen 126
Duplexsonographie, farbkodierte 80, 117, 118, 147
Dysplasie, fibromuskuläre 79

Echokardiographie 22, 53, 58, 67, 98, 200
EDTA-Blut 172, 175
Ejektionsfraktion s. Auswurffraktion, linksventrikuläre
Ekg 22, 45, 58, 67, 98, 200
Elektrolyte 172
Embolie 131
Enalapril 209, 210
Endokrinologie 87
Endorganschäden 55, 58, 70
–, kardiovaskuläre 44
Enzephalopathie, hypertensive 105, 106, 131
Epidemiologie 10, 21, 22, 41, 63
Erdheim-Gsell-Aorta 154
Ergometrie 35, 54, 57, 69, 200
Erkrankungen, immunologische 126
–, renale 77, 84, 126
Erkrankungsrisiko 44
Ernährungstherapie 191
Erstabklärung, erweiterte 43
Ersteinstellung, medikamentöse 213, 214
Esmolol 137
Evaluationsverfahren, gesundheitsökonomische 218
Evidence-based Medicine 49, 181, 213
–, Evidenzgrade 59
Evidence-based Practice 49

Fahrradergometrie 200
Familienanamnese 43
Farbduplexsonographie 117, 118

Fehlermöglichkeiten, Blutdruckmessung 28
Fettleberhepatitis 160
Fettstoffwechselstörungen 22
Folgeerkrankungen, kardiovaskuläre 44, 55
Framingham-Studie 10, 13, 23, 45, 67, 106
Fundoskopie 98
Funktionsstörung, diastolische 66, 73,

Gelegenheitsmessung 54, 167
Generika 209, 210
German National Health Interview and Examination Survey 1998 14
Gestationshypertonie 161
Gesundheitsökonomie 17, 217
Gewichtsreduktion 192
Glukosurie 170
Gravidität, Hypertonieformen 158
Guidelines s. Leitlinien
Gütesiegel, Blutdruckmessgeräte 32
Gynäkologie 157

Hämaturie 170
Hämodynamik 65
Handgelenkmessautomaten 30
Harnsäurebestimmung 174
Harnsedimentuntersuchung 171
Harnstatus, basaler 170
Hausarzt 39, 215
HDL-Cholesterol 162, 171, 173
HELLP-Syndrom 159, 160
HERS-Studie 163
Herzerkrankung, hypertensive 63–67
–, koronare 21, 67
Herzinsuffizienz 21, 22, 65, 135, 220
Herzkatheter 70
Herzklappenoperation 152
Herzmuskel, hypertoniebedingte Veränderungen 63, 64
Herzrhythmusstörungen 22, 67
Herztod, plötzlicher 21, 22
Herzzeitvolumen 23
Hinweiszeichen, renovaskuläre Hypertonie 78
Hochdruck, isolierter systolischer 107
HOPE-Studie 83, 99, 106, 109
Hospitalmortalität 152
HOT-Studie 24

Hydralazin 137
Hyperaldosteronismus, primärer 91
Hypercholesterinämie 11
Hyperkalzämie 173
Hyperparathyreoidismus 89, 173, 175
Hyperthyreose 88
Hypertonie, Klassifikation 29
–, sekundäre 58, 71
Hypertoniediagnostik, Basisabklärung 42, 43, 58
–, erweiterte 58
Hypertoniegrade 29, 44
Hypertoniemanagement 46, 104, 106, 108
Hypertonusformen, endokrinologische 87
–, renovaskuläre 77
Hypertrophie, linksventrikuläre 22, 63–65
Hyperurikämie 174
Hypnotika 147

IHPAF-Studie 14
Indikationen und Kontraindikationen, Sporttherapie 200
Infarkt, zerebraler 103
–, –, akuter ischämischer 103–105, 127, 131
–, –, hämorrhagischer 104
Informationsvermittlung, Arzt-Patient-Beziehung 187
Insulinresistenz 22
Insult s. Schlaganfall
Intensivmedizin 125
Interaktionsstil, Arzt-Patient-Beziehung 187
Interne Medizin 53
Ischämie 67, 105

Kalium 171
Kalziumantagonisten 60, 100, 104, 106, 138, 145, 167, 205, 209, 210
Kalziumbestimmung 173
Kalziumkanalblocker s. Kalziumantagonisten
Kardiochirurgie 151, 219
Kardiologie 63
Katecholamine 140, 178
Kernspintomographie 70
Ketamin 147

Klassifikation, Blutdruckwerte 29, 54
Komplikationen 113, 128–136
Konsensuskonferenzen 49
Kontinuierliche Blutdruckmessung 34
Kontrazeptiva, orale 88
Kontrollstrategie 46, 47
Koronarangiographie 70
Koronarsyndrom, akutes 133
Korotkow-Geräusch 27, 30, 166
Körperliche Aktivität, Risiken 203
Kortisol 171, 178
Kortisolausscheidung, freie 175
Kost, natriumarme 193
–, natriumnormierte 193
Kosten, hypertoniebedingte 17
Kosteneffektivität 222
Kosten-Effektivitäts-Analyse 218–220
Kosteneinsparung 221
Kosten-Nutzen-Analyse 218–220
Kosten-Nutzwert-Analyse 218–220
Krafttraining 201
Krankenhausmortalität 152
Krankenkassen 213
Kreatininclearance 174
Krise, hypertensive 43, 45, 126
Kurzzeitrisiko 13

Labetalol 105, 137, 138
Labormedizin 169
Laboruntersuchungen 58, 169
–, Basisdiagnostik 169–173
–, erweiterte Untersuchungen 173–175
Laborwerte, Schwangerschaftshypertonie 160
Langzeitbetreuung 45
Langzeitblutdruckmessung 28, 33, 34, 166
–, Messgerät 31
LDL-Cholesterol 161, 162, 171, 173
Lebensalter, Blutdruckveränderungen 22
Lebensmittel, natriumreduzierte 192
Lebensmittelauswahl, Hypertoniepatienten 195
Lebensstil 15, 19
Lebensstiländerung 19, 22, 46, 191
Lebenszeitrisiko 13
Leitlinien 49
LIFE-Studie 72, 84, 99, 108, 109
Linksherzhypertrophie 21, 26, 63
Linksherzinsuffizienz, akute 135

Lisinopril 209
Losartan 109
Lungenödem, hypertensives 135

Magnetresonanzangiographie 78, 80, 119
Management, perioperatives 143
Manschette 27
Manschettengröße 28
–, Kinder und Jugendliche 166
Marfan-Syndrom 137, 154
Maßnahmen, ernährungs-
  therapeutische 192
Medikamentenanamnese,
  präoperative 144
Medikamenteneinnahme,
  Compliance 36
Medikamentenkoordination,
  Hausarzt 215
Medikamentenumstellung 210
Metanephrine 175, 178
Mikroalbuminurie 82, 97, 155
Mikrophontechnik, Langzeit-
  blutdruckmessung 34
Mineralwässer, natriumarme 193
Minnesota-Code 67
Minoxidil 205
Mitteldruck, arterieller 23, 24, 26
MONICA-Projekt s. WHO-MONICA-
  Projekt
Monotherapie 60
Morbidität 22, 33, 217
Morbus Conn 93
Mortalität, kardiovaskuläre 22, 24, 25, 152, 217
Motivierung 188
Moxonidin 208
MR-Angiographie 78, 80, 119
MRFIT-Studie 24, 67
Myokardinfarkt 21, 22, 220
Myokardszintigraphie 70

Nachtabsenkung 56
Narkose 144, 147
National Health and Nutrition Examina-
  tion Surveys (NHANES) 10, 14, 15
Natrium 171
Natriumgehalt, Lebensmittel 194
Natriumprussid 106, 137
Natriumrestriktion 192

Nebenniere, Morbus Conn 93
Nebenwirkungsspektrum 168
Nephrogramm 80
Nephropathie 82, 98
Neurologie 103
NHANES I-III s. National Health and
  Nutrition Examination Surveys
Nierenarterienstenose 77, 79, 81, 82
–, radiologisch interventionelle
  Therapie 120, 121
Nierenfunktion, eingeschränkte 84, 153
Niereninsuffizienz, terminale 21
Nifedipin 105, 137–141, 208
Nitrate 104, 152
–, Nitroglyzerin 137
–, Nitroprussid 137
Non-Dipping 71
Noradrenalin 171
Notfall, hypertensiver 125
Nüchternglukose 173

Oberarmmessgerät,
  oszillometrisches 31
Oberarmumfang 27
ÖGAM s. Österreichische Gesellschaft
  für Allgemein- und Familienmedizin
ÖGAM-Hypertonieblatt 42, 45, 48, 50
Operation 143
–, kardiochirurgische 152
Ophthalmologie 111
Organmanifestation, hypertensive
  Krise 127, 130
Österreichische Gesellschaft für
  Allgemein- und Familienmedizin 42
Österreichische Gesellschaft
  für Hypertensiologie 42, 48
Österreichischer Herzfond 16
Östrogene 162
Oszillometrische Methode, Langzeit-
  blutdruckmessung 34

Pädiatrie 165
Parathormon 175, 178
Patientenadherence 184
Patientenmotivierung 188
Perfusion, koronare 140
–, zerebrale 139
Perkutane transluminale Angioplastie
  (PTA) 81

Persönlichkeitsmerkmale, Hypertoniepatienten 182
Pfropfpräeklampsie 159
Phäochromozytom 90, 175
Pharmakodynamik 205
Pharmakologie 205
Pharmakotherapie 57
Phase, perioperative 143, 153
Phenylakylamine 208
Phosphatbestimmung 173
Plasma-Renin-Aktivität 178
Präanalytik,
 Laboruntersuchungen 176
Prädiktor 22–24
Präeklampsie 158, 159
Präparateauswahl 214
Prävalenz 9–12, 14, 21, 77, 97, 175, 217, 221
Praxisblutdruck 32, 54
Praxishochdruck 33
Primärversorgung 40
Probenentnahme, Laboruntersuchungen 176
Progesteron 162
Prognosebeurteilung 55
PROGRESS-Studie 108
Proteinurie 170
Psychodynamik 183
Psychosomatik 181
Public Health 9, 18, 19
Pulsdruck 22–24, 26, 27
Pulswelle 25
Pulswellenanalyse 26
Pyelographie, intravenöse 80

Qualitätsadjustierte Lebensjahre (QUALY) 223
Quecksilbersphygmomanometer 30, 166

Radiologie 117
Radionuklid-Ventrikulographie 70
Referenzbereiche,
 Harnuntersuchungen 177
–, klinisch-chemische Untersuchungen 178
–, Spezialanalytik 178, 179
Relatives Risiko 24
Relaxations- und Compliancestörungen 69

Renin 80, 93, 171
Renin-Angiotensin-Aldosteron-System (RAAS) 77, 84, 85, 205
Retinopathie 98, 112–114
Revaskularisation 121
Rhythmusstörungen 22, 154
Risiko 44
–, chirurgisches 151
–, vermehrte körperliche Aktivität 203
Risikoeinschätzung 44, 50
Risikofaktoren, kardiovaskuläre 55
Risikostratifizierung 55–57
Riva Rocci 30

Säuglings- und Kindesalter, Blutdruckmessung 165, 166
Schlaganfall 21
–, akuter ischämischer 103, 104, 127, 131
–, hämorrhagischer 104, 128
–, koronarchirurgischer Eingriff 153
–, Kosten 220
–, Primärprävention 106
–, Sekundärprävention 108
Schmerzen, akute 126
Schwangerschaftshypertonie 33, 126, 157
Schweregrade, Hypertonie 29, 44
Selbstmessung 55
Serumkreatinin 172, 173
SHEP-Studie 107
Sokolow-Lyon-Index 67
Sozialmedizin 9, 18
Sparpotenzial 216
Spätschäden 98
Spezialuntersuchungen, sekundäre Hypertonie 175
SphygmoCor-Gerät, Pulswellenanalyse 26
Spiral-CT-Angiographie 78, 80
Spironolacton 95
Sportartenauswahl 200, 201
Sportmedizin 199
Sporttherapie, Indikationen und Kontraindikationen 200
Stadieneinteilung, Retinopathie 113, 114
Statine 109
Stentimplantation 121
STEPHY-Studie 13
Stethoskop 30

Studien, epidemiologische 21, 22
–, –, ARIC 112
–, –, Austrian Stroke Prevention Study 13
–, –, CINDI 12
–, –, Framingham 10, 13, 23, 45, 67, 106
–, –, German National Health Interview and Examination Survey 1998 14
–, –, HERS 163
–, –, IHPAF 14
–, –, MRFIT 24, 67
–, –, NHANES I–III 10, 12, 13, 15
–, –, STEPHY 13
–, –, WHO-MONICA-Projekt 10, 11
–, –, Wiener Gesundheits- und Sozialsurvey 15
Subarachnoidalblutung 130
Subtraktionsangiographie, digitale 120
Systeme International (SI) 30
SYST-EUR-Studie 107
Szintigraphie 93

Therapie, Akutmaßnahmen 45
–, Compliance 35, 60
–, hypertensive Krise 137
–, Langzeitbehandlung 45
–, medikamentöse 60, 99, 167
–, nicht-medikamentöse 59, 99, 215
Therapieresistenz 61
Therapiestudien, ALLHAT 72, 100, 109
–, DASH 192
–, HOPE 83, 99, 106, 109
–, HOT 98
–, LIFE 72, 84, 99, 108, 109
–, PROGRESS 108
–, SHEP 107
–, SYST-EUR 107
–, UKPDS 98, 99, 224
Therapietreue s. Compliance
Thoraxröntgen 69
Thrombose 131
Thrombozytenfunktionshemmer 109
Thyreoidstimulierendes Hormon (TSH) 171, 175

Thyreotropin 178
Trainingstherapie 199
–, Planung 201
Triglyzeride 171
Typ-2-Diabetes 83, 97, 98

UKPDS 98, 99, 224
Untersucher-Bias 28
Untersuchung, Harnstatus 170
Untersuchungsmethoden, hypertensive Herzerkrankung 67
Urapidil 105, 137, 138

Valsalva-Manöver 201
Verapamil 208
Verfahren, bildgebende 117
Verlaufskontrolle 49
Verleugnung, Copingmechanismen 185
Verschlusskrankheit, periphere arterielle 21
Versorgung, perioperative 143
Versorgungsdefizit 218
Vitamine, antioxidative 197
Von-Hippel-Lindau-Syndrom 91
Vorhofflimmern 154
Voruntersuchungen, Sporttherapie 200

White coat hypertension s. Praxishochdruck
White-coat-Phänomen s. Praxishochdruck
WHO-ISH-Richtlinien 32
WHO-MONICA-Projekt 10, 11
Widerstand, peripherer 23
Wiener Gesundheits- und Sozialsurvey 15
World Organization of Family Doctors (WONCA) 40

Zielblutdruck 35
Zweierkombination, medikamentöse 60